Chemotherapie - ein Mordsgeschäft

Christine Reichel

Chemotherapie - ein Mordsgeschäft

Christine Reichel

Jim Humble Verlag

Postbus 1120

6040 KC Roermond

Niederlanden

1. Auflage: Oktober 2017
2. Auflage: März 2018
3. Auflage: November 2018
4. Auflage: April 2023
5. Auflage: Januar 2025

ISBN: 978-90-8879-1-680

www.jimhumbleverlag.com

Danksagung

Zu allererst möchte ich von Herzen meinem Sohn Toni und meinem Mann Klaus danken. Ihr seid so verständnis- und liebevoll - tausend DANK dafür. Klaus, was du die letzten Jahre für mich getan hast, ist hier gar nicht in Worte zu fassen… Ich liebe Dich über alles. Du bist immer so klug und weise und ich habe Dich noch nie jammern gehört. Das bestärkt ungemein. Danke, dass Du an mich glaubst und dass ich durch Dich bereits eine Menge dazulernen durfte.

Danke an meine Eltern. Ich hab euch lieb!

Danke an meine Schwiegermama. Es ist wunderbar, dass wir uns so gut verstehen und immer über alles reden können. Ich hoffe, Du wirst mindestens hundert Jahre alt!

Danke an meinen Verlag, den Jim-Humble-Verlag, ohne den dieses Buch so nicht möglich gewesen wäre. Danke Leo Koehof und danke an meine Korrekturleserin Ulli Bayer.

Des Weiteren möchte ich mich bei sämtlichen genialen Wissenschaftlern und Forschern bedanken, auf die ich mich auch immer wieder in diesem Buch berufe. Danke, dass Ihr in der Medizingeschichte für wahre Aufklärungsarbeit sorgt. Macht weiter so!

Ganz besonderen Dank hierzu an meine Lieblingsärzte, Dr. Leonard Coldwell, Dr. Joachim Mutter und Dr. Dietrich Klinghardt. Es ist toll, dass Ihr nicht den herkömmlichen Weg der Schulmedizin gegangen seid und stattdessen euren erfolgreichen Weg eingeschlagen habt. Wir bräuchten noch mehr solch mutige Ärzte!

Zum Schluss möchte ich mich noch bei all meinen lieben Freunden bedanken, die für mich da sind - egal, ob es mir gut oder schlecht geht.

Nur durch Euch alle konnte dieses Gesamtwerk letztendlich entstehen.
Danke, danke, danke.

An alle Menschen, die nicht (mehr) wie Lemminge umherlaufen wollen und stattdessen ihrem Herzen folgen!

INHALT

VORWORT

Dr. Leonard Coldwell

Die Krebsbehörden sind allesamt nicht an einem Heilmittel gegen Krebs interessiert, denn sie müssten alle ihre Geschäfte einstellen. Der finanzielle Gewinn allein der Amerikanischen Krebshilfe beträgt jährlich 400 Millionen Dollar. Von dem Geld, das die Amerikanische Krebshilfe angeblich dafür ausgibt, um den Krebs zu bekämpfen, fließen 61% in Personalgehälter, Geschäftsreisen leitender Angestellter, Bürobedarf und andere Ausgaben. Tatsächlich kommen nur weniger als 5% wirklich der Patientenhilfe zugute.

Die Amerikanische Krebshilfe, die FDA (Food and Drug Administration), sowie das Nationale Krebsinstitut stecken alle unter einer Decke. Sie alle wirtschaften in die eigene Tasche, es geht ihnen nicht um die Gesundheit des Menschen.

Die FDA ist eine Regierungsbehörde voll mit Regierungsbeamten und politischen Amtsträgern. Theoretisch besteht ihre Rolle darin, schädliche und nutzlose Methoden der Krebsbehandlung vom Markt fern zu halten. Dennoch befürworten sie eifrig Bestrahlungen und Chemotherapien; beides sind sehr bedenkliche Behandlungsmethoden, die Sie nicht gesundmachen können.

Auch das Nationale Krebsinstitut wird niemals die Erforschung natürlicher Behandlungsmethoden gegen Krebs oder andere Krankheiten finanzieren. Denn das Nationale Krebsinstitut ist eine Forschungsanstalt der Regierung, deren primäre Aufgabe in der Kapitalbeschaffung für den sogenannten Kampf gegen den Krebs, besteht. Manche Mitglieder der FDA drücken die Zulassung eines bestimmten Medikamentes durch, kündigen dann bei der FDA und arbeiten anschließend für den Hersteller genau dieses Medikaments.

Sogenannten alternativen Therapien wird konsequent vorgeworfen, sie würden falsche Hoffnungen wecken. Auf der anderen Seite ist jedoch bekannt, dass seitens der Regierung die meisten falschen Hoffnungen geschürt werden. Denn bei konventionellen Therapien besteht lediglich eine Langzeit-Überlebensrate von winzigen drei Prozent.

Christine Reichel hat mit diesem Buch großartige Forschungsarbeit geleistet und eine wunderbare Zusammenfassung erstellt, die für jeden gut verständlich und schnell zu lesen ist. Die Ausführungen helfen dem Leser, das oft noch unbekannte Thema leichter zu verstehen und damit umzugehen.

Ich bin mir sicher, dass der Inhalt dieses Buches sehr vielen Menschen helfen wird und hoffe, dass es nicht das einzige Buch ist, das die Autorin, die sehr viel Forschungstalent aufweist, publizieren wird. Ich wünsche Tine mit diesem Buch den Erfolg, den Sie verdient hat.

Alles Gute wünscht, Dr. Leonard Coldwell

Autor von 22 Bestsellern, u. a. von „Die Einzige Antwort Auf Krebs" (das meistverkaufte Buch seiner Art, das in neun Sprachen erschienen ist) und Begründer des IBMS (Instinct Based Medicine System).

CHEMOTHERAPIE

Die Frage heutzutage lautet nicht unbedingt bekommt man Krebs, sondern eher wann und wo manifestiert sich der Krebs! Krebs- und Herzkreislauferkrankungen machen ca. zwei Drittel aller Erkrankungen aus[1], daher ist es sicher von Nutzen sich rechtzeitig über diese Krankheitsgeschehnisse zu informieren. Und geraten Sie jetzt bitte nicht in Panik, dass Sie früher oder später davon betroffen sein könnten. Bleiben Sie entspannt. Es kann Sie, muss Sie aber nicht treffen, denn es liegt in ihrer Verantwortung und an Ihrem Wissen darüber. Krebs ist kein Todesurteil! Und wenn Sie über Krebs und Ihren Körper Bescheid wissen, werden Sie ihn besiegen bzw. gar nicht erst bekommen.

Ich werde Ihnen hier kein Behandlungskonzept niederschreiben, denn das ist in Deutschland gar nicht erlaubt; und außerdem für jeden Patienten sehr spezifisch. Aber ich möchte das Wissen und die Informationen zu dem Thema Chemotherapie und Krebs weitergeben und Sie bitten, auch weiter darüber nachzudenken.

Krebs ist ein Konflikt, der sich bei vielen von uns direkt oder indirekt breitgemacht hat und ich meine, früher oder später müssen wir uns mit dieser Thematik sowieso auseinandersetzen.

In ihrem Familien-, Verwandten- oder Freundeskreis wird es vielleicht jemanden gegeben haben oder momentan geben, dem die Diagnose Krebs gestellt wurde und der auch bereits eine Chemotherapie hinter sich hat.

Sitzt man beim Arzt und bekommt von diesem Krebs oder einen Tumor diagnostiziert, so bricht für den Betroffenen und auch für seine Angehörigen erst einmal eine ganze Welt zusammen.

Meist teilt Ihnen der Doktor auch mit, wie lange Sie noch zu leben haben. Zwei Monate, sechs Monate, zwei Jahre, oder Sonstiges. Doch woher kann er das so genau wissen? Woher kennt er Ihren Körper so genau? Das Immunsystem ist jedenfalls durch diese Schock-Nachricht erst einmal auf einem Tiefpunkt angelangt.

Wird man mit solch einer Krebsdiagnose konfrontiert, reagiert man zumeist erst einmal schockiert, wie gelähmt, oft sogar panisch und wütend. Hat man sich zuvor darüber kaum oder keine Gedanken gemacht, was Krebs ist, wodurch er entsteht und was die Chemotherapie zur Bekämpfung des Krebses beitragen soll, willigt man in die vom Arzt meistens empfohlene Operation mit anschließender Chemo- oder Strahlentherapie ein.

Sie wollen keine Zeit verlieren! Sie ergreifen dieses Strohhälmchen und vertrauen und verlassen sich vollkommen auf ihren Arzt - und das erscheint aufs Erste auch verständlich!

Doch was ist eine Chemotherapie tatsächlich? Was macht die Chemo mit mir und in meinem Körper? Wie stehen die Heilungschancen? Und vor allem, was ist Krebs und wie entsteht er?

WAS IST KREBS?

Es gibt dazu diverse Hypothesen...

1. Hypothese: Die DNA Mutationstheorie

Krebszellen weisen eine geschädigte DNA auf, es findet dann eine ständige Zellteilung statt. Ausgehend von einer einzigen „entarteten“ Körperzelle, kommt es zu unkontrollierbaren Teilungen, wobei identische DNA-Schäden an alle Tochterzellen weitergebeben werden. Diese DNA-Mutationstheorie wird von vielen Ärzten vertreten.

Es erscheint jedoch keineswegs logisch, die Meinung zu vertreten, dass es sich bei Krebs um Zellen mit mutierter DNA handelt. Denn jede einzelne Krebszelle eines Patienten, und zwar auch diejenigen, die sich innerhalb desselben Tumors befinden, weisen eine individuelle genetische Signatur auf.[2,3,4]

Inzwischen wird dies glücklicherweise auch immer häufiger von Ärzten bestätigt! Zu der allgemein anerkannten Konzeption der Mutation normaler Zellen in Tumorzellen existiert kein experimentell erbrachter Beweis. Keinem einzigen Wissenschaftler auf der ganzen Welt ist es je gelungen, im Labor eine solche Transformation zu realisieren.[5]

2. Hypothese: Der Krebs, ein Pilz

Eine weitere Theorie zu Krebs hat z.B. Dr. Andrew Dannenberg: *„Ich glaube, dass Krebs, vorsichtig geschätzt, zu etwa 15 bis 20 Prozent durch Infektionen verursacht wird, doch könnte die Zahl noch höher - vielleicht sogar doppelt so hoch sein.“*[6] Er teilt die Zellen also nicht einfach in die zwei Kategorien normal oder kanzerogen, sondern berücksichtigt beim Krebsgeschehen die zelluläre Degeneration.

Sieht man sich kanzerogenes Gewebe genauer an, stellt man fest, dass DNA-Unregelmäßigkeiten die gleiche Art von Problemen verursachen, wie ein starker Abfall des pH-Wertes. Es kommt zu einer Schwächung und Verschlechterung der Zellphysiologie. Jedes entsprechende Signal - ob es nun in der DNA begründet liegt, in einer Verschiebung des pH-Wertes ins Saure, in zellulärer Mangelernährung, einer Dysfunktion der Mitochondrien oder in einer Zelltoxizität - stellt für Mikroben eine Einladung dar, die geschwächten Zellen anzugreifen. Die Zahl der Forscher, die für sich herausgefunden haben, dass pilzbekämpfende Medikamente Krebszellen abtöten, wächst.

Sinkt der pH-Wert um den Wert 1, so signalisiert dies den im Körper vorhandenen Mikroben, dass der Körper abstirbt oder bereits tot ist. Daraufhin machen sich die Pathogene, zuerst die Viren, dann die Bakterien und schließlich virulente Hefen und Pilze daran, den Körper in den Staub zurück zu verwandeln, aus dem er entstanden ist. Die sogenannte Apoptose (eine genetische determinierte Form des Zelltodes) gehört mit zu den fundamentalen Lebensprozessen und ist ein wichtiger Mechanismus, um infizierte, geschädigte oder gefährliche Zellen (Krebszellen) aus dem Körper zu entfernen. Krebs-, Pilz- und Hefezellen setzen Substanzen frei, die das ordnungsgemäße Funktionieren der Immunzellen stören. Es ist also gut möglich, dass Krebszellen und infektiöse Zellen das Gleiche sind. Dr. Tullio Simoncini meint, dass in Wahrheit Hefen und Pilze den Krebs bilden. Auch laut Dr. Marijah McCain sterben Krebspatienten nicht am Krebs selbst, sondern an den ihn begleitenden Pilzüberwucherungen.

Auch bei anderen Erkrankungen wie Fibromyalgie und chronischem Erschöpfungssyndrom konnten Zusammenhänge mit Pilzbefall festgestellt werden.

Schon der gelegentliche Gebrauch von Antibiotika kann das Risiko an tödlichem Brustkrebs oder anderen Krebsarten zu erkranken, erhöhen. Viele, wenn nicht sogar alle Antibiotika werden aus Pilzen gewonnen - es handelt sich um Abfallprodukte von Pilzen, sogenannte „Mykotoxine". Mykotoxine verursachen Krebs!! Dr. Costantini erklärt, dass Menschen, die in ihrem Leben insgesamt zwei oder mehrere Monate lang Antibiotika eingenommen haben, ein um vierzig Prozent erhöhtes Risiko tragen, einmal an einem Lymphom zu erkranken.[7]

3. Hypothese: Die Chromosomentheorie durch Vererbung

Die Chromosomentheorie der Vererbung besagt, dass sich die materiellen Träger der Vererbung im Zellkern befinden.

Eine Entartung der Zelle soll durch Chromosomenaberrationen hervorgerufen werden. Ein gestörter Chromosomensatz stellt die Voraussetzung für die Entstehung eines Tumors dar.[8,9]

4. Hypothese: Die Proteindeletionstheorie

Nach der Proteindeletionstheorie werden in Zellkulturen bestimmte Enzyme durch ein Karzinogen gebunden und damit eliminiert. Die entsprechenden Proteine besitzen wachstumshemmende Eigenschaften, deren Ausfall zu ungezügeltem Wachstum führt.[10]

5. Hypothese: Fehlen des Proteins E-Cadherin
Krebs entsteht durch das Fehlen des Zelladhäsionsproteins E-Cadherin, das eine entscheidende Rolle bei der Adhäsion von Epithelzellen im erwachsenen Gewebe spielt.[11]

Trotz ständiger Krebsforschungen gehen die Meinungen auseinander und es gibt zu Krebs noch viele weitere, unstimmige und rätselhafte Hypothesen. All die eben genannten Theorien wurden bereits wieder durch die Experimente verschiedener Wissenschaftler widerlegt.[12,13]

Doch kann es wirklich niemand sagen? Will man uns nicht mitteilen, was die genauen Krebserreger sind?

Sehr auffallend ist, und das haben all diese Krebshypothesen gemeinsam, sie alle orientieren sich an den menschlichen Zellen. Was aber, wenn es sich bei Krebs gar nicht um menschliche Zellen handelt?

Eine russische Forscherin namens Tamara Lebedewa hat grandiose Forschungsarbeiten zu Krebs geleistet. Forschungsarbeiten, die Gravierendes aufdecken. Sie hat dazu ein wunderbares, sehr empfehlenswertes Buch geschrieben, „Krebserreger entdeckt". In diesem Buch liefert Dr. Lebedewa nicht nur die Theorie, sondern auch den praktischen Nachweis, dass es sich bei Krebs um parasitäre Einzeller handelt. Krebszellen sind keine menschlichen Zellen!

Für die allgemein anerkannte Konzeption, dass normale Zellen zu Tumorzellen mutieren, existieren keine experimentell erbrachten Beweise. Keinem einzigen Wissenschaftler auf der ganzen Welt ist es je gelungen, in einem Labor eine solche Transformation zu verwirklichen.

Die parasitäre Konzeption dagegen wurde bereits durch die ersten Experimente bestätigt. Es handelt sich um im menschlichen Organismus lebende, sogenannte Trichomonaden.

.... die Beweislage
Tamara Lebedewa nahm Tumorzellen von verschiedenen Tieren und vom Menschen und setzte sie in einen Nährboden (u. a. aus Peptin, Hefeextrakt, Mineralstoffe, Steroidhormone, FSH, Maltose) für Trichomonaden. Nach einer bestimmten Zeit verwandelte sich ein Teil von ihnen, sie nahmen die Form von Amöben und Flagellaten (Geißeltierchen) an.

Die Zellkulturen unter dem Mikroskop zeigten, wie sich die Parasiten unter für sie günstigen Bedingungen weiterentwickelten.

Jede Sekunde entstehen im menschlichen Organismus Hunderte bis Tausende von Parasiten (Krebszellen), die jedoch durch eine intakte Immunkraft vernichtet werden. Geschieht dies nicht, und es herrscht ein toxisches saures Milieu in unserem Körper, können nicht alle Parasiten vernichtet werden, was dann zu Krebs oder anderen chronischen Krankheiten führt.

... morphologische Veränderungen der parasitären Geißeltierchen

Bei den Laboruntersuchungen nach T. Lebedewa verfestigte sich bei manchen Parasiten das Protoplasma um den Kern herum, sie wurden kleiner und runder - es begann die Wandlung ins zystenförmige Stadium: ins Zellstadium. Dies ist das Anfangsstadium der Trichomonaden mit einer Größe von ungefähr drei bis sechs Mikrometer.

Im Verlauf der Kultivierung stieg aufgrund der Auflockerung des Protoplasmas die Größe der Zellen an. Anschließend erschienen in manchen Zellen Chromatinkörnchen. Die weitere Kultivierung ergab, dass sich kleine längliche Kerne bildeten, die häufig vom Zellzentrum versetzt waren.

In der weiteren Entwicklung zeigten sich amöbenartige Zellen in einer Größe von 2.535 Mikrometer. Im nächsten Stadium veränderte sich ihre Oberfläche seltsam - sie wurde uneben mit Vorsprüngen, die an Fühler erinnern. Schließlich gingen die Tumorzellen ins letzte Stadium über: ihr Körper verlängerte sich und sie bekamen tatsächlich Fühler. Da waren sie, die sogenannten Trichomonaden! Die Größe der Zellen verringerte sich aufgrund der Verdickung des Zytoplasmas und durch die Bildung von Organellen auf 15 bis 18 Mikrometer. Durch die Absonderung von Antigenen, die den menschlichen ähnlich sind, entgehen die Parasiten dem Angriff der Immunkräfte und diese beginnen, den Feind wie die eigenen Zellen zu behandeln.

Reihenfolge morphologischer Veränderungen der Tumorzellen bzw. Trichomonaden, unter für sie günstigen Bedingungen

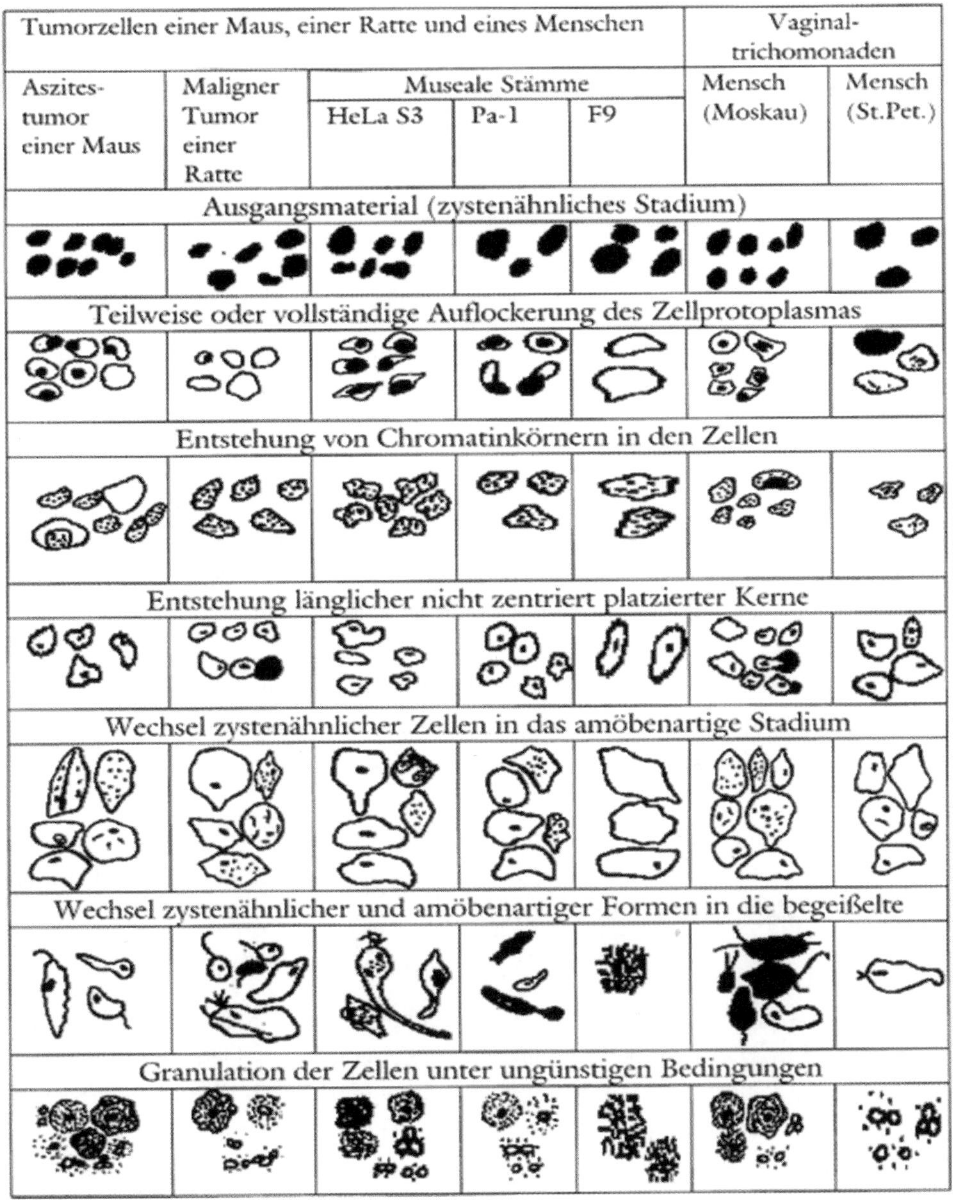

Abb. 1: Eine Granulation der Zellen unter ungünstigen Bedingungen (sauerstoffreicheres Milieu) zeigt, dass die Trichomonaden bzw. die Tumorzellen wieder ins zystoide Stadium übergehen können.[14]

Krebs bildet das letzte Stadium der Trichomonaden-Erkrankung. Die Differenzierung der Tumore nach Art und Wachstum in gutartige und bösartige wird durch die Pathogenität der Trichomonaden und ihre Vermehrungsmethode bestimmt.

Eine gutartige Geschwulst wird von Trichomonaden schwacher Pathogenität gebildet, die sich bei der Vermehrung sauber in zwei Einzelwesen trennen, wobei das Immunsystem eine ausreichende Kontrolle behält. Mit Erhöhung der Bösartigkeit der Parasiten, der Reduzierung der Abwehrkräfte des Organismus und Verstärkung der sekundären Faktoren, wird eine gutartige Geschwulst jedoch bösartig und metastasiert.

Diese sensationellen Experimente wurden im Labor von Dr. med. Professor Margarita Baschmakowa durchgeführt. Dank ihres guten Rufes und ihrer großen Bekanntheit blieb Frau Professor Baschmakowa vor Verfolgungen für den Beweis unangenehmer Wahrheiten verschont.

Denn die Frage war, wie würde die große Anzahl mächtiger Onkologen darauf reagieren? All ihre Arbeit gründet auf fehlerhaften Theorien. Allerdings sei hier erwähnt, dass viele Onkologen die Theorie von Tamara Lebedewa öffentlich ablehnen, einige aber heimlich weiter an deren Ideen und Grundlagen forschen.

Sie können für den folgenden Text das Wort Krebszelle immer durch das Wort Parasiten ersetzen oder auch umgekehrt. Letztendlich meinen wir das Gleiche damit.

Wenn Sie im Internet auf YouTube Trichomonaden oder Trichomonas eingeben, stoßen sie auf Videos, in denen Sie diese kleinen Parasiten, unter einem Mikroskop vergrößert aufgenommen, sehen können.

Was ist eine Trichomonade?
Eine Trichomonade ist ein einzelliges, parasitäres Geißeltierchen der Klasse der Flagellaten (Flagelle = Fortbewegungsorgan vieler einzelliger Tiere und Pflanzen). Der sich ungeschlechtlich vermehrende Einzeller existiert in drei verschiedenen Stadien: im zystenförmigen Stadium, im amöbenartigen Stadium und im begeißelten Stadium.

In den unterschiedlichen Existenzstadien besitzt er jeweils unterschiedliche antigene Eigenschaften.

Im menschlichen Organismus leben drei Arten von Trichomonaden:

1. die Mundhöhlen-,
2. die Darm- und
3. die Vaginaltrichomonade. Die vaginalen Trichomonaden sind um ein 25-faches aggressiver als die in den Mundhöhlen lebenden Trichomonaden. Sie kommen vor allem in den Wänden der Gebärmutter vor, im Fruchtwasser und in der Vagina - so können Säuglinge noch vor oder während der Geburt infiziert werden. Je nach Stadium kann es daher passieren, dass Kinder bereits mit Krebs auf die Welt kommen.

Vaginaltrichomonaden können allerdings mit Hilfe des Gewebe auflockernden Enzyms Hyaluronidase in die Organe wandern und durch die Gefäßwände ins Blut und in die Lymphe gelangen.

Dies kommt allerdings nur dann vor, wenn das Milieu des Kindes und auch das der Mutter verstärkt negativ beeinflusst wurde - z. B durch eine quecksilberhaltige Grippeimpfung in der Schwangerschaft -, sodass der Organismus mit seinem Abwehrsystem die Trichomonaden nicht in Schach halten kann. Denn man weiß, dass jeder Mensch permanent Krebszellen in sich trägt und dass unser Immunsystem sich dagegen normaler- und beruhigenderweise wehren kann - wenn unser Körper ein basisches Milieu aufweist. Ein Milieu, das reich an Sauerstoff ist.

Es liegt deswegen auch nicht wirklich an einer negativen Genexpression innerhalb der Familie, sondern lediglich daran, dass Familienmitglieder ähnlich denken und eine ähnliche Einstellung zu Essen und Medikamenteneinnahme haben und somit die Voraussetzungen für negative Auswirkungen geschaffen werden!

In der Natur sind über hundert Arten von Trichomonaden bekannt. Unter wilden Tieren und Haustieren, Vögeln, Kaltblütern, Amphibien und Kriechtieren sind sie ebenfalls weit verbreitet.

Mikroben waren die ersten, die sich ihrer Umwelt angepasst haben und Bedingungen für das Dasein anderer Lebensformen schufen. Primäre Mikroorganismen begannen in der Atmosphäre Sauerstoff zu akkumulieren. Es handelte sich um einzellige Organismen, die ohne Sauerstoff lebten, jedoch die Fähigkeit zur Glykolyse besaßen. Erst als sich freier Sauerstoff in der Atmosphäre gebildet hatte - vor etwa achthundert Millionen Jahren - begann fast schlagartig eine stürmische Entwicklung des Lebens und es entstanden das Pflanzen- und das Tierreich. Als Stammväter der Vielzelligkeit gelten die primären Geißeltierchen (Phytoflagellata).

Trichomonaden sind sehr lebenstüchtig, da sie drei Atemarten beherrschen. Ihre Atmung erfolgt auf Kosten des endogenen Zerfalls von Glykogen, der Glykolyse und der Zuckeroxydation.

Als tierischer Organismus unterscheidet sich dieser Einzeller von den Bakterien durch seine hohe Organisation, seine Komplexität und durch die Vielfalt an Beziehungen zum Wirt.

Interessant ist folgendes Beispiel: Mäuse essen ihren eigenen Kot (Koprophagie). Dies bleibt den Trichomonaden nicht verborgen. Während sie sich im Darmtrakt der Maus fortbewegen, verstärken sie allmählich ihre Außenmembran und bilden eine Zyste - eine feste Schutzhülle. Dadurch erhält sich die Maustrichomonade unter natürlichen Bedingungen, nachdem sie mit dem Kot nach außen auf die Erde gelangt ist, für einen längeren Zeitraum ihre Überlebensfähigkeit. Gelangt der Kot dann abermals in das Innere einer Maus oder eines anderen Tieres, so kommt es zu einer erneuten Ansteckung durch die Zysten des Parasiten, der sich dann auch in die begeißelte Form verwandeln kann. Auf diese Art geschieht die Verbreitung der Trichomonaden unter den Nagetieren.

Trichomonaden entwickeln viele Eigenschaften, die ihnen auch unter schwierigen Bedingungen das Überleben in einem Organismus sichern. Je nach Veränderung der Ernährungsweise, der Immunität und der angewandten Medikamente, wechseln sie ins zystenförmige, amöbenartige und unbegeißelte Stadium.

Aus diesem Grund ist es oft schwer sie von Lymphozyten und Zellorganellen zu unterscheiden und sie bleiben daher oft unerkannt. Doch genau hier sollte die Forschung ansetzen! Denn nicht nur die Eigenschaften von Tumorzellen und Trichomonaden gleichen einander, sondern auch die erfolgreiche Behandlungsweise sowohl bei Krebs, als auch bei Parasiten, gleichen sich.

Betrachtet man die Physiologie bzw. Pathologie von Trichomonaden und Tumorzellen zeigt sich Folgendes...

Diese Gemeinsamkeiten haben Trichomonaden und Tumorzellen!

- **Chaotisches Wachstum**, d. h. die Zellvermehrung ordnet sich nicht dem regulierenden Mechanismus des Organismus unter.
- **Proliferation - asymmetrische Zellteilung**: menschliche Zellen dagegen teilen sich symmetrisch, d. h. aus einer Zelle entstehen zwei gleiche Tochterzellen.

- **Polymorphismus - Vielgestaltigkeit:** infolge der asymmetrischen Zellteilung sind die Zellen vielgestaltig, haben unterschiedliche Größen, von keinem bis zu mehreren Zellkernen und einen unterschiedlichen Gehalt an Erbsubstanz.
- Aus Tumoren/Kolonien können sich einzelne Zellen (Trichomonaden) auf den Weg durch den Körper machen, um an anderen Stellen des Organismus neue Kolonien zu bilden. Sie können Gefäßwände und anderes Körpergewebe durchqueren - d. h., die Kollagenstrukturen der Zellen werden durch das Enzym Hyaluronidase/Kollagenase aufgelöst. Dieses Enzym wird von Trichomonaden (und von „Krebszellen") gebildet (bzw. bei künstlicher Herstellung auch als Resorptionsförderer den Infusions- und Injektionsflüssigkeiten hinzugefügt).
- Nach Punktionen oder der chirurgischen Entfernung von Tumoren mit anschließender Chemotherapie meldet sich die Krebserkrankung oft besonders aggressiv zurück, denn durch die Schwächung des Immunsystems durch die Chemotherapie wird die Ausbreitung von Krebszellen/Trichomonaden begünstigt.
- Die Gewebestruktur von Tumoren zeigt keine charakteristischen Eigenschaften wie Polarität, Unbeweglichkeit oder Vermehrung in der Basalschicht. Bei Tumoren geschieht die Vermehrung im Randbereich. Da Trichomonadenkulturen aus eigenständig lebenden Zellen bestehen, sind sie ungeordnet und nicht polar. Die Vermehrung findet auch hier am Rand der Kolonien statt und sie können das angrenzende Gewebe durchdringen.
- Tumorzellen und Trichomonaden sondern große Mengen an Stoffwechselgiften ab, die den Wirtsorganismus belasten und vergiften.
- Trichomonaden kommen in verschiedenen Formen und unterschiedlichen Größen vor. In Geschwulsten sind sie oft mit körpereigenen Zellen vermischt. So lassen sich die vielen verschiedenen Arten von Tumoren erklären.
- Bei Tumorzellen beobachtet man oft den Stoffwechselprozess der anaeroben Glykolyse. Dieser Prozess stammt aus der Entwicklungsgeschichte der Trichomonade, die über achthundert Millionen Jahre alt ist. Zu dieser Zeit enthielt die Erdatmosphäre noch keinen Sauerstoff. Menschliche Zellen hingegen benötigen Sauerstoff für den Abbau von Kohlehydraten.
- Tumorzellen und Trichomonaden überleben Minustemperaturen, sowie Temperaturschwankungen von mehr als 30°C. Menschliche Körperzellen überleben das nicht.
- Tumorzellen und Trichomonaden überleben eine Behandlung mit Pepsin und Trypsin (Enzyme zur Eiweißverdauung). Menschliche Körperzellen überleben das nicht.[15]

Wie man sehen kann unterscheiden sich Trichomonaden und Krebszellen nahezu überhaupt nicht! Zudem haben sie in ihrem Verhalten wenig oder gar keine Ähnlichkeit mit unseren normalen menschlichen Zellen.

Stellen Sie sich vor, einige Zellen flüchten zum Beispiel aus Ihrer Niere und bilden im Magen eine neue Niere. Menschliche Zellen mutieren zu Geschwulstzellen und metastasieren, das heißt, sie wandern in andere Organe und bilden dort neue Tumore. Für Onkologen ist die mutierende Zellumwandlungstheorie von entarteten Zellen, die dann in Tumore übergehen und metastasieren, nicht zu erklären.

Betrachtet man die Parasitologie, so ist seit langem bekannt, dass bei einzelligen Mikroorganismen das Existieren in Kolonien charakteristisch ist. Die Mikroorganismen trennen sich leicht von ihren Kolonien und schwimmen durch die Blutgefäße in andere Organe, um an geeigneten Stellen neue Kolonien bilden zu können - sekundäre Tumore!

Nach der Untersuchung eines sekundären Tumors können Onkologen in einem frühen Entwicklungsstadium genau sagen, in welchem Organ sich der Primär-Tumor befindet. Das liegt daran, dass sie beispielsweise in der Leber die gleichen Hormone produzieren wie in der Milz.

Diese Ähnlichkeit ist für Onkologen nur für einen kurzen Zeitraum in der Anfangszeit zu sehen, denn das Verhalten der Mikroorganismen verändert sich und passt sich an die lokalen Zellen an. Wieso?

Die einzelligen Mikroorganismen adaptieren sich erst langsam an die neuen Existenzbedingungen. Mit der Zeit passen sie sich jedoch an die neuen Bedingungen an - je nachdem, wo sie sich aufhalten - und verhalten sich, als wären sie Zellen des Organismus, um so der Abwehr des Immunsystems zu entgehen.

Zudem können sich die Mediziner die sogenannte anaerobe Glykolyse nicht erklären. Tumorzellen sind dazu in der Lage die Zuckerspaltung ohne Sauerstoff vorzunehmen. Trichomonaden spalteten ihre Kohlenhydrate ohne Sauerstoff, weil es ihn damals noch nicht gab, weder in der Atmosphäre noch im Wasser. Normale menschliche Zellen hingegen, benötigen für diesen Vorgang zwingend Sauerstoff.

Die große Vielfältigkeit von Tumoren können sich Mediziner ebenfalls nicht erklären. Über zweihundert wurden bereits erforscht, dennoch gibt es Tausende unerforschte Tumorarten, von denen keine der anderen gleicht. Vom Standpunkt der

Parasitenkonzeption wäre dies leicht nachzuvollziehen. Die Trichomonaden sind sehr vielfältig. Diese geschlechtslosen Wesen nehmen die Merkmale der Zellen und der Organismen, des Individuums und der Art an. Jede Einzelne davon unterscheidet sich von der anderen in Größe und Form, in der Anzahl der Kerne und in der Palette der Chromosomen. Bei der Teilung verändern sie sich: die Tochterzelle kann so verschieden von ihrer Mutterzelle sein, wie ein Huhn von einem Krokodil. Aus einer Vielfalt von „Bausteinen" können sehr unterschiedliche „Gebäude" - Geschwulste - entstehen.

Wieso wird die Trichomonade von vielen Forschern nicht erkannt?
Das hat unterschiedliche Gründe. Zum einen will man die Trichomonade wahrscheinlich gar nicht erkennen, da es die ganze Onkologie um Jahrzehnte in der Forschung zurückwerfen und eine Umwälzung von gigantischen Ausmaßen verursachen würde; insbesondere was die Behandlungsmethoden anbelangt - keine naiven Operationen, Bestrahlungen und Chemos mehr! Das würde folglich aber auch bedeuten, dass es mehr gesunde als kranke Menschen geben würde. Und für die Pharmaindustrie wäre dies auf die Dauer gesehen kein lukratives Geschäft mehr.

Daher drängt sich das Gefühl auf, dass Wissenschaftler bewusst nicht genau nachforschen wollen und absichtlich an nicht bewiesenen Theorien festhalten, z.B. daran, dass gesunde Zellen zu kranken mutieren, nur um dieses Milliardengeschäft am Laufen zu halten.

Die theoretische und praktische Beweislage zur Trichomonade sollte nicht belächelt werden, sondern vielmehr sollte die Forschung genau hier ansetzen und noch weiter vertieft und ausgebaut werden.

Auf wie viel mehr Gemeinsamkeiten wollen die Onkologen denn noch warten, als auf die bereits bisher festgestellten spezifischen Ähnlichkeiten von Trichomonaden und Krebszellen? Wenn sie diese Ursache gefunden hätten, dann wären sie mit ihrem Behandlungskonzept in diesem Bereich wesentlich erfolgreicher.

Operation, Bestrahlung, Chemotherapie. Was bringt ihnen diese Weisheit, wenn ihnen in den Onkologiezentren die Patienten wegsterben?

Was T. Lebedewa über die einzelligen Trichomonaden schildert, deckt sich im Übrigen auch mit Dr. Webers Schilderungen über die Eigenschaften der Ca-Protozoen. Dr. Weber bezeichnete die Einzeller, die er in den 1960er Jahren entdekte, nicht als Trichomonaden, sondern als Ca-Protozoen.

Dr. Alfons Weber, der in der Gegend von München lebte, verließ die unfruchtbaren Pfade seiner schulmedizinisch orientierten Kollegen in der Krebsforschung und suchte stattdessen die Antworten auch in der Praxis. Und diese lieferte ihm sein Mikroskop. Er nahm frisches Blut, hielt es mit Sauerstoff angereichert bei 37°C und mikroskopierte mit Ölimmersion; dann enthüllte ihm das Blut eine bisher verborgene Ebene mikroparasitären Lebens.

Die Ergebnisse der neuen Sichtweise waren für ihn so sensationell, dass er 1967/68 mehrfach per Rundschreiben 13.000 Kollegen und Institute in Bayern anschrieb. Die Reaktion darauf setzte schon binnen weniger Tage und Wochen ein, jedoch anders als erwartet. Offenbar hatte er in ein Wespennest gestochen und eine für das 20. Jahrhundert beispiellose Ketzerjagd begann: Verleumdung, Rufmord, Falschaussage, Verlust der Approbation als Arzt, drohende Zwangseinweisung in das Irrenhaus. Durch Dr. Weber war es erstmals möglich, die von der Schulmedizin bestrittenen Parasiten mit dem Mikroskop sichtbar zu machen und lebend darzustellen.[16]

Nur kurz sei hier erwähnt, dass die Erkenntnisse von Dr. Ignaz Semmelweis, auf deren Grundlage er Hygienevorschriften einführen wollte (um 1847), ebenso zurückgewiesen wurden. Zu seinen Lebenszeiten wurde seine Entdeckung nicht anerkannt und von den Kollegen als „spekulativer Unfug“ abgelehnt. Dr. Semmelweis wurde als Irrer angesehen. Es folgten Anfeindung und Verfolgung.

Hygiene galt zu der Zeit als Zeitverschwendung und unvereinbar mit den damals geltenden Theorien über Krankheitsursachen. Viele Wöchnerinnen und Säuglinge mussten sterben, weil Semmelweis' Theorie nicht anerkannt wurde, obwohl das Reinigen der Hände ein minimaler Aufwand gewesen wäre... Der eigentliche „Retter der Mütter vor dem Kindbettfieber“ wurde in einem Irrenhaus untergebracht.

Erst zwanzig Jahre nachdem Semmelweis seine Theorie entwickelt hatte, wurde das Operationsfeld mit desinfizierendem Karbol besprüht, was zu einem drastischen Rückgang der Operationsmortalität führte. Es musste noch eine weitere Ärztegeneration vergehen, bis sich die Umsetzung von Hygienemaßnahmen bei Frauen im Kindbett durchsetzen konnte. Erst ab diesem Zeitpunkt wurde der Welt allmählich erst die Bedeutung von Semmelweis' Erkenntnissen bewusst.[17]

Dass die Trichomonade von Wissenschaftlern nicht erkannt wird, kann auch daran liegen, dass die im Menschen lebenden Trichomonaden im zystenförmigen Stadium eine rundliche Form annehmen und somit einigen Zellen des menschlichen

Gewebes, sowie auch des Blutes ähnlich (aber nicht identisch) werden. Da sie auch eine große Ähnlichkeit mit den Lymphozyten aufweisen, werden sie zumeist für solche gehalten. Unsere Immunität wird hauptsächlich durch das Lymphsystem sichergestellt, dessen wichtigste Zelle ein Lymphozyt ist - eine Variante der Leukozyten bzw. der weißen Blutkörperchen. Die Lymphozyten bilden ein Drittel aller weißen Blutkörperchen. Lymphozyten befinden sich nicht nur im Blut, sondern sie sind auch die wichtigsten Zellen der Gewebsflüssigkeit - der Lymphe. Sie sind in den Lymphknoten, in der Thymusdrüse, in der Milz, in den Mandeln und anderen Organen enthalten. Insgesamt bilden die Lymphozyten ein Prozent der Masse des menschlichen Körpers.

Lymphozyten haben zentral einen großen, runden Kern und um diesen herum verläuft ein schmaler Reif aus Zytoplasma. Diese Schutzzellen sehen den zystenförmigen Trichomonaden zum Verwechseln ähnlich.

Unter dem Mikroskop sahen T. Lebedewa und ihre Mitarbeiter, dass einige Lymphozyten gar keine Lymphozyten waren, sondern Trichomonaden. Je nach Stadium enthielten diese nämlich gar keinen Kern, bzw. wiesen eine andere Lage und Form des Kerns auf. Anhand der gegebenen Nährlösung, der Größe und der Form, konnte Frau Lebedewa genau entschlüsseln, ob es sich um Lymphozyten handelte, oder um Trichomonaden, die in der Folge ihre Kontur veränderten und in das begeißelte Stadium übergingen.

Große Erfolge in der Erforschung der Trichomonaden erreichten neben T. Lebedewa sowjetische Wissenschaftler: darunter u. a. Ju. Teras, G. Tkatschenko, W. Tarasow, A. Awakjan, L. Ljubimowa, und noch viele weitere. Leider konnten sie nur den halben Weg gehen: Sie spezialisierten sich auf die begeißelte Form der Trichomonaden. Dass aber gerade aus den zystenförmigen, sprießenden Formen Tumore in den Organen entstehen können, darauf sind sie nicht gekommen.

Auch als Dr. Enderlein die Parasiten in Blutzellen mikroskopisch mittels der Dunkelfeldmikroskopie von Lebendblut nachweisen konnte, wurden die von ihm gemachten Beobachtungen und die daraus gezogenen Schlussfolgerungen von Schulmedizinern nie wirklich anerkannt.

Die Schwierigkeit liegt in der Interpretation der im Blut beobachteten, vom gesunden Blut abweichenden Formen und dem eindeutigen Nachweis, dass es sich tatsächlich um Parasiten handelt.

Inzwischen wird die Dunkelfeldmikroskopie von einigen Therapeuten als Nachweis- und Therapiekontrollmethode verwendet.[18]

Trichomonaden existieren eindeutig

Wenn also diese geschlechtslosen Trichomonaden auch im Blut existieren, dann müssen sie überleben, während die toten Zellen bereits von Enzymen (Pepsin, Trypsin) verdaut werden.

Zwei Tage lang „misshandelte“ T. Lebedewa die Zellen in einer aggressiven Flüssigkeit, zweimal goss sie die verbrauchten Enzyme ab und fügte frische hinzu. Schließlich entfernte sie alle Flüssigkeit, verbrachte den verbliebenen Satz in eine Nährlösung und stellte ihn für drei Tage in einen Thermoschrank. In dieser Zeit veränderten sich die als Lymphozyten getarnten Parasiten bis zur Unkenntlichkeit. Unter dem Mikroskop sah man Zellen, die Amöben glichen und keinen Kern hatten. Lymphozyten haben jedoch einen größeren, rundlichen Kern in ihrem Zentrum, der von einem feinen Reif aus Zytoplasma umgeben ist. Diese weißen Blutkörperchen können einen Durchmesser von 8 bis 15 Mikrometer haben. Die amöbenartigen Trichomonaden aber waren dreimal so groß.

Manche Parasiten wechselten in das dritte, das begeißelte Stadium. Sie waren mit langen, dicken Geißelfäden ausgestattet. Und manche Parasiten hatten einen länglichen Kern, der aus dem Zentrum verschwunden war. So gelang es Frau Lebedewa die Parasiten aus dem Zellstadium in das amöbenartige und schließlich in das begeißelte Stadium zu zwingen und mittels 1.000- bis 2.000-facher Vergrößerung im Mikroskop zu enttarnen.

Der berühmte Onkologe Professor Newjadomskij behielt doppelt recht, als er voraussagte, dass die Krebszelle keine transformierte normale menschliche Zelle sei, sondern ein Parasit und dass für dessen Differenzierung noch viel Zeit benötigt werden wird.

Wie gelangen Trichomonaden und andere Parasiten in meinen Körper?

Durch ungewaschene Hände, Küssen, Geschlechtsverkehr. Lebensmittel, die keiner thermischen Bearbeitung unterzogen werden: rohes Fleisch, Eier, Fisch, Butter, Käse und Quark. Auch ungewaschenes Gemüse und Obst, ungekochte Milch- und Milchprodukte, Handtücher und gemeinsam genutzte Gläser.

Überträger der Infektion sind Schaben und Fliegen, in deren Darm Trichomonaden lebensfähig bleiben und aus dem sie zusammen mit den Exkrementen ausgestoßen werden. Als Reservoir für Infektionen dienen vor allem auch Haustiere. Parasiten können sich überall im Körper ausbreiten: in Lunge, Leber, Magen und Gehirn, im Blut, in der Haut, in den Muskeln und sogar im Auge.

Nicht nur Trichomonaden können sich im menschlichen Körper ausbreiten, sondern auch viele andere Parasitenspezies (Bandwürmer, Madenwürmer, Leberegel, etc.) und demzufolge können Parasiten neben Krebs auch eine Vielzahl anderer Symptome und Erkrankungen verursachen.

Welche Symptome können durch Parasiten entstehen - außer Krebs!

- übermäßiger Stuhlgang (Darmbewegung nach dem Essen)
- chronische Erschöpfung
- Blähungen (v. a. nach den Mahlzeiten!)
- Sodbrennen
- Hämorrhoiden
- Verdauungsprobleme
- häufiges Erbrechen und Übelkeit
- Darmverschluss
- Blut im Stuhl
- durchlässiger Darm (Leaky-Gut-Syndrom)
- chronische Verstopfung
- Durchfall oder chronischer Durchfall (verursacht durch schlechte Resorption von Nahrung)
- bei Kindern, Störungen des Wachstums und bei der körperlichen Entwicklung
- inneres Kältegefühl, kalte Extremitäten
- Hauterkrankungen (Nesselsucht, Gelbsucht, Ekzeme, Hautgeschwüre)
- Haarausfall
- Allergien (Reaktionen auf Lebensmittel)
- analer Juckreiz
- Schlaflosigkeit
- Zähneknirschen im Schlaf
- Bettnässen
- mehrfaches Erwachen in der Nacht
- Muskelkrämpfe, -schmerzen
- Gelenkschmerzen, arthritische Schmerzen, Fibromyalgie
- Taubheit der Hände und Füße
- Herzrasen
- männliche Impotenz
- prämenstruelles Syndrom

- Candida-Mykosen (Pilzinfektionen)
- Infektionen der Harnwege, auch Zysten und Myome
- Atemwegserkrankungen (Asthma, Bronchitis, Reizhusten, Kurzatmigkeit, Lungenentzündung, Schluckbeschwerden, Mundgeruch)
- verschwommene Sicht
- Fieber
- geschwächtes Immunsystem
- Körpergeruch[19]

Parasiten - Trichomonaden oder andere pathogene Spezies - rauben dem Körper wichtige Nährstoffe. Essenzielle Inhaltsstoffe der Nahrung gehen so verloren. Viele übergewichtige Menschen, die von Parasiten befallen sind, haben einen Mangel an diesen essentiellen Nährstoffen. Dies führt zu übermäßigem Essen aufgrund der Parasiten.

Je nach Art des Befalls kann dies aber auch der Grund sein, warum viele Menschen unterernährt bleiben und nicht an Gewicht zunehmen können. Die Tierchen rauben wichtige Vitamine, sowie Eisen und Zucker. Es kann daher zu Hypoglykämie (Unterzucker) und Anämie (Blutarmut) kommen.

Penetrieren Parasiten die Haut kommt es zu Juckreiz. Wenn sich dann das Hautgewebe entzündet, erhöht das körpereigene Abwehrsystem die Anzahl der weißen Blutkörperchen. Diese Reaktion verursacht Hautausschläge und nach kurzer Zeit stellen sich Allergien ein. Da die Parasiten durch die Ausscheidung ihrer Fäkalien auch Giftstoffe hinterlassen, versucht unser größtes Organ - die Haut - diese Giftstoffe zu beseitigen, was zu unterschiedlichen Hautproblemen führen kann.

Der Körper reagiert auf Parasiten in den Ruhezeiten, v. a. nachts, wenn sie am aktivsten sind. Es kommt zu plötzlichem Erwachen, insbesondere zwischen zwei und drei Uhr morgens, wenn die Leber zu dieser Zeit versucht den Körper von Giftstoffen zu befreien, die durch die Parasiten produziert werden. Parasiten können zu fast allen Weichteilen reisen, vorzugsweise in die Gelenke und Muskeln, wo sie Zysten und Entzündungen verursachen. Häufig wird dies mit Arthrose und Muskelschmerzen verwechselt. Die Passage der Larven über die Atemwege oder Larven in den Lungen können Atemwegserkrankungen auslösen.

Manche werden denken, jetzt käme ich ganz schön vom Thema ab. Dies mag richtig sein, allerdings möchte ich damit aufzeigen, was Parasiten alles verursachen können und wie Sie sehen, ist dies nicht gerade wenig.

Bei den allermeisten Erkrankungen werden Parasiten dennoch als Verursacher außer Acht gelassen. Kaum ein Schulmediziner erwähnt jemals das Wort Parasiten bei einer seiner vielen Diagnosen. Aber wie Sie sehen, können sie eine Vielzahl unterschiedlicher Krankheiten auslösen. Käme es da nicht auch in Frage, dass sie Krebs verursachen? Weitere Krebs-Forschungsgelder sollten hierfür investiert werden, um auch die nächste Frage genau abzuklären!

Wieso bekommt nicht jeder Krebs, der Parasiten in sich trägt?
Bei der Entstehung von Krebs scheinen nicht irgendwelche Parasiten eine Rolle zu spielen, sondern die von Tamara Lebedewa erforschten Trichomonaden. Es kann aber auch gut möglich sein, dass viele andere Parasitenarten Krebs auslösen können, da sie sich letztendlich alle, wie gesagt, vor allem von den Schadstoffen, und ich nenne es mal „dem Schrott", in unserem Körper ernähren. Was unser Körper nicht liebt, lieben Parasiten besonders. Dadurch wachsen sie und wir züchten sie mehr und mehr heran.

Im Darm eines über vierzig Jahre alten Erwachsenen können in der Regel zwischen zwei und zwölf Kilogramm Sedimente gefunden werden. In diesem Abfall leben mehr oder weniger große Tierchen, die den Organismus ihres Wirtes langsam aber sicher vergiften. In unserem Körper können sich Mikroparasiten (z.B. bei Malaria) aufhalten, die nur in starker Vergrößerung unter einem Mikroskop sichtbar sind. Wir können aber auch Makroparasiten, wie beispielsweise Fadenwürmer und Bandwürmer in uns tragen.

Der Bandwurm (Schweine- oder Rinderbandwurm) kann bis zu zehn Jahre lang leben und zwischen zwei bis zwölf Meter Länge erreichen! Durchschnittlich produziert er 720.000 Eier am Tag! Ein einziges Weibchen eines Spulwurms kann bis zu 200.000 Eier pro Tag legen.

Bei guter Immunlage, also einem wenig übersäuerten Körper, kann der Körper die Parasiten von sich aus lahmlegen und auf ein Ausmaß begrenzen, in dem sie uns nicht krank machen. In erster Linie ist es so, dass die Parasiten uns schützen wollen. Sie vernichten hauptsächlich all das Zeug in unserem Körper, das wir selbst nicht benötigen (z.B. Schwermetalle). Weist unser Körper allerdings einen Energiemangel, eine zu heftige Übersäuerung/Vergiftung auf, verbreiten sich die Parasiten sehr stark, weil sie sich genau in solch einem Milieu extrem wohl fühlen. Für sie heißt es dann, jede Menge fressen und sich vermehren, vermehren, vermehren. Und genau das ist nun ein Problem für den Menschen.

Haben wir zu viele und zu große Parasiten in uns, stehlen sie uns irgendwann auch unsere guten Nährstoffe und machen uns krank. Aber sowohl Trichomonaden, als auch andere Parasiten sind nur ein sekundäres Erscheinungsbild des Krebses oder anderer Erkrankungen. Das primäre Problem ist immer das übersäuerte, vergiftete, und dadurch sauerstoffarme Milieu im Körper!

Tatsache ist, dass Krebs und andere Krankheiten aufgrund einer Übersäuerung und eines daraus resultierenden Energiemangels entstehen!

Jede Übersäuerung führt zu einem Energiemangel. Gesund zu sein heißt also, Energie zu haben - sich in einem ausgewogenen Säure-Basen-Niveau zu befinden.

Eine Übersäuerung kommt nicht nur durch schlechte Ernährung zustande, sondern insbesondere auch durch Mangelernährung, wenn wichtige Vitalstoffe fehlen, durch Stress (schlechte Partnerschaften, Traumata, Schlafmangel, ständige Ängste), Medikamenteneinnahme und giftige Umwelteinflüsse (Chemtrails, W-LAN, Impfungen, Amalgam). Und wenn Sie oft sauer sind, dann macht das Ihren Körper auch sauer.

Dreihundertmal am Tag durchfließt unser gesamtes Blut sämtliche Reinigungsstationen. Jede einzelne Zelle wird durch das Blut mit Nährstoffen versorgt, um Lebensenergie auszustrahlen. Unser Blut benötigt stets einen leicht basischen pH-Wert zwischen 7,35 und 7,45. Die Erythrotzyten, die roten Blutkörperchen sind in diesem basischen Bereich frei beweglich und elastisch formbar. Unter dieser Voraussetzung hat das Blut die notwendige Viskosität, kann optimal fließen und kann sämtliche Transportfunktionen erfüllen. Und nur so können die maximalen Mengen an Nährstoffen und Sauerstoff hin zu den Zellen gelangen.

Damit unsere Zellen nicht von Säuren zerstört werden, bemüht sich der Körper den pH-Wert im Blut konstant zwischen 7,35 und 7,45 aufrecht zu erhalten - sonst könnten wir nicht überleben! Somit ist unser Körper gezwungen überschüssige Säuren an körpereigene Mineralien zu binden. Das heißt, diese werden neutralisiert und als Schlacken im Körpergewebe eingelagert. Zuerst in den „unwichtigen" Bereichen (Cellulite), später im Gehirn oder in den Blutgefäßen.

Leider ist es so, dass mehr als neunzig Prozent unserer Bevölkerung übersäuert ist. Daraus resultieren neben Krebs eine Vielzahl weiterer Krankheiten, wie Sodbrennen, Kopfschmerzen (Migräne), chronische Verstopfung, Erschöpfung, Müdigkeit, Gedächtnis- und Konzentrationsschwäche, „Kein-Bock-auf-irgendwas-Symptom".

Außerdem steigt durch Übersäuerung Ihr Blutdruck, auch Ihr Blutzucker erhöht sich, Ihre Atmung beschleunigt sich und Sie reagieren anfälliger auf UV-Strahlung. Eine Übersäuerung sorgt für die Entstehung von Krankheiten, erzeugt zudem Cellulite, macht Sie dick, lahm und antriebslos - und Sie selbst sauer, anstatt lustig.

Bei den allermeisten besteht die tägliche Ernährung zu ca. achtzig Prozent aus säurelastigen Produkten, wie z.B. Fisch, Fleisch (Harnsäure/Schwefelsäure/Salpetersäure), Milch, Weißmehlprodukte (Essigsäure), Süßigkeiten, Kaffee, Wein (Weinsäure/Schwefelsäure), Mineralwasser (Kohlensäure). Weitere „Säurebildner“ sind außerdem Medikamente, Nikotin, Impfungen (Schwermetalle), Sport im anaeroben Bereich (Milchsäure) und Alltagsstress.

Unser Magen benötigt zur Verdauung Magensäure. Hier liegt der pH-Wert im stark sauren Bereich von 1,8. Der restliche Körper aber funktioniert am allerbesten im neutralen (pH 7) oder leicht basischen Bereich (pH 7,35-7,45).

Beim größten Teil der Bevölkerung beträgt der Anteil der basischen Ernährung nur zwanzig Prozent. Der Anteil basisch-sauer, sollte jedoch von der Mengenverteilung genau anders herum sein! Zwanzig Prozent sauer zu achtzig Prozent basisch! Nur aus einer solchen Kost kann ein gesunder Organismus resultieren!

Leiden wir an Krankheiten, viel Stress, treiben viel Sport oder arbeiten geistig stark - ist unser Bedarf an basischen Lebensmitteln noch höher!

Basisch sind: Obst, Gemüse, Kräuter, stilles, sauberes Mineralwasser.

Sind Sie krank, meiden Sie Säure komplett! Sind Sie gesund, achten Sie darauf, die Säuren durch Basisches auszugleichen.

Also, um basisch zu werden, spielt die Ernährung eine wesentliche Rolle. Denn man ist tatsächlich das, was man is(s)t! Leider werden Mediziner im Bereich der Ernährung kaum oder gar nicht geschult. Auch haben die Ärzte wenig Interesse daran und sehen keinen Nutzen darin, sich mit Ernährungsfragen auseinanderzusetzen, obwohl das amerikanische Gesundheitsministerium am 19. Juni 2002 veröffentlichte, dass es als Fakt anzusehen sei, dass 85% aller Krankheiten ernährungsbedingt sind. [20]

Die drei meist gegessenen Gemüsesorten in Amerika sind: Ketchup, Pommes und Zwiebelringe.

Das ist leider nicht so toll, wie es klingt. Denn hierbei handelt es sich um Zucker, gehärtete Fette und Maissirup.

Wieso wird nicht mehr Wissen über Ernährung an medizinischen Schulen gelehrt? Weg von einer Krankheitsfürsorge könnten wir uns stärker hin zu einer Gesundheitsfürsorge entwickeln. Wieso wird nicht gelehrt, wie man den Körper entsäuert und von Giften befreit? Wieso schneidet man bei Krebspatienten noch tiefer in die Wunde hinein, indem man kleine Chemiebomben im Körper zündet?

Chemotherapien und Bestrahlungen sind absolut kontraproduktiv!!!
Sie vergiften den Körper noch mehr!

Operation, Bestrahlung und Chemotherapie traumatisieren den Körper und lenken die Abwehrkräfte vom eigentlichen Kampf gegen die Parasiten bzw. den Tumor ab. Zwar haben wir durch die Liquidation der Symptome einen kurzfristigen, lokalen Erfolg erzielt, doch die eigentliche Hauptursache wird verstärkt und danach fangen die Parasiten noch viel schneller an zu wachsen, zu gedeihen und sich zu vermehren.

Versuchskulturen wurden einer radioaktiven Bestrahlung ausgesetzt. Normale Blutzellen, Lymph- und Gewebezellen sterben bei einer Bestrahlungsdosis von 100 bis 400 Rad.

Bakterien halten eine Dosis von 100 bis zu 2.500 Rad aus. Trichomonaden aber sterben nicht einmal bei einer Bestrahlung von 7.000 Rad. Somit werden per Bestrahlung zwar die guten Zellen vernichtet, aber nicht die Trichomonaden. Diese fangen jetzt erst richtig an, ihr Wachstum zu intensivieren.

Dass Krebserreger Trichomonaden sind, mag sich für viele noch absurd anhören. Wenn aber Tumore aus menschlichen Zellen bestehen sollten, warum führen sie sich so unnatürlich, unmenschlich dem eigenen Körper gegenüber auf? Und befasst man sich mit dem Behandlungskonzept gegen Parasiten, so gleicht dieses genau demjenigen gegen Krebs.

Auch wenn man nicht wahrhaben will, dass es sich bei Krebs um parasitäre Einzeller, die Trichomonaden handelt, so sollte man wenigstens begreifen, dass es sich bei Krebs um das Symptom einer Krankheit handelt. Verinnerlichen Sie sich dies: ein Krebsgeschwür ist ein Symptom! Menschen werden nicht krank, weil sie Krebs haben, sie sind vor dem Krebs krank!

In der „neuen Medizin“ sollte man jetzt nach Möglichkeiten suchen, die Ursache dieses Krebsgeschwürs zu beheben. Man sollte sich die Frage stellen, vor allem der Betroffene selbst: Warum habe ich Krebs? Was zieht meinen Körper so elendig herunter?! Was übersäuert meinen Körper? Sie selbst werden das am besten wissen! Sie kennen sich schon Ihr Leben lang - Ihr Arzt dagegen nur ein paar Minuten.

Bereits 1931 sagte Dr. Otto Warburg, der dafür auch den Nobelpreis für Medizin bekam, dass Krebszellen in einem sauerstoffreichen, basischem Umfeld nicht überleben können.[21] Auch der Physiker Max Planck (ebenfalls Nobelpreisträger) bestätigte, dass eine Azidose, also eine Übersäuerung im Körper, die Hauptursache für die Entstehung sämtlicher Krankheiten, Alterungsprozesse und insbesondere von Krebs ist. Langanhaltender Sauerstoffmangel im Körper fördert das Wachstum von Krebserregern. Und wir wissen, dass Krebserreger Zucker lieben, daher ist ihre Stoffwechselrate etwa achtmal höher als die normaler Zellen. Dies ist auch der Grund, warum die meisten Krebspatienten so mager und ausgezehrt aussehen.

Wie behandelt die Schulmedizin? Sie macht eine OP, bestrahlt und/oder verordnet eine Chemotherapie. Und, so wie es aussieht, ist der Krebs verschwunden. Ist er wirklich verschwunden?

Das ist in etwa so, als wenn ein Landwirt überall auf seinen Pflanzen schwarze Flecken entdeckt und sagt: „Ich weiß, was ihr habt... ihr habt die Blattfleckenkrankheit! Kein Problem meine lieben Pflänzchen, ich hole ein Messer, schneide das alles heraus und besprühe euch noch mit einem niedlichen Pestizid. Zwar steckt die Krankheit noch irgendwo in euch drinnen, aber ihr seht aufs erste nicht mehr ganz so schrecklich aus.“

Oder ein anderes Beispiel: Sie haben einen Schnupfen und kommen dann auf die grandiose Idee und schneiden sich die Nase ab. Hört sich nicht besonders gut an, aber genau das und nichts anderes machen Onkologen bei einem Krebsgeschwür.

Die alternative Medizin hingegen will die Ursachen finden, sie betrachtet den Körper als Ganzes. Wir sollten Alternativmedizin und Schulmedizin endlich zusammen als eine neue, fortschrittliche Medizin betrachten und gemeinsam zu effektiven (was die Gesundheit anbelangt und nicht die Geldscheine) Lösungs- und Behandlungskonzepten kommen.

Um gesund zu werden, ist eine kompliziertere, ganzheitliche Methode notwendig, bei deren Entwicklung die Onkologen weiterhelfen könnten. Doch mit Bestrahlung und Chemotherapie herrscht für Krebspatienten eine oberflächliche 08/15 Therapie, die außerdem die Möglichkeit einer Parasitenvermehrung noch zusätzlich fördert, denn sie lieben giftige Substanzen.

Mag für Sie die Parasitentheorie auch falsch sein... Und was auch immer Sie für die Krebserreger halten mögen. Es macht keinen Sinn, einen derart geschwächten Körper mit weiteren Giften zu belasten. Aber mehr als Gifte scheint es vonseiten der Schulmedizin nicht zu geben!

Die Chemotherapie basiert auf Senfgas. Senfgas wurde nach der Genfer-Konvention bereits schon 1925 verboten. Eine massive Kontaminierung mit Senfgas (Lost) während des Rifkriegs (Spanien gegen Marokko, 1921-1926) hatte zur Folge, dass das Gebiet um Al-Hoceima auch heute noch die Lungenkrebsstatistik in Marokko anführt.[22]

Trotz dieses Wissens aus der Geschichte, haben die Pharmakologen, Onkologen und andere Mediziner und Wissenschaftler nichts daraus gelernt und spritzen Ihnen genau diese Chemiebomben in Ihre Blutbahn. Eine Chemotherapie ist ein, im wahrsten Sinne des Wortes, Mordsgeschäft! Genauer gesagt, in Amerika ein dreihundert Milliarden Dollar Geschäft - und das jedes Jahr![23]

Wir haben viermal mehr Lymphflüssigkeit in unserem Körper als Blut. Das Blut wird durch das Herz gepumpt. Die Lymphflüssigkeit hingegen steht im Körper und muss von uns aktiviert werden. Unser Lymphsystem ist ein sehr wichtiger Teil unseres Immunsystems: es reinigt unsere Zellen, es transportiert wichtige Dinge in unseren Körper und es befördert unwichtige, giftige Substanzen hinaus.

Tiefes Atmen (Bauchatmung), Lymphdrainage und sportliche Betätigung im aeroben Bereich aktivieren unser Lymphsystem und damit unsere Immunabwehr.

Wenn Lymphknoten angeschwollen und entzündet sind, heißt dies für uns, dass sie besonders stark arbeiten. Sie packen sich all die unnötigen Stoffe und versuchen diese über das Lymphsystem abzutransportieren. Haben die einzelnen Lymphknoten allerdings zu viele Gifte intus, kommen sie mit ihrer Arbeit nicht schnell genug hinterher, um all die giftigen Substanzen so schnell wie möglich zu verdünnen bzw. zu verarbeiten. Daher hat unser gesamtes Lymphsystem mit jedem einzelnen Lymphknoten eine sehr wichtige entgiftende Funktion für unseren Körper.

Aber auch hier wird seitens der Schulmedizin im Körper herumgemetzelt und die für uns so notwendigen Lymphknoten werden herausgeschnitten. Würden wir stattdessen Sport im aeroben Bereich betreiben oder uns eine Lymphdrainage gönnen, könnten die giftigen Substanzen schneller abtransportiert werden. Ja, ich weiß, jetzt werden einige Mediziner sagen: „Man kann doch bei Krebs keine Lymphdrainage machen, da schiebt man doch den Krebs durch den gesamten Körper - machen Sie das bloß nicht!"

Das ist totaler Unfug! Unser Körper ist so genial konzipiert, dass alles darin einen Sinn ergibt. Metzelt man aber stattdessen z.B. in der Brust der Frau oder in der Prostata des Mannes herum, um einen Tumor oder Lymphknoten zu entfernen, ist das eine sehr gefährliche, oberflächliche Symptombehandlung. Wissen Sie, ein Tumor entwickelt sich nur deshalb, weil er uns am Leben erhalten möchte. Wird unser Körper zu hochgradig toxisch, sammelt er das ganze Gift darin, wie in einem Sack, um Sie davor zu schützen.

Anstatt seinen Körper zu bekämpfen, würde es helfen seinen Körper zu lieben und das Immunsystem zu stärken! Der Nachteil für die Medizin wäre hierbei aber, dass sie kaum oder keinerlei materiellen Verdienst herausholen könnte, denn es gäbe dauerhaft viel zu viel gesunde Menschen und die mächtigsten und reichsten Institutionen der Welt müssten sich folglich auflösen.

Daher heißt es ja auch Krebsgesellschaft (American Cancer Society). Es ist mehr als überfällig, dass endlich einmal Geld in die Krebsheilungsgesellschaft fließt.

Leider geht es immer um das Materielle...

Schon Samuel Hahnemann stellte sehr bald fest, dass die Medikamente, die er seinen Patienten verabreichte, schlimmer waren, als die Krankheit der Patienten selbst. Er wollte dies nicht verantworten und entwickelte daher ein anderes Behandlungskonzept - die Homöopathie. Diese neue Medizin ging von Deutschland aus um die ganze Welt, und bereits während des Bürgerkrieges in Amerika (1861-1865) gab es in den Arztkoffern homöopathische Mittel.

Das Problem war allerdings, dass es zeitgleich einen wachsenden Markt von Arzneien auf Erdölbasis gab, hergestellt unter dem Monopol der Erdölindustrie der Rockefellers und des wachsenden Energiesektors. Mit Hilfe der organischen Chemie hatten sie herausgefunden, dass petrochemische Moleküle (chemische Moleküle aus Erdgas und geeigneten Fraktionen des Erdöls) zu verschiedenen Produkten verarbeitet werden können. Eben auch in profitable Medikamente.

Schließlich war es an der Zeit, die Öffentlichkeit mal wieder von der Wirksamkeit giftiger Substanzen zu überzeugen. Dazu musste vor allem die Kontrolle über das Bildungssystem erhalten bleiben. Und dies gelang ohne größeren Aufwand, denn das Ausbildungssystem wurde genauestens kontrolliert und jeglicher Wettbewerb mit anderen medizinischen Ausbildungen wurde durch die patentierte, petrochemische Medizin unterbunden.

Rockefeller hat das gesamte Curriculum der westlichen Welt geschrieben und es umsonst an alle Universitäten verteilt. Ein neues medizinisches Monopol war geschaffen.[24,25]

Bereits ab dem 18. Jahrhundert gab es homöopathische Schulen und auch Kräuterschulen. Doch Mr. Rockefeller wollte nur seine eigene Richtung - die chemische - etablieren, um Kapital abzuschöpfen.

Kein Arzt ist Arzt geworden, um Menschen umzubringen. Es ist ein Desaster unseres medizinischen Systems, das immer noch auf Rockefellers und Rothschilds chemischer Symptombekämpfung beruht, damit weiterhin Dauerkunden erhalten bleiben und weitere gezüchtet werden.

Erfreulicherweise ist auch die Homöopathie inzwischen relativ weit verbreitet, allerdings konnte man bis 1948 in Amerika keine homöopathischen Schulen finden.[26]

Zweifellos wird die Homöopathie jedoch nicht immer als erste Wahl der medizinischen Behandlung gewählt, sondern häufig erst dann, wenn schulmedizinische Behandlungsverfahren versagt haben, was wiederum eine homöopathische Therapie enorm verlängern und erschweren kann.

Wird die Menschheit älter?

Es mag sein, dass die Menschheit älter wird. Aber unter welchen Bedingungen?

Leben die Menschen ihr Leben? Die allermeisten sind doch alt und krank. Und auch schon viele junge Menschen sind sehr krank. Die Medizin ist in vielen Teilgebieten, wie etwa der Notfallchirurgie, bei Operationen und anderen invasiven Eingriffen sehr fortschrittlich. Ansonsten jedoch werden sehr oft nur die Symptome behandelt und nicht deren Ursache. Somit wird dadurch zwar das Leben, zumeist aber auch das Leiden verlängert.

Seit Jahrzehnten sind die Krebserkrankungen stetig am Steigen. Inzwischen sind verstärkt auch sehr junge Menschen davon betroffen.

In Deutschland wurden im Jahr 2015 insgesamt geschätzte 500.000 neue Krebserkrankungen diagnostiziert, davon 224.000 durch Krebs verursachte Todesfälle[27]. Tendenz steigend! Zum einen wird Krebs überdiagnostiziert, andererseits nehmen Krebserkrankungen tatsächlich zu, besonders eben auch unter jungen Menschen, weil wir massiven Umweltbelastungen ausgesetzt sind.

Aber nicht nur Krebs, sondern auch andere Erkrankungen werden durch giftige Umweltbelastungen ausgelöst. Wir haben es wunderbar hier auf Erden. Und wir könnten es uns noch so viel schöner und lebenswerter gestalten, wenn wir aufeinander und der Natur gegenüber mehr Rücksicht nehmen würden. Unser Wohlbefinden könnte ganz simpel um ein Vielfaches mehr gesteigert werden. Wir müssten dazu nur alle einmal aufwachen und realisieren, welche Dinge wirklich gut für uns sind und welche nicht.

Was gut oder was schlecht für uns ist, ist oft nicht immer gleich erkennbar. Bei vielen Dingen ist es aber tatsächlich gar nicht so schwer, wenn man sich mit der Thematik auch nur ein bisschen auseinandersetzt. So sollte uns zum Beispiel hier bei der Krebsthematik unser logischer Verstand sagen können, dass es absolut keinen Sinn macht, Krebs durch zusätzliche Gifte wie Chemotherapien und Bestrahlungen zu füttern und dass es sinnvoller ist, dem Körper durch eine Entgiftung dabei zu helfen, seine Selbstheilungskräfte wieder zu stärken.

Der Mensch wäre dazu in der Lage 160 Jahre alt zu werden

Wovor hat der Mensch oft Angst? Vor Krankheiten, Alter und Tod. Die Universität Cambridge beweist, dass Sie über 160 Jahre alt werden und dabei auch noch fit und vital sein können. Bereits Dr. Joel Wallach hatte bewiesen, dass die menschliche Lebensdauer bei mindestens 140 Jahren liegen kann.

Klar werden wir in der heutigen Zeit älter als zu Zeiten des Krieges. Aber inzwischen sollte es jedem zudem locker möglich sein, ein Alter von über hundert Jahren zu erreichen. Raten Sie mal welches Alter Ärzte durchschnittlich erreichen?

a) über 70

b) über 80

c) unter 60 Jahre

Die Auflösung folgt zugleich...

Die Sinnlosigkeit der Chemotherapie und warum sie nicht funktionieren kann!

Wir haben geniale Wissenschaftler und dieses geniale Wissen muss weit verbreitet werden, damit wir entsprechend handeln, bzw. uns in dieser Hinsicht auf den Arzt verlassen können. Chemotherapie bei Krebs ist ein Beispiel für eine Behandlung, die in keiner Weise wissenschaftlich angebracht ist! Sie ist lediglich darauf ausgerichtet, wie man die Menschheit verstümmeln und Ihnen Geld aus der Tasche ziehen kann.

Bei der Chemotherapie werden Zytostatika eingesetzt. Der Name Zytostatikum kommt aus dem Griechischen, Zyto = Zelle und statik = anhalten. Zytostatika sind Gifte, die das Zellwachstum hemmen. Für den Laien mag dies aufs Erste ganz gut und hilfreich klingen... Da die Zytostatika jedoch in den gesamten Organismus gelangen, werden auch gesunde Zellen in ihrem Wachstum zerstört und Organe geschädigt. Besonders betroffen werden davon gesunde Körperzellen, die sich häufig erneuern. Das sind vor allem die Zellen des Knochenmarks, in denen die Blutkörperchen und die Abwehrzellen gebildet werden, die Zellen der Haarwurzeln, sowie die Zellen der Schleimhäute. In diesen Bereichen können daher die Nebenwirkungen der Chemotherapie besonders gravierend sein.

Was meinen Sie macht mehr Sinn. Das Immunsystem völlig außer Gefecht zu setzen oder das Immunsystem aufzubauen und zu stärken?

Durch die heftigen Chemogifte werden Organe, Lymphe und überhaupt das komplette Immunsystem radikal angegriffen.[28]

Nebenwirkungen der Chemotherapie sind:

- Schwächung der Abwehrkräfte!
- Infektionsneigung (z.B. Gürtelrose, starke Herpes-Infektionen)
- Entzündungen der Schleimhäute
- Übelkeit, Erbrechen, Appetitlosigkeit
- Durchfälle
- Verstopfung (u. a. auch durch das Morphium)
- Haarausfall
- Zahnausfall
- Hautschäden
- Müdigkeit und Erschöpfung
- chronische Organschäden (häufig eingeschränkte Nieren-, Leber- und Darmfunktion)

- Diabetes mellitus (die Chemotherapie zerstört die Insulin produzierenden Bauchspeicheldrüsen-Anteile)
- Bauchwasseransammlungen (Aszites)
- innere Pilzinfektionen der Mundhöhle und Speiseröhre (zum Teil mit schweren Schluckbeschwerden)
- Magengeschwüre, Magen-Darm-Blutungen und Magenschleimhautentzündungen (mit schwersten Schmerzattacken)
- massive Durchblutungsstörungen
- Unter- oder Überfunktion der Schilddrüse
- Angina pectoris (Brustenge)
- Verkrampfungen der Därme (Engstellungen bis hin zum Darmverschluss)
- schwere Nervenstörungen (mit Taubheitsgefühl bis hin zu Lähmungen)
- Lymphknotenschwellungen am ganzen Körper (da der Körper gegen die Chemogifte ankämpft)
- Blutarmut an roten und weißen Blutkörperchen
- Blutarmut an Blutplättchen (Blutungsneigung)
- schwerste Lungenverschleimungen
- Schwindelanfälle und Gehörlosigkeitsattacken
- völlige Blockade der gesamten Hormonproduktion (verbunden mit plötzlichem Kräfteverfall)
- schwerste Akne-Erkrankungen
- Atemstörungen mit verminderter Sauerstoffaufnahme
- KREBS → ironischerweise ist eine Nebenwirkung der Chemotherapie Krebs. Die Zytostatika enthalten sogar einen aufgedruckten Warnhinweis darüber, dass sie krebserregend sind.

Besonders unsere inneren Organe wie Leber, Nieren und Darm müssten jetzt noch viel intensiver arbeiten, um den giftigen Chemomüll wieder aus dem Körper zu beseitigen. Doch genau dies kann durch eine Chemotherapie nicht funktionieren, da die Organe durch die Chemotherapie selbst mit geschädigt wurden und daher nur stark eingeschränkt oder gar nicht mehr arbeiten können.

Leider werden diese chemotherapeutisch verursachten Begleiterkrankungen nicht als Folge der Chemo angesehen. Da heißt es dann nur, „das alles macht nur noch der Krebs!“ Viele dieser Patienten sind laut Schulmedizin irgendwann „austherapiert“. Gifte und nochmals sinnlose Gifte werden immer weiter auf den Patienten abgefeuert. So lange bis die allermeisten Krebspatienten schließlich diesen - durch die Gifte bedingten - Begleiterkrankungen erliegen.

Stellen Sie sich vor, Sie haben einen wunderschönen Garten mit herrlichen Blumen, Obst und Gemüse darin. Zwischen all diesen Dingen wächst allerdings eine Menge Unkraut. Dann habe ich jetzt einen Tipp für Sie: Werfen sie einfach eine kleine Bombe mit Senfgas -auch Chemothcrapie genannt - in ihren Garten und hoffen Sie, dass alles genauso wunderschön wiederkommt - natürlich mit der Ausnahme des Unkrauts!!!

Die kleine, giftige Bombe zerfetzt Ihre aggressiven Zellen/Parasiten und auch Ihre gesunden Zellen, und nur die gesunden Zellen kommen, wie auch das Obst und Gemüse im Garten, wieder zurück. Geniale Erfindung, so eine Behandlung auf Senfgasbasis!

Wäre ich so leichtsinnig, das zu glauben? Natürlich ist es fahrlässig zu glauben, dass die gesunden Zellen danach wieder genauso gesund oder noch gesünder zurückkehren.

Chemo ist Senfgas, das im Krieg für Bomben genutzt wurde! Mechlorethamin, auch bekannt als Chlormethin, Mustin, Stickstoff-Senf oder HN_2, unter dem Markennamen Mustargen vertrieben, war der Prototyp eines Antikrebs-Chemotherapeutikums. Auf der Grundlage von Mechlorethamin wurde die Chemotherapie als ein Weg zur Krebsbehandlung ins Leben gerufen. Dem Chemomittel musste eine wichtige Substanz hinzugefügt werden, sonst wären die Patienten zu schnell verstorben. Und die nächste Rätselfrage hierzu lautet, um welche Substanz handelt es sich?

Es handelt sich hier um unser gutes, altes Backpulver! Auch Natriumbicarbonat genannt. Natriumbicarbonat wird vor und nach einer Chemotherapie eingesetzt.

In der Gebrauchsanweisung steht: „Gut mit schnell fließender IVF-Spülungslösung verdünnen. Nach der Infusion geben sie rasch eine Bolusinjektion von ca. 200 Milliliter IVF, zur Spülung der Venen." Zu den in den IVF enthaltenen Substanzen zählen vor allem Natriumthiosulfat und Natriumbicarbonat.

Ohne einen solchen Puffer aus Bicarbonat und Thiosulfat würden die Patienten aufgrund der starken Chemogifte viel zu schnell sterben. Wieso verwendet man nicht nur die gute Substanz und lässt das andere Gift komplett weg?! Natriumbicarbonat macht den Körper basisch und hat bei vielen Erkrankungsbildern enorme Heilkraft!

Die Chemotherapie hat einen Erfolg von zwei bis maximal drei Prozent. Gemessen an einer Überlebenszeit von fünf Jahren nach der Chemo.

In der Zeitschrift „Clinical Oncology" erschien im Jahre 2004 ein Artikel von drei australischen Professoren mit dem Titel: „The Contribution of Cytotoxic to 5-year Survival in Adult Malignancies".[29]

Darin wurden die Daten klinischer Studien mit Chemotherapien der letzten zwanzig Jahre in Australien und den USA untersucht. Das Ergebnis ist gelinde ausgedrückt niederschmetternd. Obwohl in Australien gerade mal 2,3% und in den USA sogar nur 2,1% aller Patienten von einer Chemotherapie profitieren - in Bezug auf das fünfjährige Überleben! Trotzdem wird Krebspatienten immer noch geraten, sich genau dieser Therapie zu unterziehen.

Insgesamt wurden die Daten von 72.964 Patienten in Australien und 154.971 Patienten in den USA ausgewertet, die alle mit einer Chemotherapie behandelt wurden. Hier kann keiner mehr behaupten, es seien ja nur die Daten von ein paar wenigen Patienten und die Ergebnisse daher nicht relevant. Betrachtet man einzelne Krebsarten und sieht sich diese bezüglich der Erfolge vor zwanzig Jahren an, so wurden in den USA seit 1985 bei den unten aufgeführten Krebsarten ein Fortschritt von exakt null Prozent gemacht.

Also wir sprechen hier tatsächlich von unglaublichen null Prozent. Würden wir in unserem Job solch ein Ergebnis erzielen, würde man uns sofort feuern. Sehen Sie sich hier die unterschiedlichsten Krebsarten an, bei denen wir auf einem Nullstand stehen geblieben sind - und dies nach über dreißig Jahren Krebsforschung:

- Pankreaskrebs
- Eierstockkrebs
- Blasenkrebs
- Weichteil Sarkom
- Prostatakrebs
- Gehirntumore
- Melanome
- Nierenkrebs
- multiples Myelom

Abermilliarden werden in die Krebsforschung gesteckt. In den Verkaufsstatistiken sind die Chemotherapien sehr erfolgreich. Wie kann das sein?

Hierzu die menschenfeindliche, lebensgefährliche Milchmädchen-Rechnung: Wenn ein altes Chemotherapeutikum die Überlebenschance (gemessen an einer Überlebensrate von fünf Jahren) um 1% erhöht hat und ein neues diese um 1,5% erhöht, ist dies statistisch gesehen eine Verbesserung von 50%. Für Patient XY und Ihre/Seine Onkologen hört sich das bereits sehr hoffnungsvoll an! Ist aber, ehrlich gesagt, für alle Nichtwissenden eine Riesenschweinerei![30]

Das alternative medizinische Forum von Kalifornien machte eine Langzeitstudie mit 11.354 Krebspatienten und fand heraus, dass 27% aller Krebspatienten, die gar keine Therapie machten, von ganz alleine wieder gesund wurden.

Wenn wir bedenken, dass bei einer Chemotherapie eine 3%ige Heilungsrate besteht, so heißt das aber auch, dass 24% der Patienten durch die Folgen der Therapie sterben.

An was sterben die meisten Krebspatienten?
Es ist nicht der Krebs selbst! In der Regel sind es hauptsächlich Multiorganversagen, Blutvergiftungen, Lungenentzündungen, usw., die vor allem durch die chemotherapeutischen Mittel hervorgerufen werden. Die allermeisten Krebspatienten sterben nicht an ihrem Krebs, sondern an den Behandlungskomplikationen der Strahlen- und Chemotherapie.

Aber wie sollen wir und auch die „schlauen" Wissenschaftler etwas anderes als den Tod erwarten, wenn die Chemotherapie auf Senfgas basiert, das eigentlich zur Massenvernichtung entwickelt wurde?

Eine Heilung von Krebs sollte nicht nur eine oberflächliche Verringerung oder Resorption der Geschwulst und der Metastasen sein, sondern eine Reinigung des Körpers von Giften, eine Wiederherstellung der Blutzusammensetzung und die Normalisierung der Tätigkeiten aller Organe und Systeme beinhalten.

Wie viele Ärzte würden sich einer Chemotherapie unterziehen, wenn sie selbst von Krebs betroffen wären? Fragen sie mal ihren Arzt! Eine Studie aus Hutchinson von 2012 besagt, dass sich 79% der befragten Onkologen selbst KEINER Chemo unterziehen würden, da ihnen die Nebenwirkungen zu heftig sind.[31]

Und selbst, wenn sich Ärzte einer Chemotherapie unterziehen, dann nur mal so zur Info: Ärzte haben statistisch gesehen einer der kürzesten Lebenserwartungen überhaupt. Sie liegt **unter 60 Lebensjahren!**

Will ich mich von jemandem beraten lassen, wie ich ein gesundes Leben führen kann, damit ich genauso „alt“ werde? Nein, danke!

Wieso kann ein Arzt nach einer Krebsdiagnose sagen, wie lange Sie noch zu leben haben?
Bis Brustkrebs eine Größe erreicht hat, damit man ihn diagnostizieren kann, müssen zwischen sieben und zwölf Jahre vergehen. Aber sobald die Diagnose Krebs seitens des Arztes steht, muss sofort operiert werden, weil Sie sonst ganz schnell sterben werden. Oder nein, Sie könnten sich ja zwischenzeitlich über die Krankheit Krebs informieren. Und statt, dass Ihr Arzt Sie motiviert und Ihnen Hoffnung macht, rauschen Ihnen nach solch einer Negativdiagnose all die Bilder, über das, was Sie von Nachbarn und Bekannten über Strahlen- und Chemobehandlungen erfahren haben, durch den Sinn und lassen Ihr Immunsystem, um mehr als neunzig Prozent (Dr. Bernie Siegel) in den Keller fahren. Genau das, was Ihren Krebs noch mehr verstärken wird.[32]

Bis Ärzte ihr Studium fertig abgeschlossen haben, eine eigene Praxis übernehmen, und sich eine konstante Anzahl an Patienten aufgebaut haben, um gut Geld zu verdienen, vergehen oft zehn bis fünfzehn Jahre.

Noch bevor sie richtig praktizieren und noch bevor sie realisieren können, dass alles was Sie in ihrem Medizinstudium über die Behandlung von Krebs „gelernt“ haben, nicht wirklich funktioniert und die meisten ihrer Patienten sterben, ist es für eine andere Berufswahl oft schon zu spät. Gut, sag' niemals nie - aber meist verdienen Onkologen bis dahin ein hohes sechsstelliges Gehalt. Wer hat da dann noch groß Interesse seinen Job zu wechseln.

Chemogifte stellen auch für das medizinische Personal und die Familienangehörigen eine nicht zu unterschätzende Gefahr dar!
In der schweizerischen SUVA-Broschüre „Sicherer Umgang mit Zytostatika“ kann man wie folgt lesen: *„Ohne geeignete Schutzmaßnahmen können berufliche Expositionen gegenüber Zytostatika durch deren toxisch irritative, sensibilisierende, karzinogene, mutagene und reproduktionstoxische Wirkung zu einer Gefährdung der Arbeitnehmenden führen.“*[33]

Es ist erschreckend zu lesen, welche Sicherheitsvorkehrungen im Umgang mit Zytostatika empfohlen werden und erschreckend zu wissen, dass gleichzeitig Krebspatienten dieselben Chemikalien direkt über einen Herz-Port injiziert bekommen.

Unter anderem ist zu lesen, dass es ratsam sei, beim Umgang mit Chemo-Patienten immer Einweghandschuhe aus Gummi zu tragen. Nicht nur im Krankenhaus, sondern auch zu Hause. Auch sollten die Handschuhe ordnungsgemäß in den Sondermüll entsorgt werden.

Weitere Ratschläge empfehlen, Körperausscheidungen der Kranken besonders vorsichtig zu entfernen, ein Verspritzen zu vermeiden und Bettpfannen und Toiletten nach dem Gebrauch besonders gut zu reinigen. Die Bettwäsche der Patienten sollte auch nicht zusammen mit der normalen Bettwäsche gewaschen werden. Und kann die Bettwäsche nicht sofort gewaschen werden, soll diese in einem Plastiksack versiegelt aufbewahrt werden.

All diese Maßnahmen machen klar, wie toxisch Chemotherapeutika tatsächlich sind und dass sie außerdem eine Art passive Chemo darstellen, wenn man in Kontakt mit den Patienten kommt, bzw. dem, was sie ausscheiden. Wie beim Passivrauchen nehmen Freunde, Familienangehörige und Pfleger die Chemosubstanzen über Sekrete, Atmung und Ausdünstungen mit auf.[34]

Eigentlich müsste man solche Patienten meiden - dies gilt vor allem für Schwangere! Aber damit wäre der Betroffene doppelt bestraft. Erst krebskrank und dann auch noch ausgestoßen. Der jahrelange Umgang mit Zytostatika ist alles andere als unbedenklich.[35]

Die Seattle Times berichtet, dass Epidemiologen Datensätze über Krebserkrankungen zwischen den 1940er Jahren und den späten 80er Jahren ausgewertet haben und bei Onkologen und Onkologie-Schwestern ein signifikant gesteigertes Leukämierisiko aufdecken konnten.

Eine weitere Studie mit 92.140 Krankenschwestern konnte offenbar ein angestiegenes Risiko für Brust- und Schilddrüsenkrebs, sowie Krebserkrankungen des Nervensystems und des Gehirns bei diesen Personen feststellen.[36]

Die Seattle Times schreibt weiter: *„Eine soeben abgeschlossene Studie der US-Gesundheitsbehörde Centers for Disease Control (CDC) - die bisher umfangreichste, über einen Zeitraum von zehn Jahren durchgeführte Studie - bestätigt, dass die Chemostoffe auch weiterhin die Arbeitsplätze kontaminieren, an denen sie zum Einsatz kommen. In einigen Fällen lassen sie sich sogar im Urin der Mitarbeiter nachweisen, die damit zu tun haben ...“*

Eine Pharmazeutin aus den USA, die über zwanzig Jahre im Krankenhaus spezielle Mixturen von Zytostatika angefertigt hatte, und im Alter von 55 Jahren selbst an Krebs gestorben ist, erzählte, dass es in den 1980er Jahren so gut wie keine Schutzmaßnahmen für die Pharmazeuten und Krankenschwestern gab. Häufig wurden durch das Öffnen von Zytostatika-Ampullen kleine Mengen verschüttet, die dann auf die Hände gerieten und obendrein noch durch das ganze Haus verteilt wurden. Spuren von Zytostatika wurden auf Computertastaturen, auf Treppengeländern, auf Druckknöpfen von Krankenhausaufzügen usw. gefunden.[37]

Chemotherapeutika sind extrem schwer zu entfernen. Die Krankenschwester Marty Polovich, tätig an der Duke Universität in North Carolina, beschreibt Cyclophosphamid (eine Stickstoff-Senfgas-Verbindung, die häufig Anwendung findet) als Übelste aller Substanzen in diesem Bereich. Denn diese Substanz haftet enorm gut an Oberflächen, sodass sie sich nur sehr schwer abwaschen lässt. Man konnte noch acht Monate nach einem Verschütten der Substanz, selbige vor Ort nachweisen.[38] Zudem sind alle Zytostatika nahezu unsichtbar und daher leicht zu übersehen!

Auf der offiziellen Homepage der CDC[39] kann man lesen, dass es eine Reihe von Studien gibt, die aufzeigen, dass toxische Effekte und typische Nebenwirkungen bei Mitarbeitern, die mit anti-neoplastischen Wirksubstanzen arbeiten, im Vergleich häufiger auftreten als bei der übrigen Bevölkerung.

Wieso nimmt Krebs stetig zu?

Grundsätzlich entsteht Krebs, wie auch alle anderen chronischen Erkrankungen durch irgendeine Form von Stress, dem ein Energiemangel folgt. Und damit meine ich nicht nur geistigen und psychischen Stress oder Traumata, sondern insbesondere auch die Belastung durch Schwermetalle und Gifte, die unser Körper ebenso als Stress empfindet. Auch eine Mangelernährung kann Stress bedeuten! Durch all diese Stressfaktoren schaffen wir in unserem Körper ein saures Milieu. Ein Milieu mit wenig Sauerstoff und vielen Entzündungen, gegen die unser Immunsystem ständig ankämpfen muss.

Die Krebserreger, die sich in solch einem Milieu leicht ausbreiten können, sind meiner Meinung nach Trichomonaden. Wichtig: Diese sind aber nur eine sekundäre Folge!

Krebs ist in erster Linie eine Erkrankung des Immunsystems

Tagtäglich entwickelt man Hunderte bis Tausende Krebszellen/Parasiten, mit denen unser Immunsystem normalerweise ohne große Probleme fertig wird. Wäre unser Körper im Gleichgewicht, wäre das Thema Krebs schon fast belanglos, denn der Körper wäre bei intakter Immunabwehr selbst dazu in der Lage, diese Erreger zu bekämpfen.

Doch leider sind wir heutzutage Unmengen von Impfungen, Elektrosmog, genmanipulierten Lebensmitteln und vielen weiteren Chemikalien ausgesetzt. Jede Menge Lebensmittel weisen Zuckerzusätze auf; selbst gefrorenem Gemüse im Supermarkt wird oft Zucker beigefügt. Ihre Krebszellen/Parasiten freuen sich, denn diese betreiben Zuckermetabolismus.

All dies erschafft Stress in unserem Körper und führt zu einem sauren Milieu, in dem sich Pilze, Bakterien, Parasiten und andere Mikroben sehr wohl fühlen.

Wenn wir nicht endlich anfangen, zusammen gegen krank machende Glyphosate, Impfungen, Fluoride, Aspartam und Antibiotika zu kämpfen, hat eher früher als später jeder von uns Krebs! Es kann doch zum Beispiel nicht sein, dass wir hier in Deutschland genmanipulierte Nahrung von Monsanto zu kaufen bekommen. Es gibt Länder, wie die Schweiz zum Beispiel, die Monsanto-Produkte schon längst verbannt haben. Warum folgen wir Deutschen nicht?[40]

Dass Krebs so weit verbreitet ist, liegt außerdem daran, dass Krebs falsch und überdiagnostiziert wird

2013 enthüllte ein vom amerikanischen National Cancer Institute (NCI) in Auftrag gegebener Bericht, dass bei mehr als 1,3 Millionen Menschen fälschlicherweise Krebs diagnostiziert wurde. Diese Millionen von Menschen unterzogen sich folglich auch einer schädlichen Operation, Bestrahlungen und der Behandlung mit Chemiebomben gegen eine Erkrankung, die sie tatsächlich gar nicht hatten.

Die von der US-Regierung in Auftrag gegebene Studie, die im *„Journal of the American Medical Association (JAMA)“* veröffentlicht wurde, gab sowohl übervorsichtige Frühdiagnosen als auch Fehldiagnosen als wichtigste Ursachen dieser ständig zunehmenden Problematik an. Diese medizinische Fahrlässigkeit führt dazu, dass sich Millionen von gesunden Menschen sehr riskanten Krebsbehandlungen unterziehen: es wird operiert, je nach Einschätzung der Gefahr auch bestrahlt oder eine Chemotherapie verordnet.

Zeigen bei der Krebsuntersuchung die Befunde Abweichungen vom Ideal, heißt das für die Betroffenen aber noch lange nicht, dass diese Abweichung in ihrem Leben jemals problematisch geworden wäre. Die Diagnose einer Erkrankung, die sich ohne die Untersuchung nie bemerkbar gemacht und keine Beschwerden verursacht hätte, bezeichnet man als „Überdiagnose“.

Eine der häufigsten Falsch-Diagnosen betrifft den Brustkrebs. Brustkrebs wird oft mit einer harmlosen Wucherung, wie dem DCIS (Duktales Carcinoma In Situ = gutartige Brustdrüsenveränderung) verwechselt und infolgedessen werden Millionen von Frauen auf der ganzen Welt gegen eine Krankheit behandelt, die ihnen höchstwahrscheinlich nie gefährlich geworden wäre. Erst kürzlich rückten das Nationale Cancer Institute und wichtige Journale wie das JAMA damit heraus und gaben zu, dass sie die ganze Zeit falsch gelegen hätten. Bei den Männern wird die intraepitheliale Neoplasie, die höchstens eine präkanzeröse Vorstufe von Krebs ist, sehr häufig so behandelt, als wäre sie tatsächlich bösartig.

Eine andere Studie, die in der JAMA Oncology veröffentlicht wurde, teilte mit, dass ein Ärztegremium vermeldet hat, dass eine Tumorart, die bislang als Krebs klassifiziert wurde, überhaupt kein Krebs ist.[41]

Diese falschen und vor allem die vielen Überdiagnosen sind eine Ausweitung des geldbringenden medizinischen Systems. Auch Gesunde werden zu Kunden gemacht.

Früherkennungsmaßnahmen sagen meist keine sicher eintretenden, eindeutigen Katastrophen vorher, sondern benennen die Risiken. Dass die Gefahr für uns real wird, liegt oft nur im einstelligen Prozentbereich oder sogar lediglich im Bereich der Promille. Doch die Früherkennung bringt Geld und die Folgebehandlungen erneut. Die Wissenschaftsjournalistin der New York Times, Gina Kolata, schreibt, dass die Einnahmen von Onkologen zu sechzig bis achtzig Prozent aus den Infusionen von Krebsmedikamenten in ihrer Praxis stammen. Solch finanzielle Anreize sind wohl der hauptsächliche Grund für eine übermäßige Verabreichung der lebensgefährlichen, tickenden Zeitbomben aus Senfgas.

Steigendes Krebswachstum durch die Früherkennung

Wenn die Ärzteschaft nicht dazu bereit ist, die Früherkennung genau unter die Lupe zu nehmen, dann sollten wir das tun. Und glauben Sie mir, es lohnt sich.

Bei der Früherkennung wird uns erzählt: Je früher eine Krankheit diagnostiziert wird, desto früher und besser kann man sie heilen. Das klingt zunächst sinnvoll und überzeugend. Doch in der Regel wird uns fast ausschließlich nur der Nutzen, der immer übertrieben groß dargestellt wird, geschildert. Befasst man sich ausführlicher mit dieser Thematik wird allerdings schnell klar, dass diese Betrachtungsweise sehr naiv ist. Denn was die Früherkennung so gefährlich macht, ist, dass all diese Befunde:

1. völlig unproblematisch sein können und
2. krank machen!

Zum Beispiel nutzen Onkologen Zucker, um das radiologische Molekül in die Krebszelle zu bringen, damit es mit Hilfe der Röntgenstrahlen sichtbar gemacht werden kann. Zwar weiß der Onkologe, dass Zucker Krebs fördert, dennoch nutzt er ihn als trojanisches Pferd.

Schauen wir uns als erstes genauer das Hautkrebs-Screening an

Der Stichtag zum allgemeinen Hautkrebs-Screening war der 1. Juli 2008. An diesem Tag kam es zur Einführung dieses Screenings. Seit diesem Datum sollen alle Menschen über 35 alle zwei Jahre zu ihrem Hausarzt gehen und ihre Haut untersuchen lassen. 15 Millionen neue Kunden dieser Bevölkerungsgruppe folgten diesem Aufruf. Inzwischen sind es vielleicht sogar noch mehr.

Die Arbeitsgemeinschaft für Dermatologische Prophylaxe, die ADP e. V., hat mit ihrem Vorstand Prof. Dr. Eckhard Breitbart zwischen Juli 2003 und Juni 2004 eine Studie durchgeführt, bei der 360.288 Personen per Hautkrebs-Screening untersucht wurden.

Diese Studie bildete im Anschluss auch die wissenschaftliche Grundlage des Antrags der KBV (Kassenärztliche Bundesvereinigung) beim Gemeinsamen Bundesausschuss (G-BA) zur Einführung des Hautkrebs-Screening. Der G-BA entscheidet darüber, welche Medikamente und welche medizinischen Prozeduren eine Kassenzulassung bekommen und welche Screenings zugelassen werden.

Die oben genannte Studie weist mit über 360.000 Personen eine große Teilnehmeranzahl auf. Es scheint als habe man hier eine wirklich große und aussagekräftige Studie. Aber ein paar Dinge erscheinen doch sehr merkwürdig und sind durchaus kritikwürdig.

1. Der Gemeinsame Bundesausschuss (G-BA) bekam die „Breitbart-Studie“ nie zu Gesicht. Lediglich einen „Projektbericht“ dazu. Diesen Projektbericht hat Dr. Breitbart verfasst! Raten Sie mal wer zu diesem fraglichen Zeitpunkt beim Gemeinsamen Bundesausschuss Vorsitzender des Gremiums war und diesen Projektbericht beurteilte?

- Dr. Zweibart
- Dr. Breitbart
- Dr. Schmalbrust

2. Über 360.000 Studienteilnehmer wurden untersucht. Aber es gab keine randomisierten Gruppen, d. h. zum Vergleich der Wirksamkeit des Screenings hätte es eine Gruppe geben müssen, die zur Hautuntersuchung geht und eine andere Gruppe, die das nicht tut. Letztere gab es aber nicht.
3. Die Studie lief gerade mal ein Jahr lang. Um zu sehen, ob in der Screening-Gruppe tatsächlich mehr oder weniger Personen an Hautkrebs sterben, hätte die Studie mindestens über einen Zeitraum von fünf Jahren laufen müssen. Aber es handelt sich hier eben um eine Breitbart-Studie und keine Breitband-Studie.

Prof. Breitbart selbst meinte zu diesen Kritikpunkten, das Ganze sei ja nur eine „Machbarkeitsstudie“ gewesen.

Im Projektbericht erklärt er, dass man bei dem Screening mehr Hautkrebs und Hautkrebsverdachtsfälle entdeckt habe, als sonst in einem Jahr in Schleswig-Holstein gefunden würden. Das war zu erwarten. Wer grundsätzlich nichts hat, ist ja auch nur schlecht untersucht. Wenn man sucht, dann findet man auch.

Die Machbarkeitsstudie von Dr. Breitbart wurde in einem Teilprojekt getestet. Hausärzte und Dermatologen wurden nach einer speziellen Schulung verglichen, ob diese in etwa die gleiche Trefferquote in einer Krebsfrüherkennung erzielen würden.

Man nahm dazu ungefähr ein Zehntel der Studienteilnehmer - 36.893 Männer und Frauen - diese wurden sowohl von Dermatologen als auch von Hausärzten untersucht. Bei 5.980 Personen äußerten die Hausärzte einen Verdacht auf Hautkrebs. Die Fachleute, die Dermatologen konnten allerdings nur bei 1.280 davon den Verdacht bestätigen. Die Hausärzte lagen also zu achtzig Prozent falsch.

Achtzig Prozent Nonsens-Kranke infolge der Früherkennung!

Die Hausärzte schickten die restlichen fast 31.000 Personen ohne Krebsverdacht nach Hause. Die Dermatologen stellten aber bei 3.128 Menschen von diesen 31.000 durchaus einen Krebsverdacht fest. Das ist schon ein gewaltiger Unterschied!

Nochmals kurz zusammengefasst: Die Hausärzte jagen von knapp 37.000 Untersuchten etwa jedem Achten völlig unnötig Angst und Panik ein. Und bei jedem zwölften „Untersuchten“ haben Sie einen Krebsverdacht übersehen.

Entweder können die Ärzte die Resultate des Screenings nicht richtig ablesen oder das Screening ist einfach eine sehr ungenaue Sache. Wie dem auch sei, wirklich verlassen können wir uns darauf nicht.

Die Hausärzte müssen, um zu solch mangelhaften Ergebnissen zu kommen eine achtstündige Spezial-Schulung absolvieren und verpflichtend dazu das „Fortbildungsprogramm Hautkrebs-Screening-Set für qualifizierte Arztpraxen“ zu einem Preis von 99,50 Euro erwerben. Und wollen Sie wieder raten, wer das Ganze entwickelt hat und das Monopol darauf hält? Ja, Sie werden die Antwort bereits kennen. Richtig, es ist die ADP e. V. von Professor Doktor Breitbart.

Was uns jetzt aber am allermeisten interessieren dürfte: Nimmt die Sterblichkeit durch dieses Hautkrebs-Screening ab?

Nein, das tut sie nicht.

Blicken wir einmal auf die Daten für Neuerkrankungen und Todesfälle (Inzidenz und Mortalität) des Screenings für Deutschland, die im Internet unter dem Krebsportal www.onkopedia.com abzurufen ist. Die Datenreihe des Registers für Hautkrebs reicht von 2003 bis 2011.

Das Screening gibt es, wie gesagt, seit 2008. Ab diesem Zeitraum stiegen die Fallzahlen um zehn bis fünfzehn Prozent. Dennoch gibt es nach diesen statistischen Daten keinerlei Veränderungen zur Sterblichkeit durch Hautkrebs - trotz des Screenings!

Bei den Frauen ist die Mortalitätsrate ziemlich identisch geblieben, sogar minimal angestiegen. Bei den Männern ist die Mortalitätsrate höher geklettert - seit 2008 von 1.365, im Jahre 2011 auf 1.709. Na, sowas aber auch! Seit Jahren hat das Hautkrebs-Screening statistisch gesehen kein einziges Leben gerettet. [42]

Das Hautkrebs-Screening und die schulmedizinischen Behandlungsmethoden versagen völlig. Sehen wir uns weitere Früherkennungsmaßnahmen an. Vielleicht ist da mehr Positives herauszuholen...

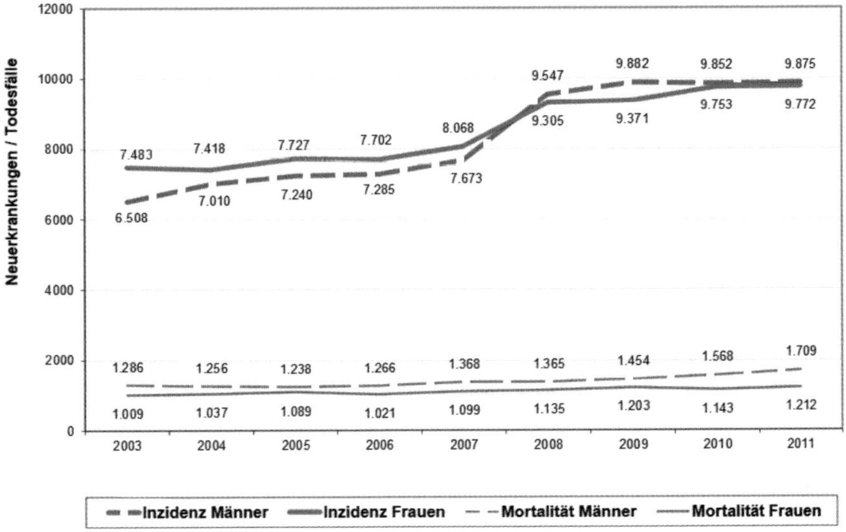

Abb. 2. Die Zahl der Krebsdiagnosen (Inzidenz) steigt seit Einführung des Hautkrebs-Screenings (2008) deutlich an. Die Sterblichkeitsfälle konnten dadurch jedoch nicht reduziert werden.[43]

Mammographie - die Brustkrebsfrüherkennung

Wenn es nach dem Willen der Anbieter ginge, sollen etwa sechs Millionen Frauen alle zwei Jahre daran teilnehmen. Mehr als die Hälfte der Frauen folgt dieser Aufforderung ohne sich weiter darüber zu informieren. Daher informiere ich Sie.

Es heißt: Die Früherkennung mit der Mammographie senkt die Sterblichkeit durch Brustkrebs um dreißig Prozent. Das stimmt! Man könnte hier aber auch sagen, dass von je tausend 40- bis 70-jährigen Frauen, die zehn Jahre lang zum Screening gehen, eine weniger an Brustkrebs stirbt. Ja, Sie haben richtig gelesen. Nur eine Person.

Wie kann EINE von 1.000 das gleiche wie dreißig Prozent sein?
Diese Statistik entspricht zwar dem wissenschaftlichen Stand, ist aber für den Laien total irreführend, da er die Wirksamkeit des Screenings bei Weitem überschätzt. Der Trick ist nämlich der, dass man dieselbe Information verschieden darstellen kann. Dies durften wir ja bereits bei anderen Studien kennenlernen.

Untersuchungen mit 280.000 Frauen in vier Studien zeigten Folgendes:[44] Von je tausend Frauen, die am Screening teilnahmen, starben innerhalb der nächsten zehn

Jahre etwa drei an Brustkrebs. Und von je tausend Frauen, die nicht teilnahmen, starben vier, das sind 25 Prozent oder in manchen Studien auch 30 Prozent. Das ist aber im Klartext eine von tausend, das heißt 0,1 Prozent. Und selbst ein solch minimaler Nutzen ist nicht gesichert; renommierte Wissenschaftler vertreten heute die Auffassung, dass das Screening die Brustkrebs-Sterblichkeit überhaupt nicht reduzieren kann.

Statt also 25 bis 30 Prozent höherer Überlebensrate durch Früherkennung, lediglich 0,1 bis maximal 0,2 Prozent! Naja, immerhin 0,2 Prozent... Wäre da nur nicht das Problem mit der ionisierenden Strahlung, die dazu führt, dass regelmäßige Mammographien erst recht Brustkrebs entstehen lassen...!

Doch so produziert man ~~Patienten~~ Kunden!
Kanadische Wissenschaftler haben 2011 eine Studie präsentiert, die aufzeigt, dass durch das im zweijährigen Abstand vorgenommene Röntgen zur Brustkrebsfrüherkennung zwei bis vier Prozent der Brustkrebsfälle ausgelöst werden.[45]

Bei einer der besten Studien, die im Jahr 2013 in der Cochrane-Bibliothek veröffentlicht wurde, ist die Risikoreduktion durch die Mammographie sogar noch geringer. Diese Studie stützt sich auf 600.000 Teilnehmerinnen und ergibt, wenn man es positiv berichtet „eine gelungene Rettung pro 10.000 Untersuchungen per Mammographie".

Eine aktuellere Studie aus dem Jahr 2014 aus Kanada (die sogar 25 Jahre durchgeführt wurde), bestätigt anhand von 45.000 Frauen nichts anderes, als das was bereits die Cochrane Studie aus dem Jahr 2013 aussagt:
In Bezug auf das Gesamtüberleben gab es zwischen den Frauen, die nicht zur Früherkennung gingen und den Frauen, die zum Screening gingen, keine Unterschiede.

Natürlich werden insgesamt mehr Frauen in der Screening-Gruppe gerettet. Aber die würden auch gerettet werden, wenn sie nicht am Screening teilnehmen würden. Denn genau dies zeigen die Zahlen in der Kontrollgruppe der Studie.

Woran liegt dieses miserable Ergebnis?
Mit dem Screening können Tumore übersehen werden. Die Schätzungen hierzu schwanken zwischen zehn und dreißig Prozent. So entsteht die trügerische Sicht: „Ich war doch erst beim Radiologen, zwar habe ich Symptome, aber laut Screening ist alles OK, daher kann ja nichts sein."

Das andere, für mich wesentlich größere Problem ist, dass durch diese Untersuchung enorme Schäden im Körper angerichtet werden können. Zum einen, durch das bereits angesprochene Problem der Überdiagnostizierung: Es werden Behandlungen durchgeführt, mit giftigen Maßnahmen, die Krebs erst recht dort entstehen lassen, wo er ohne jegliche Behandlung gar nicht erst gefährlich geworden wäre. Zum anderen kann das Screening durch die Strahlungen selbst Krebs auslösen.

In der oben genannten Metastudie der Cochrane-Gesellschaft (die 600.000 Teilnehmerinnen umfasste), geleitet von Peter Götzsche, der eine Professur für klinisches Forschungsdesign und Analyse an der Universität in Kopenhagen hat, wurden die Zahlen zuletzt auf Gruppen von je 2.000 Frauen bezogen. In der Screening-Gruppe starben zehn, in der Gruppe ohne Screening elf Frauen an Brustkrebs. Was allerdings noch wesentlich interessanter ist: Pro 2.000 Frauen, die in der Gruppe waren, die am Screening teilnahmen, wurden zehn Frauen mehr gegen Krebs behandelt als in der Nicht-Screening-Gruppe. Das ist jetzt irgendwie überraschend. Schließlich muss der Brustkrebs doch auch in der Gruppe der Frauen, die nicht zum Screening gehen, irgendwann auffallen und behandelt werden. Doch genau diese Vermutung bestätigt sich nicht. Im Screening werden Gewebeveränderung entdeckt und behandelt, die sich nicht zu einem aggressiven Tumor weiterentwickelt hätten. Daraus resultiert die Tatsache, dass durch die Mammographie in zehn Jahren pro 2.000 Frauen zehn Frauen unnötig gegen Krebs therapiert werden: Bestrahlungen, Teilresektion oder Amputation, sowie Chemotherapie.

Wie funktioniert eine Mammographie

Bei dem Bildgebungsverfahren, der sogenannten Mammographie, wird die Brust zwischen zwei Platten möglichst flach gepresst - einerseits unangenehm und schmerzhaft, andererseits wird der Tumor dadurch nach innen in den Körper gedrückt. Und dies ist das schlimmere Übel, denn dadurch kann sich der Tumor leichter im Körper ausbreiten, eben metastasieren.

Ein häufiger Effekt der Mammographie sind unbedeutende minimale Verdichtungen, die sich in der Blickachse der Röntgendurchleuchtung hintereinander zu einem Schatten addieren. Diese angeblichen Auffälligkeiten sind nur ein „Summeneffekt“, der oft eine genauere, weitere Abklärungsdiagnostik verlangt. Ca. zwei von drei Frauen leiden jetzt schon unter einem panischen Trauma, da sie die Abklärungsdiagnostik abwarten müssen.

Bei den meisten gibt es Entwarnung. Bei etwa 1,5 Prozent der Screening-Teilnehmerinnen gibt es einen weiteren Termin. Einen Termin für eine Stanzbiopsie.

So eklig wie es sich anhört, ist es auch. Und wieder einmal bedeutet das: beängstigendes Warten!

In dieser letzten Diagnosestufe werden bei etwa fünfzig Prozent der Frauen Brustkrebs diagnostiziert. Das heißt, bei einer von 120 Teilnehmerinnen gibt es die Diagnose Brustkrebs.

Die Stanzbiopsie verläuft wie folgt:
Unter Röntgenkontrolle wird eine Hohlnadel in die verdächtigte Stelle der Brust geschoben. Per Unterdruck wird ein kleiner Gewebezylinder in die Nadel gesaugt und aus der Brust gezogen. In der Regel bildet sich dadurch ein Bluterguss und zumeist auch eine Entzündung.

Per Mikroskop wird dann untersucht, ob krebsartige Veränderungen vorliegen. Die Gefahr besteht darin, dass durch den Eingriff vermehrt Blut fließt und sich einzelne Zellen/Parasiten vom Tumor ablösen. So werden also erst recht Krebserreger freigesetzt, die sich daraufhin beliebig im Körper ausbreiten können. Der Körper kann also nach so einer Biopsie innerhalb kurzer Zeit irgendwo anders einen Krebs bilden. Wer vermutet so etwas durch solch eine Untersuchung? Schließlich werden Sie an der ursprünglichen Stelle operiert, haben inzwischen aber Metastasen an einer ganz anderen Stelle, dort wo sie keiner vermutet, und das ganze Theater geht von vorne los.

In Deutschland nehmen 42 Prozent der Frauen (zwischen 50 und 69 Jahren) das angebotene Brustkrebs-Screening wahr. Dies entspricht knapp drei Millionen Frauen. Anhand der Zahlen der großen Cochrane-Metaanalyse können wir in zehn Jahren mit knapp 150 Frauen rechnen, die durch das Screening vor dem Brustkrebstod gerettet wurden. Gleichzeitig müssen wir nach den Studiendaten davon ausgehen, dass aber in zehn Jahren 15.000 Frauen überdiagnostiziert werden und schließlich ein furchtbares Trauma und eine furchtbare Krebsbehandlung bekommen, nur weil bei ihnen eine Gewebeveränderung entdeckt wurde, die unbehandelt nicht „klinisch“ geworden wäre.

Übrigens: Seit der Einführung des Brustkrebs-Screenings stieg die Zahl der Krebsdiagnosen an.

Das war ja zu erwarten. Was das Ganze aber zusätzlich immer wieder untermauert, ist, dass die Behandlung nichts an der Mortalitätsrate ändert.

Ich möchte hier ein großes Lob an Dr. Hendrik Zahl aussprechen. Er ist Chefstatistiker (wie soll es bei dem Namen auch anders sein) des norwegischen Instituts für öffentliche Gesundheit in Oslo. Dr. Zahl richtet sich mit einem dramatischen Appell an Rechtsanwälte und fordert sie auf endlich einzugreifen, um das Mamma-Screening vor Gericht zu bringen. Er schreibt: *„Es ist an der Zeit, dass unser Rechtssystem einschreitet und beurteilt, ob Frauen zu Opfern medizinischen und wissenschaftlichen Fehlverhaltens wurden.“*[46]

Manchen Frauen wird eine Mammographie (aufgrund familiärer Vorbelastungen) bereits ab dem dreißigsten Lebensjahr oder noch früher empfohlen. Das ist allerdings noch gefährlicher: Zum einen ist das jüngere Brustgewebe dichter und lässt sich daher schlechter röntgen - Gewebeveränderungen werden schlechter entdeckt. Zum anderen setzt man sich und seinem Körper durch das häufigere Röntgen erst recht dem Krebsrisiko aus. Die Röntgenstrahlung bei der Mammographie entspricht etwa dem zweihundert- bis vierhundertfachen der Strahlenbelastung durch einen achtstündigen Transatlantikflug in 12.000 Metern Höhe. Die ionisierende Strahlung führt zu Beschädigungen unserer Erbmoleküle, der DNA in unseren Zellen. Unser Immunsystem wird geschwächt.

Die Früherkennung von Prostatakrebs (PSA-Test)

Der PSA-Test weist einen in der Prostata gebildeten Stoff nach, der bei der Ejakulation in die Samenflüssigkeit gelangt und dort durch das Aufspalten eines Eiweißmoleküls das Ejakulat dünnflüssiger macht. Dadurch können sich die Spermien leichter und schneller bewegen. Dieses **P**rostata**S**pezifische**A**ntigen (**PSA**) kann aber auch im Blut nachgewiesen werden. Vor allem dann, wenn in der Prostata ungewöhnliche Verhältnisse vorliegen. So steigt der PSA-Wert im Blut, wenn ein malignes (bösartiges) Prostatakarzinom vorliegt. Der PSA-Wert steigt jedoch auch bei einer benignen (gutartigen) Gewebeveränderung. Zudem kann der PSA-Wert erhöht sein durch die Einnahme von Ibuprofen, durch Radfahren und durch das Abtasten der Prostata bei der manuellen Prostata-Früherkennung. Manuell heißt, der Doktor tastet mit seinen Fingern durch den Enddarm hindurch zur Prostata. Fein!

Und der PSA-Wert kann auch niedrig sein, und zwar genau dann, wenn Prostatakrebs vorhanden ist.

Die Fachgesellschaften für medizinische Grenzwerte haben sich beim PSA-Test darauf geeinigt, ab einem Wert von vier Nanogramm (Milliardstel Gramm) PSA pro Milliliter Blut eine Nadelbiopsie zu empfehlen.

Bei einem Mann im mittleren Alter besteht bei 4ng/ml ein 30%iges Risiko bei einer Biopsie tatsächlich ein Prostatakarzinom zu entdecken. Bei einem Wert unter 1ng/ml PSA sind noch etwa 9% der Männer von Krebs betroffen.

Bei der Biopsie bekommen Sie ein daumendickes Ultraschallgerät in den Enddarm geschoben und der Urologe setzt unter Sichtkontrolle seine zwölf-Stanz-Nadelstiche gleichmäßig verteilt über Ihr Prostata-Organ. Wenn Sie Glück haben, sticht ihr Urologe auch nur zehnmal in Ihre Prostata, je nachdem wie scharf Ihr Urologe darauf ist, Prostatakrebs bei Ihnen zu finden.

Je häufiger er bei Ihnen in Ihr kleines Organ pieckst, desto größer ist die Gefahr, dass Sie sich dort eine Entzündung holen. Dass das Wasserlassen nach solch einer Biopsie sehr schwerfällt oder vorübergehend gar nicht möglich ist, gehört eher zu einer Kleinigkeit, denn es gibt ja Katheter.

Wird Ihnen nach der Stanzbiopsie empfohlen, sich Ihre kastaniengroße Prostata operativ entfernen zu lassen, dann genießen Sie vorher nochmal in vollen Zügen ihr Sexualleben. Denn von hundert Männern sind nach solch einer Operation zwanzig bis achtzig nicht mehr dazu in der Lage eine Erektion zu bekommen. Bei der Prostataoperation werden häufig die Nerven, die für die Erektionsfähigkeit des Gliedes verantwortlich sind, mit verletzt.

Und hierfür gibt es keinen Katheter! ABER MOMENT! So etwas Ähnliches... Ich war auch etwas baff als ich davon las, denn ich hatte noch nie zuvor von so etwas gehört... Der Bestseller Autor Frank Wittig, dessen Buch ich nur wärmstens empfehlen kann („Krank durch Früherkennung“), unterhielt sich zu diesem sexuellen Problemchen, mit dem Präsidenten der Deutschen Fachgesellschaft für Urologie, Professor Stöckle.

Prof. Stöckle meinte dazu, das sei nicht so schlimm, Sex spiele bei Männern in diesem Alter keine so wichtige Rolle mehr. Und wem es wirklich so wichtig sei, für den gebe es… und jetzt halten sie sich fest... Prothesen! Und mit denen könne man „Hundertmal am Tag“!

Wenn Sie Glück haben und die Chirurgen Ihre Nerven zur Erektionsleitung nicht kappen, bleibt Ihnen eine Impotenz, sowie eine mögliche Penis-Prothese erspart. Aber es bleibt immer noch die Gefahr, dass andere Nerven, wie zum Beispiel die des Schließmuskels, mit verletzt werden könnten.

Ihr Harn läuft ständig ungebremst aus der Blase in den Harnleiter und von dort ... je nachdem, ob Sie lieber einen Beutel oder eine Windel bevorzugen.

Alternativ können Sie sich statt zu einer Prostata-OP für eine Bestrahlung entscheiden. Hier haben Sie eventuell anschließend den Spaß sich mit einer Stuhlinkontinenz herumzuquälen. Denn die Bestrahlung wird durch den Enddarm hindurch vorgenommen, von dem aus man in die Nähe der Prostata gelangt.

Vielleicht kling ich im Moment für manch einen etwas sarkastisch. Vielleicht können Sie aber auch gleich etwas darüber schmunzeln, wenn Sie sehen werden, dass die Prostata-Früherkennung im wahrsten Sinne des Wortes für den Arsch ist ;-)

Aufgepasst: Prostatakrebs stellt in Deutschland die dritthäufigste Krebs-Todesursache dar. 12.000 Tote trotz Früherkennungsmaßnahmen!

In den Vereinigten Staaten wird Prostatakrebs sechsmal häufiger diagnostiziert als in Dänemark. Die Sterblichkeit ist dennoch in beiden Ländern gleich hoch. Die Früherkennung macht ganz schön krank!

Ray Moynihan hat im Mai 2012 eine aufsehenerregende Studie im *British Medical Journal* veröffentlicht. Der Titel lautetet ins Deutsche übersetzt: „Überdiagnosen verhindern: Wie man die Schädigung von Gesunden stoppt." Grafiken zu Früherkennung und zur Mortalität bringen das Ergebnis der Studie auf den Punkt: Bei Schilddrüsenkrebs, Brustkrebs, Prostatakrebs, Haut- und Nierenkrebs, überall das gleiche Bild. Seit der Einführung des Screenings gehen die Zahlen der diagnostizierten Krebsfälle extrem nach oben. Also die Zahl der Patienten steigt sprunghaft an, ABER die Zahl der Opfer bleibt gleich. Früherkennung bringt bei diesen Krebsarten offensichtlich nur wenig oder bietet gar keine Vorteile, verursacht aber immensen Schaden durch unnötige Behandlungen.

Wieso hat sich die Prostatakrebs-Früherkennung durchgesetzt?

Für den PSA-Test gibt es nur eine einzige Studie die einen Hauch von Überlebensvorteil zeigte. Die sogenannte ERSPC-Studie (**E**uropean **R**andomized **S**tudy of **S**creening for **P**rostata **C**ancer). Bei dieser Studie wurden in den frühen 90er Jahren 182.000 Männer im Alter zwischen 50 und 74 Jahren beobachtet. 1.410 dieser Männer machten über zehn Jahre hinweg regelmäßig einen PSA-Test, eine andere Kontrollgruppe ließ keinen PSA-Test durchführen.

Und jetzt das grandiose Ergebnis: Ein Todesfall wurde durch das Screening verhindert. Herzlichen Glückwunsch an den Gewinner.

Zwar wurden in der Screening Gruppe 48 Prostatakrebs-Fälle mehr entdeckt. Aber es bleibt die Tatsache bestehen, dass dennoch nur ein Leben mehr gerettet wurde. Von 48 Patienten wurden also 47 unnötig behandelt.

Sie leben auch nicht länger, Sie werden nur früher diagnostiziert. Das sind quasi Therapie-Joker, die Urologen und Onkologen gerne als ihren Erfolg verbuchen, obwohl ihre Patienten in Wirklichkeit sowohl die Kollateralschäden des Screenings, als auch die der Therapie davontragen. Es wird nicht gerade wenige Männer geben, die nach einer unnötigen Krebsdiagnose Intimverstümmelungen erleiden und ertragen müssen.

Dieser Scheinerfolg wird uns aufgrund dieser „sensationellen" Studie für 30,- Euro (individuelle Gesundheitsleistung für einen PSA-Test) verkauft und mit weiteren Folgebehandlungen kommt ein Milliardengeschäft ins Rollen.

Die U.S. Preventive Services Task Force wollte schon im Jahr 2009 von dem Prostata-Screening abraten. Die U.S. Preventive S. Task Force sollte die Studienergebnisse zu den PSA-Tests infrage stellen und eine unabhängige Empfehlung dazu ausarbeiten. Sie kam zu dem Ergebnis, dass es wissenschaftlich absolut nicht nachgewiesen sei, dass durch den PSA-Test, wie übrigens auch durch das Abtasten der Prostata oder durch sonstige Ultraschall-Untersuchungen, Leben gerettet werden können und demzufolge rieten sie von einem Screening ab.

Die Task Force bekam nach der Bekanntgabe, dass sie das Screening nicht empfehlen können, vor allem von der Organisation „ZERO - The Project to End Prostata Cancer" - „politischen" Druck.

ZERO ist ein schönes Beispiel für eine „Selbsthilfeorganisation", die angeblich die Interessen der Patienten vertritt. Blickt man aber hinter die Kulissen und sieht wer diese Organisation finanziert, merkt man schnell, dass es um die Interessen der Industrie geht. Zu den Sponsoren von ZERO gehören die Pharmafirmen: Abbott, Astra, Zeneca, Pfizer und Sanofi. All diese Firmen machen mit ihren Hormonpräparaten an Prostata-Patienten ordentlich Cash. Außerdem wird ZERO durch den Operationsausrüster Cyberknife und durch die American Urological Association (AUA) finanziert.

Die Task Force schätzt, dass in den USA zwischen 1986 und 2005 eine Million Amerikaner unnötig an der Prostata operiert wurden. Ohne Sinn wurden bei Zigtausenden schwerste Verstümmelungen im Intimbereich vorgenommen und mindestens 5.000 starben direkt nach der Operation. Die Kosten für Tests, Operationen, Bestrahlungen und Medikamente lagen im zweistelligen Milliarden-Dollar-Bereich. Früherkennung macht nicht nur wahnsinnig krank, sondern ist auch ein Wahnsinnsgeschäft!

Trotz der Ergebnisse der Task Force, wollte der amerikanische Urologenverband AUA (und das ist wirklich AUA!) sein Geschäftsmodell nicht völlig aufgeben und reduzierte die PSA-Untersuchung auf die 55- bis 68-Jährigen. Zudem sollen die Urologen deutlich über die Vor- und Nachteile dieser Früherkennungsmaßnahme aufklären. Leider kriegen wir oft nur die Vorteile aufgeschwatzt.

Denn nur diese bringen Patienten, und somit Geld!

So laufen die Fallstricke der Statistiken...

Angenommen Sie machen eine Prostatakrebs-Früherkennung mit 65 Jahren. Man entdeckt bei Ihnen Krebs, Sie werden daraufhin behandelt, sterben aber dennoch mit 72 Jahren an einem aggressiveren Tumor-Spätstadium; in die Statistik werden Sie als Gewinner der Krebsbekämpfung eingehen. Denn bei Krebs gilt die Statistik der Fünf-Jahres-Überlebensrate. Und was sonst, als die Behandlung, hätte für die Überlebensdauer verantwortlich sein können?

Haben wir jetzt aber einen Mann, der nicht zur Früherkennung geht. Er ist z.B. 68 Jahre alt und merkt Symptome, wie Probleme beim Wasserlassen, weil sich die Prostata vergrößert hat und auf den Harnleiter drückt. Dieser Mann wird ebenfalls therapiert, stirbt aber auch mit 72.

Erfolgsstatistik für die Fünf-Jahres-Überlebensrate: Null Prozent!
Aber logisch, er war ja auch nicht bei der Früherkennung.

„Krebs zu spät erkannt, da lässt sich halt nix mehr machen!“, so die Uros und Onkos.

Aber: Derjenige, der nicht zur Früherkennung ging musste sich wenigstens nicht mit den Folgen der Chemo oder Bestrahlung herumquälen. Und hatte vielleicht auch noch Sex - ohne Prothese.

Ich will Prostatakrebs nicht verharmlosen, aber oft wird er nicht von einer asymptomatischen Gewebsveränderung unterschieden. Diese Gewebeveränderungen der Prostata sind eine Volkskrankheit und bereiten oft keinerlei Probleme.

Selbst Pflanzen können Krebs entwickeln. Schon bei hundert Millionen Jahre alten Dinosaurierfossilien hat man Knochenkrebs gefunden. Krebs gab es schon immer und wird es immer geben. Und wer suchet, der findet!

1996 veröffentlichte das Fachjournal der *European Urology* einen Artikel darüber, dass die Prostatadrüsen von 525 toten Männern, die bei einem Autounfall ums Leben gekommen waren, untersucht worden waren. All diese Männer hatten (laut ihrer Krankenakten) keinerlei Probleme mit ihrer Prostata. Schon Männer zwischen 20 und 29 Jahren hatten zu fast zehn Prozent Prostatakrebs. In der Altersgruppe der 50 bis 59-Jährigen waren es 45 Prozent. In der Altersgruppe von 70 bis 80 Jahren waren es über achtzig Prozent der Männer die „erkrankt" waren. Jedoch zeigte keiner klinische Symptome.[47] Wobei es sein kann, dass bei diesen Menschen der Krebs früher oder später verstärkt ausgebrochen wäre und sich auch Symptome bemerkbar gemacht hätten.

Was kann man also tun um eine ordentliche Krebsdiagnose zu gewährleisten, die zudem keinen Schaden anrichtet?

Welche Tests kommen zur Krebsfrüherkennung in Betracht?

1. Testen Sie mit pH-Teststreifen den Säuregehalt in Ihrem Körper!

Die Teststreifen bekommen Sie z.B. in Ihrer Apotheke und sie kosten Sie lediglich ein paar Cent.

Die Sauerstoffversorgung des Körpers hängt unmittelbar mit dem pH-Wert zusammen. Der pH-Wert gibt an wie sauer oder basisch eine Lösung ist.

Sollte man den pH-Wert Ihres Blutes messen und Ihnen mitteilen, dass dieser Wert vollkommen in Ordnung sei, dann messen Sie bitte unbedingt die pH-Werte von Urin und Speichel. Der Wert des Blutes wird IMMER zwischen 7,3 und 7,5 liegen, da Ihr Körper alle Register ziehen wird, um diesen Wert immer konstant zu halten, im anderen Falle würden Sie sterben.

Den pH-Wert des Speichels mindestens eine Stunde vor oder zwei Stunden nach einer Mahlzeit messen. Wenn Sie zwei- bis dreimal am Tag messen, bekommen

Sie einen Eindruck davon, in welchem Bereich Ihr Durchschnittswert liegt. Sammeln Sie dazu Speichel im Mund und schlucken Sie einige Male, ehe Sie etwas Speichel auf den Streifen geben. Bei einem gesunden Menschen sollte sich der Teststreifen jetzt zwischen 7,5 (dunkelblau) und 7,1 (blau) verfärben, also im leicht basischen Bereich. Ist Ihr Speichel unter 7,0, wiederholen Sie den Test nochmals nach zwei Stunden.

Wir sollten uns im Klaren darüber sein, dass der pH-Wert starken Schwankungen unterliegen kann. Das liegt daran, dass bei den meisten Menschen die „Gesamtalkalität" nicht sehr genau ausgeprägt ist.

Der gesunde Durchschnittswert liegt bei 7,36.

Zur Gesundung muss dieser Wert kurzfristig etwas höher sein; so um die 7,5-8,0. Bitte nicht darüber hinaus. Es bringt wiederum auch Gefahren mit sich, wenn der Organismus zu stark alkalisiert ist.

Wenn Sie Ihren pH-Wert per Urin testen wollen, beachten Sie:
Schwankt der pH-Wert Ihres Urins regelmäßig zwischen 6,5 am Morgen und 7,5 am Abend, dann bewegt sich der Wert in einem gesunden Bereich. Beim Urin liegt der Wert tendenziell immer etwas niedriger, da überschüssige Stoffwechselsäuren aus dem System und weitere Säuren, die aus Entgiftungsprozessen der Gewebe stammen, über die Nieren ausgeschieden werden.

In der Krebsbehandlung wird diese Regel jedoch für ca. zwei Wochen aufgehoben und dafür gesorgt, dass sich der pH-Wert des Urins bei etwa 8 einpendelt.

Ein stark übersäuerter Körper kann wieder in einen neutralen Zustand gebracht werden, wenn es ihm gelingt überschüssige Säuren und Abfallprodukte auszuscheiden. Dieses Ziel erreicht man durch die Umstellung auf eine gesunde Lebensweise. Durch eine basenreiche Ernährung - Rohkost, frische Obst- und Gemüsesäfte und Nahrungsergänzungen mit basenreichen Mineralien, wie beispielsweise Calcium, Kalium und Magnesium - kann der pH-Wert im Körper wieder erhöht werden. Der Körper kann daraufhin leichter Giftstoffe ausscheiden und ein starkes Immunsystem aufbauen.

2. Untersuchung auf Parasiten mittels Mikroskopie

Parasiten in unserem Körper sind biestige Überlebenskünstler. Diese Viecher verlassen den Körper erst, wenn sie tot sind und dies wiederum geschieht erst dann, wenn man ihnen den Boden unter den Füßen wegzieht, indem man das saure Milieu alkalisiert.

Um sich spezifisch auf die Krebserreger Trichomonaden testen zu lassen, wäre es sinnvoll eine Blutabnahme über die Fingerbeere machen zu lassen. Dieser Blutstropfen wird dann mittels eines Objektträgers unter dem Mikroskop, mit einer bis zu tausendfachen Vergrößerung, untersucht.

Durch hochmoderne Videotechnologie kann der Patient die Untersuchung am Bildschirm mitverfolgen und selbst einen Blick in die Welt seines Blutes werfen.

Die Dunkelfeldmikroskopie ist eine wichtige ganzheitliche Blutuntersuchung und für den Patienten einfach und unbelastend. Allerdings wird sie von der Schulmedizin nicht anerkannt, weil Beweise zu ihrer Gültigkeit fehlen und die Ursachen bestimmter Krankheitsbilder von der Schulmedizin anders interpretiert werden.

Sie erhalten faszinierende Einblicke in das lebende Blut und bekommen einen Aufschluss über Bereiche, die von der herkömmlichen Labormedizin nicht erfasst werden können. Bei der Dunkelfeldmikroskopie erfolgt eine qualitative Bewertung des Blutes; es werden Aktivität und Funktionstüchtigkeit der Blutzellen beurteilt. Dazu gehören die Ausformung der Blutzellen, ihre Aktivität, die Fließeigenschaften des Blutes und die Tendenz zur Verklumpung.[48]

Die Dunkelfeldmikroskopie liefert Informationen über die Aktivität Ihres Immunsystems, über Ihr Blutmilieu, über ernährungsbedingte Störungen, sowie über Funktionsstörungen von Organen.

Diese Untersuchung sollte aufmerksam und mit Sachkenntnis vorgenommen werden und erfordert oft jahrelange Erfahrung. Wichtig ist, dass Ihr Dunkelfeld-Beobachter Ihr Blut mehrere Tage lang nachbeobachtet. Denn erst Stunden später wird das Meiste erkennbar.

Auch die Trichomonaden sind im Dunkelfeld sichtbar - wenn sich der Prüfer ihrer bewusst ist.

Bei der Untersuchung sollte festgestellt werden können, in welchen Existenzstadien sich die Trichomonaden voranging befinden und wie viele davon vorhanden sind.

Viele Störungen, die sich im herkömmlichen Blutbild noch nicht zeigen, sind im Dunkelfeld meist schon im Frühstadium erkennbar und es kann daher frühzeitig regulierend eingegriffen werden.

Wenn der Mensch gesund ist, hat er wenige Trichomonaden und diese befinden sich im zystenförmigen Stadium, d. h. sie haben die Form kleiner, rundlicher Zellen, manchmal kleiner als Erythrozyten. Bei kranken Menschen findet man neben diesen Zellen viele große Trichomonaden, die Amöben ähnlich sind. Wenn das Blut in einem sehr schlechten Zustand ist, findet man neben durchlöcherten Erythrozyten und zerstörten Leukozyten auch begeißelte Einzelwesen, mit einer, zwei oder drei Geißeln an einem Ende und einer Lenkgeißel am anderen Ende der elliptisch geformten Zelle.

Die Trichomonaden konnte T. Lebedewa bei 1.000-facher Vergrößerung in allen Präparaten wahrnehmen. Darüber hinaus auch auf zahlreichen Farbfotos bei 2.000-facher Vergrößerung.

Warum diese von Laborärzten und Zytologen bei Tausenden von Blutpräparaten Ihrer Patienten nicht bemerkt werden, bleibt ein Rätsel.
Nach Dr. Alfons Weber gibt es verschiedene Testverfahren, die nach den bisherigen Beobachtungen von geübten Anwendern absolut zuverlässig sind, sofern:

- nach den Regeln des Fachs gearbeitet wird
- man die verschiedenen Parasitenformen kennt
- man die verschiedenen Fehlerquellen kennt, die zu Fehlinterpretationen führen können

Der Nachweis von bewegungsfähigen Parasiten im Objektträger durch Hitze ist in der Alltagspraxis am einfachsten. Ein Blutstropfen wird dazu auf einen Objektträger aufgebracht und bei 180 Grad getrocknet. Auf das getrocknete Blut wird dann eine geeignete sterile Flüssigkeit aufgebracht, die den Parasiten eine freie Beweglichkeit ermöglicht. Mikroskopiert wird dann ab 500-facher Vergrößerung im Dunkelfeld mit Ölimmersion oder mit 1.000-facher Vergrößerung mit dem Lichtmikroskop (möglichst mit Videoaufsatz).

Dass die beobachteten Objekte in den Blutzellen von Tumoren eigenständiges Leben aufweisen und nicht irgendwelche toten Zellobjekte sind, ist eindeutig:

- Sie sind eigenbeweglich.
- Sie haben einen eigenen Stoffwechsel, zeigen Fressaktivität (Videonachweis).
- Sie haben eine eigene Zellmembran (Nachweis im Max von Pettenkofer Inst.).

- Sie sind im bebrüteten Hühnerei anzüchtbar (Weber).
- Mit den isolierten Erregern lässt sich Krebs hervorrufen (Weber).[49,50]

Die Dunkelfeldmikroskopie kann seit 2007 durch einen 3-Stufen-Bluttest mit verschiedenen Beleuchtungsverfahren (Dunkelfeld, Hellfeld, Phasenkontrast) diagnostisch ergänzt werden. Dieser 3-Stufen-Bluttest stellt eine noch umfassendere Untersuchung Ihres Blutes dar. Ergänzend zur Dunkelfeldmikroskopie gibt es hier die Möglichkeit, Blutzellen im Phasenkontrast zu beobachten, sowie per Blutkoagulationstest Rückschlüsse auf die Belastung durch freie Radikale und auf Störungen in bestimmen Organsystemen zu ziehen.

Was Sie selbst nebenher zu Hause diagnostizieren können, ist, während der Entgiftung Ihren eigenen Stuhl zu untersuchen. Die kleinen Trichomonaden werden Sie dabei nicht identifizieren können, aber andere größere Untermieter (Würmer), die sich bei Ihnen breitgemacht haben. Klingt jetzt eklig - aber so sehen Sie, ob Ihre Therapie Erfolge verzeichnet.

3. Test auf Metallbelastungen

Oft resultieren Beschwerden oder Krankheiten aufgrund einer Vergiftung oder der Belastung durch toxische Metalle. Die schädliche Wirkung von Schwermetallen in Kombination mit anderen Giften oder auch eine Belastung durch mehrere Schwermetalle gleichzeitig kann sich in unserem Körper aufaddieren und die schädliche Wirkung potenzieren. Je nach Zusammenspiel der verschiedenen Prozesse im Körper. Mit steigender Schwermetallkonzentration im Körper steigt das Risiko an Krebs und oder anderen Leiden zu erkranken.[51] Ein durchgeführter Provokations-Test mit dem Chelator DMPS und anschließender Analyse im Labor lässt erkennen, ob eine erhöhte Metallbelastung, wie etwa durch Quecksilber, Aluminium, Blei, Palladium, Gold, Silber, Arsen, usw., vorliegt.

Bevor Sie jedoch solch einen Test in Angriff nehmen, lassen Sie bitte vorher Ihre Nierenfunktion testen. Da Ihre Nieren den allergrößten Teil an Metallen ausscheiden, sollten sie gut in Schuss sein, da sich nur so ein genaues Ergebnis erzielen lässt.

4. Spektralphotometrie (OligoScan)[52]

Eine Spektralphotometrie bietet die Option, möglichst schnell und präzise Mineralstoffe, sowie die Belastung durch Schwermetalle im Gewebe zu messen.

Es handelt sich dabei um eine Methode der quantitativen Analyse, bei der mittels eines gebündelten Lichtstrahls der Absorptionsgrad sowie die optische Dichte einer chemischen Substanz im Gewebe gemessen werden. Je konzentrierter eine Substanz ist, desto mehr Licht wird absorbiert. Dadurch ist eine quantitative Analyse möglich.

Die Messung erfolgt direkt in der Praxis des Arztes/Heilpraktikers mittels eines Spektral-Photometers in der Größe eines Handscanners. In weniger als einer Minute liegen die Messergebnisse vor.

In zahlreichen wissenschaftlichen und industriellen Prozessen wird die Messmethode des OligoScans genutzt. Vergleichende Analysen der Ergebnisse des OligoScans mit traditionellen biologischen Analysen zeigen in den erwarteten Normen eine Korrelation.

Schon seit Jahren wird die Spektralphotometrie in der Labormedizin, in der Chemie, in der Biologie und in der Industrie angewendet.[53]

Die Kosten für eine vollständige Untersuchung mit dem OligoScan sind im Vergleich zu anderen Untersuchungen wesentlich günstiger. Kostenpunkt ca. 65,-€.

Das Geniale beim OligoScan ist, dass er die Mineralstoffe und Spurenelemente sowie die Schwermetalle innerhalb des Gewebes misst. Wenn Sie beispielsweise nach dem Entfernen ihrer Amalgamfüllungen eine Blutuntersuchung bezüglich Ihres Gehaltes an Quecksilber im Körper durchführen, wird es so sein, dass Ihre Blutwerte keine eindeutigen Werte bezüglich Ihres tatsächlichen Quecksilbergehaltes im Körper anzeigen, da sich dieses Schwermetall über die Jahre hinweg schon längst in den Zellen Ihres Gewebes abgelagert hat.

5. Testung auf das Enzym Nagalase (N-Acetyl-Galactosaminidase)

Als eine der hoffnungsvollsten und innovativsten neuartigen Blutuntersuchungen gilt meiner Meinung nach der Nagalase-Test. Die Technologie der Nagalaseuntersuchung stellt sowohl in der Diagnostik als auch bei der Therapiekontrolle einen enormen Fortschritt dar.

Das Nagalase-Enzym ist ein essentielles, körpereigenes Enzym, das u.a. bei Tumorerkrankungen vermehrt ausgeschüttet wird und zu einem erhöhten Nagalasewert im Serum führt.[54]

Ein Nagalase-Test erfolgt ganz leicht durch eine Blutabnahme. Es kann und konnte immer wieder beobachtet werden, dass, wenn ein Tumor vorliegt, erhöhte Nagalasewerte vorliegen. Wird der Tumor kleiner oder verschwindet er, sind die Nagalasewerte deutlich rückläufig.

6. Mikronährstoffanalyse per Blutuntersuchung

Diese spezielle Blutanalyse geht über die üblichen Differenzialblutbilder hinaus und ergänzt sie. Man unterscheidet zwischen Mikronährstoffen und Makronährstoffen als Bausteine des Organismus.

Zu den Makronährstoffen gehören Fette, Kohlenhydrate und Eiweiße.

Zu den Mikronährstoffen gehören Mineralien, Vitamine, Spurenelemente, sekundäre Pflanzenstoffe und essentielle Fettsäuren. Dazu gehören zum Beispiel Zink, Selen, Omega 3- und Omega 6-Fettsäuren, B-Vitamine, Magnesium, Calcium, Ferritin, Folsäure, Coenzym Q10, Flavonoide, Sulfide.

Ein Mangel an Mikronährstoffen zeigt sich nicht selten durch körperliche und psychische Erkrankungen und Funktionsstörungen. Die Zellneubildung, ihre Instandhaltung und Reparatur (auch der DNA) wird in vielen Fällen durch ein ausgewogenes Nährstoffprofil ermöglicht.

Im Labor wird aus dem Vollblut der Status an Mikronährstoffen aufwendig ermittelt. Um einen Nährstoffmangel auszugleichen, empfehle ich eine Substitution durch Nahrungsergänzungsmittel, da über die Nahrung alleine ein Mangel fast nie behoben werden kann.

Eine Mikronähstoffanalyse sollte sowohl zur Vorsorge, als auch bei der Therapie chronischer Erkrankungen, bei multiplen Krankheitsgeschehen, bei Hirnleistungsstörungen und bei starken Leistungsanforderungen im Beruf oder auch bei Sportlern durchgeführt werden.

Diese aussagekräftige Blutanalyse fällt nicht unter die Pflichtleistungen der gesetzlichen Krankenkassen. Privatkassen übernehmen die Kosten teilweise (auf Kulanzbasis).

Die Preise richten sich nach den Laborkosten und den jeweiligen Abrechnungsziffern der GOÄ (Gebührenordnung für Ärzte) oder der GeBüH für Heilpraktiker. Die Kosten liegen, je nachdem was alles analysiert wird, zwischen 150,- € und 500,- €.

Verweise:

1. https://www.dge.de/uploads/media/DGE-Pressemeldung-AdW-02-2009_Bewegung.pdf
2. http://www.diagnose-krebs.com/was.htm
3. https://www.ncbi.nlm.nih.gov/pubmed/1059147
4. Dr. Mark Sircus, Natriumbicarbonat – Krebstherapie für jedermann, 3. Aufl. S.54-55
5. T. Lebedewa, Krebserreger entdeckt! 7. Aufl. 2015, S.63
6. https://www.tinyurl.com/nxfs7u5
7. Dr. Mark Sircus, Natriumbicarbonat – Krebstherapie für jedermann, S.53-58 & S.63
8. https://de.wikipedia.org/wiki/Chromosomentheorie_der_Vererbung
9. https://www.ncbi.nlm.nih.gov/pmc/articles/PMC3770937/
10. https://www.spektrum.de/lexika/showpopup.php?lexikon_id=9&art_id=37305&nummer=13975
11. https://www.ncbi.nlm.nih.gov/labs/articles/28124395/
12. http://www.spektrum.de/magazin/anhaeufung-genetischer-defekte-bei-krebs/822267
13. T. Lebedewa, Krebserreger entdeckt! 7. Aufl. 2015, S.77-80
14. http://www.mweisser.50g.com/zykloden.htm
15. http://www.zellkreis.de/tamaralebedewa.php
16. http://www.j-lorber.de/krank/krebs/parasitenforschung-vor-und-nach-weber.htm
17. https://de.wikipedia.org/wiki/Ignaz_Semmelweis
18. http://www.chemtrails-info.de/krank/krebs/nothilfe-zellteilung.htm
19. http://www.andreaskalcker.com/de/wohl/parasit/147-parasitosen.html
20. Dr. Coldwell, J. Kettner, Korallen-Kalzium, 1.Aufl. 2015, S. 11
21. https://de.wikipedia.org/wiki/Otto_Warburg_(Biochemiker)
22. https://de.wikipedia.org/wiki/Senfgas
23. https://www.youtube.com/watch?v=3Xuj0pM4qwI
24. http://yournewswire.com/big-pharma-was-invented-by-the-rockefellers/
25. http://freedom-articles.toolsforfreedom.com/flexner-report-rockefeller-ama-takeover/
26. https://gesellschaft-medizinische-ausbildung.org/files/ZMA-Archiv/1991/1/Loh%C3%B6lter_R-l.pdf)
27. http://de.statista.com/statistik/daten/studie/30563/umfrage/jaehrliche-krebserkrankungen-und-todesfaelle-in-deutschland/
28. raum & zeit 201/2016 S.33
29. http://www.clinicaloncologyonline.net/article/S0936-6555(04)00222-5/abstract
30. http://www.gesundheitlicheaufklaerung.de/die-erfolgsrate-von-chemotherapien
31. http://bewusst-vegan-froh.de/studie-entlarvt-den-grossen-schwindel-krebsaerzte-wuerden-selbst-niemals-einer-chemotherapie-zustimmen/

32. https://www.youtube.com/watch?v=3GrFKNfnPMM
33. https://www.onkologiepflege.ch/fileadmin/downloads/fachmaterial/downloads/D_SUVA-Broschuere.pdf
34. http://www.ncbi.nlm.nih.gov/pubmed/3595674
35. https://www.ncbi.nlm.nih.gov/pubmed/25072720
36. https://www.ncbi.nlm.nih.gov/pubmed/19806273
37. http://www.seattletimes.com/seattle-news/lifesaving-drugs-may-be-killing-health-workers/
38. http://invw.org/2010/07/09/chemo-main/
39. http://www.cdc.gov/niosh/topics/antineoplastic/effects.html
40. https://imkerausbruck.wordpress.com/2015/07/19/schweizer-supermaerkte-verbannen-monsanto-produkte/
41. http://info.kopp-verlag.de/hintergruende/enthuellungen/amy-goodrich/totale-mediensperre-in-der-groessten-krebs-story-des-jahrzehnts-millionen-von-diagnosen-waren-falsc.html
42. Frank Wittig – Krank durch Früherkennung, 1.Aufl. 2015
43. https://www.onkopedia.com/de/onkopedia/guidelines/melanom/@@view/html/index.html
44. http://www.brustkrebs-info.de/patienten-info/index.php?datei=patienten-info/mammographie-screening/gigerenzer_tsp6-05.htm
45. https://www.ncbi.nlm.nih.gov/pubmed/21081671
46. Frank Wittig – Krank durch Früherkennung, 1.Aufl. 2015
47. Frank Wittig - Krank durch Früherkennung, 1. Aufl. 2015
48. http://www.heilpraktiker-heitland.de/diagnostik/blutuntersuchung-mit-dem-3-stufen-bluttest/
49. http://www.j-lorber.de/krank/krebs/webers-parasitennachweise.htm
50. http://www.gesundohnepillen.de/weber.htm
51. http://www.ganzmed.eu/leistungen/therapien/chelat-therapie.html
52. http://www.oligoscan-schweiz.ch/
53. http://www.oligoscan-schweiz.ch/studien/
54. https://www.ncbi.nlm.nih.gov/pubmed/22213287

2. WAS SIND DIE URSACHEN FÜR KREBS?

Betrachtet man die parasitären Einzeller als die Krebserreger, müsste man hier dennoch lediglich von sekundären Krebsverursachern sprechen.

Denn ein intakter Körper kann die parasitären Einzeller normalerweise vernichten. Bestehen aber zu viele primäre schädliche Ursachen, die Krebszellen/Parasiten gedeihen lassen, breiten sich diese immer weiter aus - es bilden sich Tumore und auch Metastasen.

Die primäre Ursache für Krebs ist Stress! Stress, der auf unseren Körper einfließt.

Durch äußere Faktoren:

1. **Fehlernährung:** Falsche und zu viel Zucker! Industriell hergestellte Zucker, allen voran Aspartam, ist nachgewiesen krebserregend.

Aspartam ist ein synthetisch und gentechnisch (aus veränderten Bakterien) hergestellter Zuckerstoff. Die Studien des Ramazzini-Instituts belegen zweifelsfrei, dass Aspartam Gehirn-, Brust-, Gebärmutter-, Eierstock-, Hoden-, Bauchspeicheldrüsen- und Schilddrüsentumore hervorruft.[1,2]

Aspartam zerfällt im menschlichen Körper in:

Phenylalanin (50%): Phenylalanin ist eine natürliche Aminosäure. Bei der Stoffwechselstörung Phenylketonurie (PKU) kann die Aminosäure Phenylalanin jedoch nicht zu der Aminosäure Tyrosin umgebaut werden. Phenylalanin gelangt dann übermäßig ins Gehirn und verbraucht Serotonin. Serotonin ist das Glückshormon, das u.a. entsteht, wenn Sie ausreichend gegessen haben. Wird Serotonin nicht genügend gebildet, bekommen Sie ständig Heißhungerattacken auf Kohlenhydrate und Sie werden dicker. Ein zu niedriger Serotoninspiegel löst außerdem psychische Probleme, allen voran Depressionen aus.

Asparaginsäure (40%): Verschiedene Tierversuche belegen, dass hohe Dosen Aspartat, die in Form von Aspartam über die Nahrung aufgenommen werden als Excitotoxin (Erregungsgift) die Nervenzellen des Gehirns schädigen können und alzheimerähnliche Symptome hervorrufen.

Methanol (10%): Das Methanol, das bei der Aspartam-Aufspaltung im Körper entsteht, zerfällt im Körper zu Formaldehyd und Ameisensäure.[3] Die Menge an Formaldehyd, die man sich als Dauerkonsument von Aspartam zuführt, ist weitaus größer, als neue Sperrholzmöbel jemals auszudünsten vermögen!

Man lässt die Menschen in dem Glauben, sie würden sich besonders gut ernähren, wenn sie sich per Light- oder Diätprodukte ernähren. Aspartam ist kein Diätprodukt und hat sogar appetitanregende Wirkung!

Ursprünglich wurde Aspartam als Mastmittel entwickelt, da es das Sättigungszentrum im Gehirn außer Funktion setzt. Dennoch finden wir Aspartam in „ungesüßten" Produkten vor.

Vor hundert Jahren war Zucker eine Delikatesse; ca. vier bis fünf Kilogramm pro Person im Jahr, heute sind es ca. 36 Kilogramm pro Person im Jahr. Außerdem werden zu viele leere Kohlenhydrate, Transfettsäuren und tierische Lebensmittel verzehrt.[4]

Dadurch gerät unser Körper in einen Entzündungs- und Mangelzustand. Insbesondere an den Mineralstoffen, wie zum Beispiel Vitamin C, D, Zink, Seelen, B12 und B17, mangelt es.

Vitamin- und Mineralstoffmangel sind mit verantwortlich für Krankheiten wie Krebs, Herzerkrankungen, Arthrose, Osteoporose, Parkinson und viele weitere degenerative Erkrankungen.

Die überall üblich gewordenen Monokulturen laugen unsere Böden derartig aus, dass diese schon längst keinen gesunden Mineralstoffgehalt mehr aufweisen. Daraus resultierend können die Pflanzen natürlich auch nicht in ausreichender Menge Mineralstoffe liefern.

Denken Sie auch daran: Aufgewärmtes Essen aus der Mikrowelle liefert Ihnen lediglich tote und verstrahlte Nahrung.

Was die Nahrung anbelangt, die wir zu uns nehmen sollten, ist die Sache eigentlich ganz simpel: Das was Gott gemacht hat, ist gut für uns. Das, was der Mensch produziert, ist schlecht!

Es gibt kaum noch Nahrungsmittel, die nicht verarbeitet oder **genmanipuliert** sind. In den allermeisten Supermärkten sind über siebzig Prozent der angebotenen Produkte nur Schrott. Alles voll mit Zucker, Farbstoffen, Glyphosat, ranzigen Fetten, Antibiotika, usw. Besonders die Produkte, die man an Kinder verkaufen möchte, sind reich bestückt mit Süßungsmitteln und Farbstoffen jeglicher Art.

Hoffen wir, dass wir bald so auf die Nahrung zurückblicken können, wie wir es heute mit den Zigaretten machen. Vor etlichen Jahren gab es Werbung von Ärzten, die meinten Rauchen sei nicht schädlich. Heute weiß jeder, dass genau das Gegenteil der Fall ist.

2. **Fluoride:** Fluoride, die sich in Ihrer Zahnpasta oder im Tafelsalz befinden, sind hochgiftige Substanzen! Es sind Abfallprodukte aus der Aluminium- und Stahlfabrikation. Wenn Sie eine Tube Ihrer fluoridhaltigen Zahncreme essen, können Sie tot sein. Ein ppm (parts per million) Fluorid ist genauso toxisch wie Arsen und Blei.[5]

Bis 1945 wurde Fluorid offiziell als Giftstoff klassifiziert.[6] Fluoride lagern sich vorwiegend in der Zirbeldrüse des Gehirns ab. Dadurch kann diese Drüse enorm verkümmern und ihrer Funktion kaum bzw. gar nicht mehr nachkommen.

Das wichtigste Hormon der Zirbeldrüse ist das Melatonin. Dies ist ein Hormon, das unter anderem den Tag-Nacht-Rhythmus steuert und auch zur Entgiftung beiträgt. Ähnlich wie beim Aspartam können durch Fluoride massive Nebenwirkungen/Krankheiten hervorgerufen werden. Jeder gute Chemiker wird Ihnen sagen können, wie hochaggressiv Fluorid bereits in winzigen Mengen ist. Doch welcher Arzt wird Ihre Beschwerden mit Aspartam oder Fluorid in Verbindung bringen?

3. **Hormone:** Die Einnahme von weiblichen Hormonen (Östrogene, Gestagene) fördert Krebs. Nachdem 2003 Studien bekannt wurden,[7] die einen schädlichen Effekt der Hormone belegen, verschreiben Ärzte inzwischen weniger weibliche Hormone. Dies führte auch relativ schnell zu einem signifikanten Rückgang der Brustkrebsfälle. Doch in der Antibabypille oder in synthetischen Hormonersatzpräparaten nach der Menopause, sind immer noch ausreichend Östrogene vorhanden.

4. **Xenoöstrogene:** In der Umwelt vorhandene, aber im menschlichen Körper natürlicherweise nicht vorkommende chemische Stoffe, die auf das weibliche Hormonsystem einwirken, nennt man Xenoöstrogene (fremde, von außen

kommende Östrogene). Fremdöstrogene kommen in Pestiziden (Glyphosat!)[8], Insektiziden, Kosmetika, Weichmachern, Parfüms, Klebstoffen, Farben und Lacken vor.[9]

Normalerweise ist zum größten Teil die Leber dafür verantwortlich ein hormonelles Ungleichgewicht auszugleichen. Sind aber irgendwann zu viel schädliche Stoffe im Körper, um die sich die Leber kümmern muss, läuft das Fass über und der Östrogenspiegel kann nicht mehr ausbalanciert werden.

In der Schwangerschaft ist ein erhöhter Östrogenspiegel normal, hier findet ein exponentielles Wachstum statt, damit der Fötus wachsen kann. Ist man aber nicht schwanger und nimmt zu viele Östrogene auf, steigt das Krebsrisiko markant, weil sich die Zellen/Parasiten schneller vermehren.

5. **Schwermetalle:** Quecksilber, Cadmium, Blei, Palladium, Nickel, usw.
All diese Schwermetalle oder Teile davon, finden wir in unserem Leitungswasser. Übrigens schwimmen auch Hormone im Leitungswasser. Schwermetalle kommen des weiteren in Impfungen, in Lebensmitteln (Quecksilber ist z.B. in Fischen und Muscheln), Hautcremes, Hautlotionen und Lippenstiften vor. Schwermetalle können zu Schäden an der Erbsubstanz führen. Analysen von Krebsgeweben zeigen im Vergleich zu gesunden Geweben fast durchgängig höhere Konzentrationen von Schwermetallen. Außerdem rauben uns Schwermetalle wichtige, lebensnotwendige Mineralien. Quecksilber und Zink besitzen biochemisch betrachtet ähnliche Eigenschaften, daher stehen sie im Periodensystem auch in der gleichen Spalte. Zink ist wichtig für unser Immunsystem. Häufig leidet der Körper unter Zinkmangel. Fehlt dem Körper dieses Mineral, greift er zum Quecksilber und baut es in die eigenen Enzyme ein.

Viele Berufe haben in irgendeiner Form mit Quecksilber zu tun: z.B. bei der Verbrennung von Kohle in China, in den Minen Südafrikas und Zahnärzte, wenn sie Amalgamfüllungen legen bzw. herausnehmen.

Cäsium-137 ist in radioaktiver Strahlung (Tschernobyl!) und hat eine Halbwertszeit von ca. dreißig Jahren.[10] Die Pflanzen nehmen es auf und wenn Sie die Pflanze essen, gelangt das Cäsium auch in Ihren Körper. Es hat seinen Platz im Periodensystem in der gleichen Spalte wie das Element Kalium. Radioaktives Cäsium kann daher vom Körper mit Kalium verwechselt werden. Es wird vom Magen-Darm-Trakt vollständig resorbiert und verdrängt das im Körper befindliche Kalium.[11]

Arsen ist in Lebensmitteln vorzufinden, in höheren Mengen vor allem in Reis und in Reiswaffeln, die oft Kindern gegeben werden. Also Achtung![12]

Außerdem befindet sich Arsen in manchen Medikamenten (z B. in Arsentrioxid, einem Chemomittel gegen Leukämie oder in Melarsoprol, dass gegen die Schlafkrankheit helfen soll)[13] und in Impfstoffen (Pandemrix!).[14]

6. **Chemikalien:** Laut der amerikanischen Umweltbehörde, der **EPA** (**E**nvironmental **P**rotection **A**gency) werden in den USA täglich 37 Milliarden Kilogramm Chemikalien erzeugt! PRO TAG! Es gibt in unserer Gesellschaft 8.000 verschiedene Chemikalien.

Einiges an chemischen Substanzen finden wir in Hautcremes, Lotionen, Lippenstiften, etc., die dann über die Haut in unseren Körper gelangen. Zudem gelangen die Chemikalien in die Wasserversorgung, die Lebensmittel und in die Luft und dann schließlich ja auch wieder in unseren Körper. Forschungsergebnisse von zehn Neugeborenen zeigten im Nabelschnurblut im Durchschnitt 287 toxische Chemikalien an. Davon waren 208 karzinogen. In Tumoren kann man sämtliche dieser Chemikalien vorfinden.[15]

Die CDC in Amerika hat zehn Jahre lang Studien mit über 2.000 Teilnehmern durchgeführt; Proben aus Blut, Urin und Speichel ergaben einen Befund von 212 verschiedenen Chemikalien.[16]

Frauen nehmen im Jahr im Durchschnitt ein Kilogramm Kosmetika zu sich. Das sind ein Kilo Schleim und Schlamm, den die Leber erst einmal abbauen muss. [17]

7. **Impfungen:** Sie bestehen aus Schwermetallen, giftigen Substanzen, Fremdeiweißen und Fremderregern.

Meiner Meinung nach sind Impfungen hauptverantwortlich für die Entstehung von Leukämien bei Kindern! In Deutschland treten jährlich etwa 1.800 neu diagnostizierte Fälle von Krebs bei Kindern im Alter unter 15 Jahren auf. D.h. bei etwa jedem 420. Kind wird bis zu seinem 15. Geburtstag eine bösartige Krebserkrankung diagnostiziert. Seit 2009, dem Beginn der Krebserfassung bei allen Kindern und Jugendlichen bis zum 18. Lebensjahr, werden zudem durchschnittlich etwa 300 weitere Fälle pro Jahr gemeldet.

Dabei stellen die an Leukämie-Erkrankten mit 33,4% die größte betroffene Gruppe dar. An zweiter Stelle stehen Tumore des Zentralen Nervensystems mit 24,4% und Lymphome mit 10,9%. (Ermittelt in den Jahren 2004-2013.) Leukämiefälle machen etwa ein Drittel aller Krebserkrankungen bei den unter 15-jährigen aus. Häufigste Einzeldiagnose mit 26,5% ist die lymphatische Leukämie (LL). Sie ist bei den unter 5-jährigen mehr als doppelt so häufig auftretend, wie in den anderen Altersgruppen.

Die akute myeloische Leukämie (AML) ist mit 4,4% am häufigsten bei Kindern unter zwei Jahren zu finden![18]

Es kann möglich sein, dass Leukämie während der Schwangerschaft hervorgerufen wird. Meiner Meinung nach aber nur dann, wenn sich die Mutter in dieser Zeit Drogen, Medikamenten, Impfungen oder Alkohol ausgesetzt hat. Dann müsste das Kind aber bereits krank auf die Welt kommen. Eine Leukämieerkrankung tritt unter Kindern jedoch meist nicht unmittelbar nach der Geburt auf.

Im Alter unter fünf Jahren ist die LL am häufigsten vertreten, unter zwei Jahren die AML. Warum wird nicht dort geforscht, wo für Kinder die wirklich stärkste Belastung herrscht - und zwar durch Impfungen!? Leukämie ist eine Erkrankung des Immunsystems! Kleinkinder müssen stetig wachsen und gedeihen, sowohl innerlich als auch äußerlich! Ihr Nervensystem, ihr Gehirn, ihre Organe und allen voran ihr Immunsystem müssen sich noch voll ausbilden. Daher sind Kleinkinder grundsätzlich anfälliger was Krankheiten anbelangt. Alles ist erst im Aufbau!

Wieso erkranken geimpfte Kinder nach Impfungen an Autismus? Und wieso werden autistische Kinder wieder gesund, wenn sie explizit auf Parasiten und mit Schwermetallausleitungen behandelt werden? Parasiten lieben Müll in unserem Körper. Normalerweise kommt unser Immunsystem dagegen an. Aber der Organismus der Kinder kann eben nicht normal funktionieren, wenn sich das Immunsystem gerade in der Aufbauphase befindet und dann mit Giften bombardiert wird.

Die Nierenfunktion braucht mindestens zwei Jahre für ihre vollständige Entwicklung. Wie sollen die Nieren mit all den giftigen Impfsubstanzen fertig werden? Ist doch klar, dass Kinder Krankheiten wie Leukämien entwickeln. Und obendrauf bekommen die kranken Leukämiekinder dann Zytostatika - so lange bis ihre zarten Körper meist vollständig der Behandlung erliegen. Das sind massenmörderische Abschlachtungen. Menschen, die so mit unseren Kindern umgehen, gehören hinter Gitter!

8. **Kieferentzündungen, tote Zähne und Amalgamfüllungen, Zahnfleischentzündungen, giftige Zahnmaterialien aus Platin, Gold, Titan, Nickel, Kunststoff:** All dies schwächt unser System, da kontinuierlich Giftstoffe in unser Blut abgeben werden und diese sich überall im Körper absetzen. In der Zahnmedizin werden jährlich immer noch 75 Tonnen Quecksilber eingesetzt! Dieses Maß entspricht 24% des gesamt verwendeten Quecksilbers in der Europäischen Union.[19]

Fast jede Krankheit, die wir kennen, kann durch eine Quecksilbervergiftung verursacht oder verstärkt werden. Quecksilber spielt bei nahezu allen chronischen Erkrankungen eine Rolle. Und auch die anderen Schwermetalle aus dem Amalgam können eine Vielzahl von Beschwerden und Symptomen auslösen.

Neben Quecksilber (52%) befinden sich in Amalgamfüllungen außerdem Kupfer (20%), Silber (16%) und Zinn (12%). Die Kombination aus diesen ganzen Metallen intensiviert die Toxizität im Körper - was aber bis heute von der Schulmedizin geleugnet wird.[20]

Die oberen und unteren Backenzähne sind direkt mit den Drüsen der Brust verbunden. Besonders von hier aus besteht die Gefahr für Brustkrebs, falls diese Zähne nicht ordentlich saniert und mit toxischen Materialien belastet sind. In den USA werden jährlich etwa dreißig Millionen Wurzelbehandlungen durchgeführt. Die meisten dieser Behandlungen wären jedoch nicht notwendig.

Wurzelbehandlungen werden gemacht, wenn der oder die Zähne nicht gefüllt werden können. Es wird der zentralste Teil - der Nerv mit seinem umliegenden Gewebe entfernt. Als Ergebnis haben wir ein totes Stück Knochen in unserem Kiefer herumliegen. Hier findet keine Zirkulation mehr statt. Während der Wurzelentfernung versucht der Zahnarzt alle Bakterien zu beseitigen. Allerdings ist das unmöglich, denn es gibt unzählige kleine Kanäle im Dentin (Zahnbein). So bleiben Bakterien und vermutlich auch unsere Trichomonaden, die ja sowieso vermehrt im Mundraum verbreitet sind, erhalten. Sie können sich hier wunderbar einnisten und vermehren, da sie ja den Sauerstoffmangel lieben.

Zwar bekommt man nach der Wurzelbehandlung eine Füllung in dem Bereich, in dem der Nerv und das Gewebe entfernt wurden, dennoch versiegelt dies nicht all die vorhandenen kleinen Kanäle. Eine Wurzelbehandlung bildet also eine kleine feine Brutstelle für Bakterien und Parasiten. Diese wiederum geben dort ihre Toxine ab, die angeblich tausendmal toxischer sind als andere Bakterien.

Bereits vor über hundert Jahren wurde entdeckt und gut dokumentiert, dass anaerobe Bakterien degenerative und chronische Erkrankungen verursachen. 1923 wurde diese Studie abgeschlossen. Sechzig Zahnärzte kamen in einem Bericht von tausend Seiten zu dem Schluss, dass es keine sichere Methode für eine Wurzelbehandlung gibt.

Trotzdem wird diese Behandlungsweise noch immer angewendet.

9. **Medikamente:** Jeder weiß vermutlich über die Nebenwirkungen und Wechselwirkungen bei der Einnahme von mehreren Medikamenten Bescheid. Auch eine zu hohe Dosis eines Medikaments oder ein unnötiges Medikament fördern den Krebsfluss. Unnötig sind beispielsweise Cholesterinsenker (Statine), denn sie tragen in keiner Weise dazu bei, eine Arteriosklerose oder einen Herzkasper zu verhindern. Im Gegenteil - sie fördern all diese Erkrankungen, und dazu noch die Entstehung von Krebs.[43]

Der häufig verwendete Wirkstoff Acetyl-Salicyl-Säure (ASS), wie er unter anderem besonders in Aspirin-Tabletten zum Einsatz kommt, hat gravierende gesundheitsschädigende, zuweilen tödliche Nebenwirkungen. ASS vermindert die Beweglichkeit der Spermien und hat also ursächlich Anteil an einer Unfruchtbarkeit.[21]

- ASS schädigt bei längerer Einnahme Magen, Darm, Leber und Nieren. ASS kann Schleimhautreizungen (Morbus Crohn, Colitis ulcerosa), sowie Magen- und Darmgeschwüre verursachen.
- ASS kann im dritten Schwangerschaftstrimester zu einem tödlichen Verschluss des Ductus Arteriosus (Verbindung zwischen Hauptschlagader und Lungenarterie) beim ungeborenen Kind führen. Sowieso erhöht ASS das Risiko einer Fehlgeburt erheblich. Die Einnahme von Aspirin oder Ibuprofen während einer Schwangerschaft bringt eine um 80% höhere Wahrscheinlichkeit einer Fehlgeburt.
- ASS schädigt das zentrale Nervensystem, das Atemzentrum, stört die Blutgerinnung (unstillbares Nasenbluten!) und kann erwiesenermaßen Asthma und Tinnitus hervorrufen.
- ASS hemmt die Aufnahme von Vitamin C.
- Bei längerer Gabe führte ASS in Tierversuchen bei Ratten und Mäusen, während der Tragzeit, zu Fehl- und Missbildungen, sowie zu Tumoren und steht daher stark in Verdacht auch beim Menschen kanzerogen zu wirken.

Kinder kommen krank auf die Welt und man weiß nicht wieso. Wir sollten überdenken was wir uns vor und während der Schwangerschaft alles einwerfen.

In der Stoffdatenbank GESTIS können Sie noch unzählige weitere, heftige Nebenwirkungen von ASS nachlesen.[22]

Amerikaner konsumieren über 15.000 Kilogramm Aspirin täglich. Das entspricht ca. 17 Gramm im Jahr pro Person. Und dies wiederum sind 34 Tabletten pro Jahr, pro Person. Ibuprofen und Diclofenac sind zwei weitere oft verwendete Arzneichemikalien. Sie können u.a. das Risiko auf einen Herzstillstand um bis zu fünfzig Prozent erhöhen.[23] Auch erhöhen diese Mittel insbesondere das Risiko für Nierenkrebs.

Zwischen 1940 und 1980 wurde sechs Millionen Frauen in Amerika die Arznei Hylstilbestrol (DES) verabreicht. Von dieser Arznei wusste man von Beginn an, also vor der Verabreichung, dass sie extrem giftig war und kongenitale Fehlinformationen auslöste. Dennoch wurde sie in großem Umfang verschrieben. Angeblich, um Fehlgeburten zu vermeiden.

Die University of Chicago machte später, 1952, ergänzende Kontrollstudien, die zusätzlich bewiesen, dass DES gar nicht wirkte. Doch den geldgeilen Pharmazievertreibern war das völlig egal. Das Mittel wurde weiterhin vermarktet. Nun wuchs eine Generation von DES-Töchtern mit Vaginalkrebs und DES-Söhne mit Hodenkrebs heran. *„Unter Frauen, denen DES verabreicht wurde, kommt es achtmal häufiger zu Krebsfällen, als normalerweise.“* So Dr. Robert Mendelson, Kinderarzt, medizinischer Historiker und Kritiker heutiger medizinischer Praktiken.[24]

Eine Studie aus dem Jahr 1994 im *Journal of the National Cancer Institute* und dem *Journal of the Federation of Experimental Biology* warnte davor, dass Antihistaminika und Antidepressiva (u.a. Prozac) Chemikalien beinhalten, die für ihre krebswachstumsbeschleunigenden Wirkungen bekannt sind.

New England Journal of Medicine: *„Insgesamt 51% aller zugelassenen Medikamente haben ernste Nebenwirkungen, die vor Ihrer Zulassung nicht erfasst wurden.“*[24]

Nichtsteroide, entzündungshemmende Medikamente (NSAID) wie Aspirin, Ibuprofen und Paracetamol (Acetaminophen) werden als harmlose Medikamente eingestuft, jedoch bewirken sie pro Jahr im Schnitt:

- 200.000 Fälle gastrointestinaler Blutungen, davon zwischen 107.000 und 120.000 Todesfälle
- Magengeschwüre, Toxizität, Kopfschmerzen und das Reyes-Syndrom (= im Vordergrund stehen bei diesem Krankheitsbild eine fettige Degeneration der Leber und eine Gehirnschädigung) bei Kindern
- sie sind der hauptsächliche Grund für Nierenerkrankungen

Da fast alle Medikamente aus giftiger Chemie bestehen und diese lediglich eine Symptomenunterdrückung bewirken, können wir uns mit solchen Substanzen auf die Dauer nichts Gutes tun. Wir schädigen uns damit nur, machen das eigentliche Krankheitsgeschehen nur noch aggressiver und/oder züchten uns zudem noch weitere Krankheiten hinzu. Medikamente lösen Angstzustände, Bluthochdruck, Depressionen und Krebs aus.

Ein richtige Hardcore-Arznei ist auch das Antidepressivum Prozac. Es hat 575 bekannte Nebenwirkungen. Bevor Prozac zugelassen wurde, gab es 76 Todesfälle, die der FDA nicht mitgeteilt wurden. Heute sind bei der FDA über 1.800 Selbstmorde und über 1.300 Todesfälle im Zusammenhang mit der Anwendung von Prozac registriert. Es verursacht Angstzustände, Nervosität, Zitteranfälle, Schwindel, Herzanfälle, Persönlichkeitsstörungen, Herzstillstand, Wahnvorstellungen, Koma, usw.[24]

10. **Antibiotika:** Sie töten auch die guten Bakterien in unserem Darm. In unserem Darm befindet sich allerdings mindestens siebzig Prozent unserer Immunabwehr. Logische Konsequenz: Je mehr Antibiotika, umso mehr steigt die Gefahr auf ein Krebsleiden oder andere Erkrankungen.

Monsanto´s Roundup ready (Bestandteil Glyphosat) ist auch eine Art Antibiotikum. Es schädigt unsere guten Darmbakterien, unsere Darmflora und erzeugt ein vermehrtes Wachstum schlechter Darmbakterien und anderer Mikroben.

Roundup bindet sich an bestimmte Spurenelemente, wie z.B. Zink. Es kann in dieser Veränderung nicht vom Körper assimiliert werden. Zinkmangel wird oft bei Krebspatienten vorgefunden.

Roundup ready ist wissenschaftlich nachgewiesen kanzerogen.[25,26]

11. **Bispehenol A (BPA):** Ein Plastik-Weichmacher in Plastikflaschen, Babyfläschchen, Babyschnullern. Ca. achtzig Prozent der im Supermarkt erhältlichen Lebensmittel kommen mittlerweile mit Plastik in Kontakt.

Tipp: Babyschnuller oder Flaschensauger mit 1-2 Päckchen Backpulver für 15-20 Minuten in Wasser auskochen. Entzieht die Weichmacher!

Der Plastikstoff Bisphenol A, entfaltet bereits in geringfügigen Mengen hormonartige, östrogene Wirkung. Bisphenol A wird vor allem mit dem Prostatakarzinom,[27] sowie auch mit Fettleibigkeit und Unfruchtbarkeit in Verbindung gebracht. Bei mehr als neunzig Prozent aller Menschen ist BPA im Urin nachweisbar.[28]

Das Plastikproblem ist vor allem auch ein riesiges Müllproblem. Weit über 280 Millionen Tonnen Plastik werden jährlich weltweit produziert, 19,5 Millionen davon allein in Deutschland.

12. **PCB (polychlorierte Biphenyle):** Sie können das menschliche Hormonsystem, das Nervensystem und das Immunsystem schädigen, Schilddrüse, Leber und Nieren angreifen und zu Unfruchtbarkeit führen.

PCB sind krebsauslösende organische Chlorverbindungen, sie dienten als Weichmacher in Fugendichtungsmassen, aber auch in Farben, Lacken, Klebstoffen und als Flammschutzmittel in Deckenplatten. Bis 1989 wurden rund 1,3 Millionen Tonnen PCB hergestellt. Davon stammte etwa die Hälfte aus den Fabriken des US-Konzerns Monsanto.

PCB kann sich besonders im Fettgewebe und in der Muttermilch anreichern. So kann bei Säuglingen die Aufnahme um den Faktor 50 über der von Erwachsenen liegen. Laut Umweltmedizinern ist jedes zwanzigste Kind zu hoch mit PCB belastet. Des Weiteren fanden Toxikologen Hinweise darauf, dass die Belastung im Mutterleib zu Aufmerksamkeitsdefizitsyndromen und zu unterdurchschnittlichen Intelligenzquotienten führen kann.

Aufgrund der Schädlichkeit stellte die USA 1977 die Herstellung und Verwendung von PCB komplett ein. Als letzte Firma folgte mit einem Verzicht von PCB der deutsche Großkonzern Bayer, allerdings erst 1983. Seitdem geht die PCB-Belastung zwar zurück, nach Angaben des Bundesumweltamtes nimmt es die Bevölkerung jedoch immer noch in bedenklichen Mengen über die Nahrung zu sich. PCB haben sich nämlich überall auf der Erde ausgebreitet, sie sind in der Atmosphäre, in den Gewässern und im Boden allgegenwärtig nachweisbar. Es wird wahrscheinlich noch mehr als hundert Jahre dauern, bis die Aufnahme von PCB durch die Muttermilch unter der von der WHO tolerierten Maximalgrenze pro Tag liegt.[29]

13. **Aluminium:** In Impfungen!, in Alufolie, in manchen Kochgeschirren, in Deos bzw. diversen anderen kosmetischen Produkten und in Lebensmitteln. Laugengebäck enthält z.B. oft viel Aluminium, wenn es auf Aluminiumblechen gebacken wurde - die flüssige Lauge nimmt das Aluminium des Blechs auf. Da Kleinkindern gerne Laugenbrezeln gegeben werden, achten Sie unbedingt darauf, wo Sie diese Brezeln kaufen. Es gibt Bäckereien, die Laugenbrezeln bewusst nicht auf Alublechen backen.

14. **Alkohol:** Sowohl Alkohol als auch Aluminium verdrängen Eisen von seinen Bindungsstellen in Transferrin und Ferritin. Freies Eisen gilt als krebserregend und zellzerstörend.[30]

15. **Strahlungen:** Röntgenstrahlung sowie radioaktive und elektromagnetische Strahlung können Krebswachstum auslösen.

Dr. Connealy berichtete, dass ein Gehirn per Tomographie nach der Nutzung eines Mobiltelefons untersucht wurde. Nach vier Stunden wies das Gehirn immer noch Entzündungen auf. Dr. Devras Davis (Präsident der Umwelt- und Gesundheitsvereinigung) bestätigt, wie auch andere Ärzte und Wissenschaftler: *„Handys verursachen Hirntumore.“*[31]

Besonders Kinder sind für die schädlichen Auswirkungen von Handystrahlung anfällig, sogar schon im Mutterleib! Daher sollte der Handygebrauch besonders in der Schwangerschaft eingeschränkt werden.

Mobiltelefone und auch die Übermittlung von kabellosen Internetsignalen senden Hochfrequenzstrahlungen (oder genannt: RFR von engl. Radiofrequency radiation) ab.

Bis vor kurzem beharrten viele „Gesundheitsexperten“ darauf, dass die RFR viel zu wenig Energie habe, um den Körper in einem solchen Ausmaß zu schädigen, dass Tumore entstehen könnten. Leider behaupten dies manche „Experten“ immer noch.

Doch es gibt zunehmend mehr und mehr Erkenntnisse, die bestätigen, dass genau dies nicht der Fall ist! Schon im Jahr 2010 fand die internationale Interphone-Studie heraus, dass der Gebrauch von Handys über zehn Jahre hinweg und länger mit einem um vierzig Prozent erhöhten Risiko für Hirntumore, einem um dreihundert Prozent höheren Risiko für Tumore an den Hörnerven und einem ebenfalls erhöhten Risiko für Tumore in der Ohrspeicheldrüse in Zusammenhang steht.

Im Jahr 2015 kam bei Untersuchungen über die biologischen Auswirkungen von Hochfrequenzstrahlungen heraus (veröffentlichte Studie der *Electromagnetic Biology and Medicine*), dass die Strahlung, die durch die Nutzung von Handys oder kabellosem Internet absorbiert wird, oxidativen Stress auslöst - ein Zustand, in dem die antioxidative Kapazität des Körpers überfordert ist und freie Radikale entstehen. Freie Radikale schädigen unser Immunsystem und werden neben Krebs mit vielen weiteren Erkrankungen, wie Herzkrankheiten und Demenz, in Verbindung gebracht.

Laut Dr. Davis nimmt ein Kindergehirn bei derselben Strahlungseinwirkung doppelt so viel Strahlung auf, wie das Gehirn eines Erwachsenen.[32]

Unter diesem Link https://www.diagnose-funk.org/ können Sie Einsicht in ausführliche Studien nehmen, die alle nachweisen, welche Auswirkungen Strahlungen auf unseren Körper haben können: Schädigungen der Spermien, Unfruchtbarkeit, Krebs, DNA-Schädigungen, Öffnung der Blut-Hirn-Schranke, und so weiter und so fort.

16. **Gestörte Standorte:** Es gibt den Sachverhalt der sogenannten Krebsbetten. Nachweislich können bei längerem Aufenthalt an bestimmten Schlafplätzen (oder Arbeitsplätzen), gesundheitliche Beschwerden auftreten.

Dies geschieht durch geopathische Stör- oder Reizzonen, das sind kraftzehrende Plätze, sogenannte „Wasseradern“, „Erdstrahlen“, oder wie auch immer man diese geopathischen elektromagnetischen Felder nennen mag.

Rutengänger predigen schon seit über siebzig Jahren, dass Krebs durch jahrelange biologisch-physikalisch ungünstige Einflüsse am Schlafplatz entstehen kann.

Anfangs dachte ich, so etwas sei vollkommener Quatsch. Aber es gibt sehr gute Literatur dazu. Unter anderem sind in dem Buch „Die Heilkunst von Morgen - Die Lösung des Krebsproblems“ Hunderte von Fallbeispielen aufgelistet, in denen beschrieben wird, dass Menschen ernsthafte gesundheitliche Probleme (auch Krebs!) hatten, und diese urplötzlich wieder verschwanden, „nur“ aufgrund eines stattgefundenen Standortwechsels.

Es ist für mich inzwischen sehr verständlich und nachvollziehbar, dass Krankheiten an solchen Plätzen entstehen können.

Der Mensch reagiert mehr oder weniger sensibel auf elektrische und magnetische Umweltreize.

Auf die Welt kommt jeder elektromagnetisch-hochsensibel. Daher sind Babys mit die besten Rutengänger. Ihr Baby wird sich da einen Schlafplatz suchen, wo keine Störfelder existieren. Und wenn Ihr kleiner Frischling nachts die ganze Zeit weint, so kann es gut möglich sein, dass Ihr Kleines auf einem verstrahlten Platz liegt.

Der menschliche Körper wirkt wie eine lebende Antenne und nimmt alle diese Störfelder und Strahlungen auf. Es ist wissenschaftlich bewiesen, dass gewisse Orte einen Einfluss auf unsere Körperzellen, unsere Organe und unsere Stoffwechselfunktionen haben. Beeinflusst werden wir alle, egal ob wir uns der Strahlung bewusst sind, oder nicht.

Auch bei Pflanzen und Tieren ist empirisch nachweisbar, dass es Strahlensucher und Strahlenflüchter gibt. Auf „Reizzonen“ gedeihen Strahlensucher: Ameisen, Bienen, Maulwürfe, Schlangen, Wespen, Mücken, Insekten. Dort, wo sich viele Ameisen ansammeln, sollte kein Haus gebaut werden.

Strahlenflüchter sind: Hunde, Kühe, Pferde, Schafe, Schweine, Vögel, usw. Sie meiden sogenannte „Wasseradern“. Wissen Sie, was die Geschichte mit dem kinderbringenden Storch auf sich hat?

Es war gut ein Schwalbennest im Haus oder ein Storchennest auf dem Dach zu haben. Brütet dort ein Storch, so ist es sinnvoll darunter ein Schlafzimmer einzurichten: denn das bedeutet Kindersegen - dort liegen keinerlei geopathische Störfelder vor.

Pflanzen reagieren auf geopathische Reizzonen, indem sie Wachstumsstörungen zeigen und nicht gut gedeihen. „Strahlenflüchter“ sind: Apfel, Birne, Pflaume, Marille, Birke, Buche, Linde, Ulme, Nussbaum, Rose, Flieder, Kartoffel.

Pflanzen, die „Reizzonen" suchen, sind: Lärche, Holunder, Mistel, Farne, Brennnessel.

Vor herannahenden Gewitterfronten verstärken sich „geopathische Störfelder und Wasseradern" deutlich.

Die gesamte seriöse Literatur zu diesem Thema warnt vor Angeboten zu einer Abschirmung oder Entstörung der krankmachenden Orte. Die einzige Lösung ist: Ausweichen und das Bett bzw. den Arbeitsplatz verschieben - auf einen strahlenfreien Platz.[33]

17. **Krebsfrüherkennungen:** Onkologen nutzen Zucker, um das radiologische Molekül in die Krebszelle zu bringen, damit es mit Hilfe der Röntgenstrahlen sichtbar gemacht werden kann. Zwar weiß der Onkologe, dass Zucker den Krebs fördert, dennoch nutzt er ihn als trojanisches Pferd.

Bei der Mammographie wird die Brust gequetscht - der Tumor wird also nach innen in den Körper gedrückt und kann demzufolge leichter metastasieren.

Hinzu kommen noch die ganzen Strahlenbelastungen, die während der Untersuchungen anfallen und die erst recht den Krebs fördern. Aufgrund der Mammographie entwickelt sich ein um zwei bis vier Prozent höheres Risiko an Krebs zu erkranken.[34]

Biopsien sind gefährlich! Denn sobald die Nadel in Ihr tumoriges Gewebe sticht, fangen die Krebserreger an sich auszubreiten/zu metastasieren.

18. **Schadstoffe, wie Rauchen und Asbest:** Die Gefahr, die von diesen beiden Schadstoffen ausgeht, wurde von der Wissenschaft nahezu hundert Jahre lang erfolgreich verleugnet. Erst seit 1995 wurde die Asbestfaser, die hauptsächlich Verwendung als Asbestzement fand, in Deutschland verboten. Doch noch heute haben wir Krebspatienten, deren Erkrankung eindeutig auf Asbest zurückgeht.

Rauchen soll für etwa dreißig Prozent aller Krebsfälle verantwortlich sein.[35]

Beim Abbrennen einer Zigarette werden bis zu 4.800 chemische Verbindungen freigesetzt, mehr als zweihundert davon sind giftig, mindestens fünfzig sind krebserregend. (Einige Quellen sprechen sogar von bis zu 9.600 chemischen Verbindungen, von denen 69 Krebs verursachen können.) Vor allem der durch das Abbrennen entstehende Teer in der Zigarette führt zu Krebs. Der Teer verklebt die Flimmerhärchen der Lunge, setzt sich in den Atemwegen fest und geht auch in den Blutkreislauf über. Durch den Teer entsteht typischerweise der bekannte „Raucherhusten", der nichts anderes ist als eine chronische Bronchitis. Der Körper wird die klebrigen Rußteilchen des Teers nicht mehr los und über die Jahre sammelt sich eine Menge davon im Körper an: Wer jeden Tag zehn Zigaretten raucht, atmet im Lauf eines Jahrzehnts rund ein halbes Kilo Teer ein!

Doch auch viele andere Stoffe im Tabakrauch wirken krebserregend: Schwermetalle wie Quecksilber, der Kunststoff Vinylchlorid, aus dem Plastikfolien gemacht werden; Formaldehyd, mit dem Leichen konserviert werden; der im Tränengas enthaltene Stoff Akrolein; Phenole, die sich in Schädlingsbekämpfungsmitteln finden, oder das Rattengift Arsen, um nur einige wenige zu nennen.[36]

19. **Strahlentherapie und Chemotherapie:** Ja, richtig, die Strahlen- und Chemotherapien an sich, erzeugen sekundären Krebs. Zytostatika weisen zum Teil karzinogene, mutagene und reproduktionstoxische Eigenschaften auf.[37] Aber man muss eigentlich nicht einmal den Beipackzettel lesen, um zu wissen, dass solche Gifte keine gesundende Behandlungsweise darstellen.[38]

Durch die Zytostatika wird der Krebs genau dem ausgesetzt, wovon er lebt. Es ist doch mehr als sinnlos, einen bereits erkrankten Menschen mit solchen Chemikalien zu behandeln.

Menschen werden nicht krank, weil sie Krebs haben, sie sind VOR DEM KREBS krank!

Woher sollen die Strahlen- und die Chemogifte unterscheiden können was das Gute im Körper ist und was das Schlechte, dass sie vernichten müssen?!

Ärzte müssen sich zur Chemobehandlung spezielle, extrem dichte Schutzhandschuhe oder besser gleich zwei Paar Handschuhe (double-gloving) unterschiedlicher Materialien (zum Beispiel Latex und Nitril) anziehen.

Machen sie dies nicht, folgen verbrannte, verätzte Hände. Außerdem tragen die Ärzte zusätzlich einen Schutzmantel, Schutzschuhe und Schutzmaske. All diese Dinge müssen anschließend als Sondermüll entsorgt werden.

Die Chemogifte sind so extrem aggressiv, dass man sie nicht auf normalem Wege in die Venen einflößen kann, weil sie die Venen sonst verätzen würden. Daher wird die Chemo dem Patienten durch einen Hickman-Spezial-Katheter „direkt" ins Herz eingeflößt. Die Katheterspitze wird direkt vor das Herz gelegt, wo der Venendurchmesser sehr groß ist und die Katheterspitze nicht mehr die Arterienwände berühren kann und das Chemogift somit direkt in die Herzkammer läuft.

Eine „Wissenschaftlerin" aus Paris namens Madame Curie erforschte die radioaktive Strahlung und meinte (um 1911), radioaktive Strahlung sei eine einfache und nichttoxische Methode zur Behandlung aller Krebsarten. Diese Frau wurde von den Medien geliebt, da sie - wie sehr wenige andere Menschen vor ihr - bereits zwei Friedensnobelpreise erhalten hatte. Ja, das machte sie sehr beliebt und man schenkte ihrer Aussage, dass Strahlung ungiftig sei und Krebs vernichten könne, Glauben.

Den Krebs vernichtet die Strahlung ja auch, sowie zudem den Menschen und auch Frau Curie. Sie starb nämlich an den Strahlenbelastungen durch ihre Experimente. Ihre Notizbücher sind heute noch so stark verstrahlt, dass sie nur unter besonderen Schutzmaßnahmen verwendet werden dürfen. Und das wird noch mindestens bis zum Jahre 3511 so bleiben.[39]

Eine Initiativgruppe russischer Wissenschaftler und Fachleute untersuchte die Ursachen der steigenden Verbreitung von Krebserkrankungen und deren ineffektive Behandlung mit schulmedizinischen Verfahren. Es wurde festgestellt, dass Zytostatika und jegliche ionisierende Strahlung die Krebszellen nicht töten, sondern den Zerfall von Tumoren fördern. Zudem entstehen in der Folge besonders lebensfähige Mikroformen, die durch die Blut- und Lymphflüssigkeit im gesamten Körper verbreitet werden und Metastasen bilden können.

Anfangs entsteht das trügerische Bild der Verringerung von Tumoren, doch nach einer gewissen Zeit (zwischen einigen Monaten und zwei bis drei Jahren) entsteht wieder eine Vielzahl von Metastasen, oder es findet eine Rückkehr der „behandelten" Geschwulst statt und der Mensch stirbt.

All diese Belastungen erzeugen nur eines in Ihrem Organismus: Stress und abermals Stress! Für Parasiten stellen alle diese Toxine ein Zehn-Gänge-Menü dar. Sie wachsen und wachsen und wachsen, und Tumore mit ihren sogenannten Metastasen entstehen.

20. **Verlusterlebnisse und Traumata:** Unter Verlusterlebnisse und Traumata fallen zum Beispiel der Verlust einer wichtigen Bezugsperson durch Tod, Trennung oder Scheidung, der Verlust des Arbeitsplatzes, Mobbing, Gewalteinwirkung und Missbrauch.

Derartige Kränkungen können uns besonders dann gefährlich werden, wenn in unserem Zellgedächtnis ein frühkindliches Trauma gespeichert ist, dass durch jede neue Verletzung reaktiviert wird und langanhaltenden Stress auslöst. Denn alle ähnlichen Traumata werden quasi im selben Fach abgelegt. Ähnliche Verletzung bewirken eine Konditionierung dieses Menschen in eine bestimmte Richtung, machen ihn besonders anfällig und können schließlich durch einen Synergieeffekt zu einem Supergau eskalieren.[40]

Das Stressreaktionssystem von Körper und Gehirn, das die Kampf- und Fluchtreaktionen regelt, sendet mit seinem Nervus Sympathikus an Ihre Nebennieren: „Los, Stresshormone ausschütten! Adrenalin! Cortisol!“ Daraufhin beginnt Ihr Herz zu schlagen, die Pupillen weiten sich, die Atemwege öffnen sich und Sie sind bereit zu kämpfen bzw. wegzulaufen.

Das ist ein dankenswerter Vorgang in unserem Körpers, wenn wir uns z.B. tatsächlich in einer Gefahr befinden und ernsthaft bedroht werden. Problematisch wird es jedoch, wenn dieses System mit der daraus resultierenden Dauererregung immer und immer wieder aktiviert wird. Das Immunsystem wird dadurch enorm geschwächt.

Aus einem Lebensretter wird so ein Gesundheitsrisiko, was zu Krebs und anderen chronischen Krankheiten führen kann. Kinder reagieren besonders empfindlich auf diese wiederholten Stressaktivierungen, weil sich die Funktionalität ihrer Gehirnstruktur, das Immunsystem und das Hormonsystem erst noch vollständig entwickeln müssen.[41]

Wenn wir auf die Welt kommen, benötigen wir Luft zum Atmen, gute Nahrung und Liebe. Sind diese drei Dinge vorhanden, reguliert sich unser System von selbst und produziert alles, was für das Wachstum und den Erhalt des Körpers notwendig ist. Dank unserer Selbstheilungskräfte könnten wir damit hundert Jahre alt werden.

Zwei entscheidende Dinge, die wir erwerben müssen und die die Grundlage für ein gesundes Leben bilden, sind Urvertrauen und Autonomie. Autonomie bedeutet so viel wie Selbstständigkeit, Unabhängigkeit, Souveränität. Nach Werner Meinhold heißt Urvertrauen: Weil ich existiere, habe ich auch eine Existenzberechtigung. Urvertrauen schafft Selbstsicherheit und Selbstakzeptanz, das Gefühl, wertvoll zu sein und sich selbst lieben zu können und damit die Grundlage dafür, dass wir in Liebe zu uns selbst unser Leben wagen können, was wiederum die Voraussetzung für die Entstehung einer autonomen Persönlichkeit ist.

Wenn Urvertrauen und Autonomie entstehen konnten, bleiben wir im Energiefluss und sind gesund. Wir können unsere Selbstheilungskräfte entfachen, kreativ sein und die Begabungen ausschöpfen, die in uns schlummern.

„Wenn dein Kind klein ist, gib ihm Wurzeln, wenn es älter wird, gib ihm Flügel!“
- J. W. Goethe

Leider können vielen Menschen keine Flügel wachsen, da diese ihnen zu früh gestutzt wurden. Häufig misslingt die Entstehung von Urvertrauen und Autonomie, wenn die Ich-Entwicklung durch ein pränatales oder frühkindliches Trauma nachhaltig gestört wurde. Frühkindliches Leid sind:

- pränatale Traumata: z.B. Abtreibungsversuch oder Ablehnung einer Schwangerschaft durch Vergewaltigung → die Gefühle der Schwangeren werden in allen Zellen des mit ihr in Symbiose lebenden Embryos gespeichert
- postnatale Traumata: z.B. die Ablehnung des Neugeborenen, Missbrauch, Scheidung der Eltern, häusliche Gewalt, emotionale und körperliche Vernachlässigung

Anstelle von Urvertrauen entstehen Ängste und Hilflosigkeit. Dieses Kind hat kaum eine Chance sich selbst zu lieben. Da Liebe aber existenznotwendig ist, müssen sich diese Menschen die Liebe auf dem Umweg über andere Menschen holen. Sie laufen der Liebe hinterher, indem sie sich stets anpassen und bestens funktionieren, immer bemüht, perfekt zu sein und keine Fehler zu machen. So mündet die Energieachse aber nicht in Autonomie, sondern driftet in Fremdbestimmung ab.

Diese Menschen hinterfragen nicht, sondern verinnerlichen die Regeln, die ihre Umwelt ihnen eingetrichtert hat. Die eigenen Bedürfnisse werden verdrängt und können nicht gelebt werden. Es wird ein selbstentfremdetes Leben geführt. In Extremfällen mündet dies auch in einem starken Helfersyndrom, was unsere Kultur als eine Tugend wertet, da diese Menschen gut funktionieren und nicht NEIN sagen können. In Wirklichkeit aber, und das ist das große Problem dabei, leben diese Menschen in einem ständigen inneren Konflikt, der Ihnen sehr viel Energie abverlangt.

Wir alle sind einmalige, unverwechselbare Individuen und müssen der Autor unseres eigenen Lebens werden. Wenn wir andauernd gegen unser eigenes Ich, unsere Autonomie, verstoßen, so vergewaltigen wir uns quasi selbst, und das macht uns krank.

Wenn wir unsere Einmaligkeit nicht ausleben, sind wir nicht ganz (=heil), und unsere Seele kann uns in Form einer Krankheit eine Aufforderung zur Änderung in den Körper schicken.

Es gilt, das frühkindliche Trauma aufzulösen und das Erlangen von Autonomie und Urvertrauen zu erlernen, um die geknickte Energieachse wieder aufzurichten, damit die Seele das Körpersymptom loslassen kann. Doch um der Autonomie zum Durchbruch zu verhelfen müssten die meisten das opfern, was ihnen Sicherheit, Schutz, Halt und Anerkennung gibt. Und sie müssten selbst aktiv werden, Eigenverantwortung übernehmen und grundlegende Änderungen im Leben vornehmen. Bequemer ist es daher für die meisten, sich einer Behandlung der Schulmedizin zu überlassen, auch wenn diese das Zauberwort nicht kennt und auch keine Heilung versprechen kann.

Dem modernen Menschen ist das Gefühl abhandengekommen, dass ein selbstentfremdetes Lebensmuster drastische Auswirkungen haben kann.

Wir müssen davon loskommen nach sekundärer Größe (Ansehen, Reichtum, Ehre, Titel, Beliebtheit) zu streben und uns stattdessen durch unsere primäre Größe definieren. Also durch das, was der Mensch wirklich ist - seinen Charakter, seine Authentizität, seine tiefsten Träume und Wünsche. Wenn wir nach der primären Größe leben, erlangen wir Seelenfrieden, Stolz auf die eigene Leistung, erfüllende Beziehungen und obendrauf gibt es die sekundäre Größe auch noch dazu geschenkt.

Äußerer Erfolg ist nichts wert, solange er nicht mit einer Art innerem Erfolg gepaart ist.

Leben Sie Ihr SEIN und nicht den SCHEIN![42]

Jedoch nicht nur Stress, den wir uns von außen über Toxine zufügen, lässt Parasiten und somit Krebs aufleben, sondern insbesondere auch mentaler, emotionaler und physischer Stress fördert den Krebs.

Jegliche Form von Stress lässt Krebs entstehen!

Beachten Sie auch:
Alle Arten von Stress können zusammenhängen bzw. einander bedingen.

Verweise:

1. http://www.mercola.com/article/aspartame/hidden_dangers.htm
2. https://www.ncbi.nlm.nih.gov/pmc/articles/PMC2430255/
3. http://www.wfg-gk.de/gesund7.html
4. http://www.spiegel.de/spiegel/print/d-87997205.html
5. http://fluorid-info.beepworld.de/
6. https://www.wasserklinik.com/fluoride-sind-toxisch-erst-recht-fuer-kinder/
7. https://www.ncbi.nlm.nih.gov/pubmed/12927427
8. https://www.ncbi.nlm.nih.gov/pubmed/23756170
9. http://www.brustkrebs-info.de/patienten-info/index.php?datei=patienten-info/risikofaktoren_vorbeugung/umwelt_ernaehrung_brustkrebs_pt3.htm
10. http://www.radioaktive-strahlung.org/radioaktivitaet/isotope.htm
11. http://www.periodensystem.info/elemente/caesium/
12. http://www.sueddeutsche.de/panorama/snack-fuer-kleinkinder-bundesinstitut-warnt-vor-arsen-in-reiswaffeln-1.2552928
13. http://www.pharmazeutische-zeitung.de/index.php?id=medizin1_43_2004
14. https://einarschlereth.blogspot.de/2013/04/schwedischer-arzt-findet-arsen-und-zinn.html
15. Dr. med. William Davis - Weizenwampe, der Gesundheitsplan, 1. Auflage 2016
16. https://www.cdc.gov/exposurereport/
17. Die Wahrheit über Krebs, Ty Bollinger, DVD
18. https://www.krebsdaten.de/Krebs/DE/Content/Publikationen/Krebs_in_Deutschland/kid_2015/kid_2015_kinder.pdf?__blob=publicationFile
19. http://www.umweltbedingt-erkrankte.de/umweltpolitik/273-amalgam-verbot- zahnmedizin.html
20. http://www.soz-etc.com/med/amalgam/Mutter_amalgam-zivilisationskrankheiten.htm

21. http://www.mmnews.de/index.php/i-news/9450-warnung-vor-aspirin-und-statin
22. http://gestis.itrust.de/nxt/gateway.dll/gestis_de/491133.xml?f=templates$fn=default-doc.htm$3.0
23. https://academic.oup.com/ehjcvp/article/2739709/Non-steroidal-anti-inflammatory-drug-use-is?searchresult=1
24. Dr. Leonard Coldwell, Instinktbasierte Medizin, 1. Aufl. 2015
25. https://www.ncbi.nlm.nih.gov/pubmed/23756170
26. https://enveurope.springeropen.com/articles/10.1186/s12302-014-0014-5
27. http://journals.plos.org/plosone/article?id=10.1371/journal.pone.0090332
28. http://www.wiwo.de/technologie/forschung/bisphenol-a-in-unserem-blut-fliesst-plastik/9002916.html
29. https://www.freitag.de/autoren/big-business-crime/chemische-zeitbomben
30. Dr. J. Mutter, Lass Dich nicht vergiften, S.186
31. http://www.naturalnews.com/053980_cell_phones_brain_cancer_scientific_evidence.html & Die Wahrheit über Krebs, DVD, Ty Bollinger
32. http://www.der-mast-muss-weg.de/index02.htm
33. Die Lösung des Krebsproblems – Mündige Bürger, Erika Herbst & http://josef- stocker.de/wasser_erdstrahlen_literatur.pdf
34. https://www.ncbi.nlm.nih.gov/pubmed/21081671
35. Dr. J. Mutter, Lass Dich nicht vergiften, S.186
36. https://www.zeitenschrift.com/artikel/rauchen-tod-auf-raten
37. https://www.onkologiepflege.ch/fileadmin/downloads/fachmaterial/downloads/D_SUVA-Broschuere.pdf
38. http://www.sz-produkte.de/pdf/fi/mitoxantron_sandoz_10_mg_20_mg_konzentrat.pdf
39. https://prezi.com/omj9l4gvntys/marie-curie/
40. https://www.raum-und-zeit.com/r-z-online/bibliothek/gesundheit/krebs/krebs-ungelebtes-leben.html
41. https://www.youtube.com/watch?v=95ovIJ3dsNk Dr. Nadine Burke Harris
42. Stephen R. Covey – Die 12 Gründe des Gelingens oder das Geheimnis wahrer Größe, 2015
43. Prof. Dr. med. Walter Hartenbach – Die Cholesterin-Lüge

3. WELCHE BEHANDLUNGSOPTIONEN HABE ICH ANSTATT EINER CHEMO?

Wir haben eine Menge sehr erfolgreicher Behandlungsmethoden anstelle der Chemotherapie. Unser Körper kann wieder gesund werden, wenn ausreichend Energie fließen kann. Durch Chemotherapien wird der Organismus mehr und mehr vergiftet. Doch wie will ein Körper daraus Energie ziehen? Wir müssen verstehen, dass unser Körper krank wurde, weil er zu stark vergiftet bzw. übersäuert ist.

Gesund zu sein, heißt Energie zu haben. Gesund zu sein und gesund zu werden heißt immer: Entgiftung von Altlasten, möglichst keine weiteren Gifte zuzuführen, Selbstliebe und eine vitalstoffreiche Ernährung.

Es gibt hunderte von Heilmittel gegen eine Krebserkrankung. In diesem Buch ist es mir nicht möglich auf alle Heilmittel und Heilmethoden einzugehen, daher stelle ich Ihnen die für mich wichtigsten vor.

Krebs - wie gehe ich jetzt vor?
Bevor irgendetwas anderes unternommen wird, ist es das Wichtigste, in allererster Linie alle auslösenden, schädlichen Faktoren - also Folgendes - wegzulassen:

1. **Keine Aufnahme von genmanipulierten Nahrungsmitteln,** keine Nahrungsmittel mit Farbstoffen, Aspartam, Fluoriden, usw.
2. **Keine weiteren Impfungen**, da Quecksilber, Thiomersal, Aluminium, usw. enthalten sind.
3. **Kein Trinkwasser aus der Leitung und aus Plastikflaschen:** Sie weisen Medikamentenrückstände, Hormone, Cadmium, Blei, Bisphenol A, usw. auf.
4. **Elektrosmog meiden:** Handystrahlung, Telefonstrahlung, W-LAN.
5. **Giftige Zahnmaterialien im Mund, v. a. Amalgam entfernen lassen**.
6. **Keinen Zucker aufnehmen:** Krebserreger lieben Zucker.
7. **Keine bzw. nur geringfügige Aufnahme von Kohlenhydraten:** Kohlenhydrate sind auch Zucker, dadurch wird Insulin erzeugt. Dieses wiederum fördert das Wachstum von Krebszellen/Parasiten. Durch den Verzicht von Kohlenhydraten wird der Fettstoffwechsel angeregt und der Krebs verhungert.
8. **Keine Gluten:** Sie sind besonders in Weizenprodukten und anderen Getreidesorten. Sie werden von vielen Menschen nicht gut vertragen. Die Ursache der schlechten Verträglichkeit liegt am ***Gliadin*** (= ein Protein und ein Teil des Glutens). Gliadin lässt das ***Zonulin*** (auch ein spezielles Protein) im Darm ansteigen. Dies bedeutet, dass glutenhaltige Getreide - allen voran Weizen - den

Darm langfristig löchrig machen können. Auch bei gesunden Menschen kann man einen Anstieg des Zonulins nach dem Genuss von Weizen beobachten, und daher sollte man auch als Gesunder den Glutenkonsum einschränken, um die Darmbarriere in ihrer Schutzfunktion nicht zu beeinträchtigen. Zonulin stellt einen geeigneten Marker dar, um die Durchlässigkeit der Darmschleimhaut zu messen.[1]
Glutenfreie Mehle sind z.B. Leinsamen-, Hirse-, Mais-, Quinoa-, Chia-, Buchweizen-, Reis-, Amaranth-, Kokos-, Mandel-, Haselnuss-, Cashewnuss-, Kichererbsen-, (Süß-)Lupinenmehl.

9. **Kein Salz, das Fluorid beinhaltet!** Verwenden Sie ausschließlich Himalayasalz.
10. **Keinen Kaffee** trinken, da dieser sehr säurehaltig (pH-Wert 4) ist.
11. **Kein Fleisch und keine Kuhmilchprodukte!** Richtig, denn die Milch macht´s! Sie spendet nicht nur Kalzium, sondern auch eine Menge Krebs. Klingt jetzt aufs erste komisch, da uns die Milch ja von klein auf empfohlen wird, damit wir gut wachsen können und starke Knochen bekommen. Seit Jahren werben die Milchindustrie und ihre Helfer, dass Milch wegen ihres Gehalts an Kalzium und Eiweiß lebensnotwendig sei. Genau diese tolle Kuhmilch ist seit Jahrzehnten in unseren Köpfen verankert. Sie nimmt immer noch eine sehr privilegierte Stellung in unserer Ernährung ein.

Das Problem: die Kuhmilch, die heutzutage in den Kühlregalen und -abteilungen der Supermärkte steht, ist nicht mehr die, die unsere Großmütter tranken.

Denn was wir weniger oft über Milch zu hören bekommen, ist:

- dass sie zu den Lebensmitteln gehört, die am häufigsten Allergien auslösen
- dass sie das Risiko von Knochenbrüchen erhöht
- dass sie Hauterkrankungen hervorrufen kann
- dass sie für viele Menschen unverdaulich ist
- dass sie stark schleimbildend ist
- dass sich in Tierversuchen gezeigt hat, dass das in der Milch enthaltene Eiweiß ***Kasein krebsfördernd*** wirkt.

Tierisches Eiweiß, besonders das aus der Milch ist ein sehr guter Förderer des Krebswachstums. Und dies liegt nicht nur am Zuckergehalt in der Milch. In Studien wurde von Professor Dr. T. Colin Campbell - auch im Rahmen seiner „China Study“[2], die mit amerikanischen und chinesischen Steuergeldern finanziert wurde - untersucht und festgestellt, dass Kasein, das 87% des in der Kuhmilch enthaltenen Proteins ausmacht, **alle** Stadien des Krebswachstums fördert. Dagegen erwies sich die Verabreichung sehr hoher Dosen pflanzlicher Proteine (z.B. unbehandeltes Soja) als nicht förderlich für die Krebsentstehung.[2]

Aber es kommt noch schlimmer: Laut einer Untersuchung des Schweizer Bundesamts für Gesundheit (BAG) aus dem Jahr 2013 stammen 92% aller giftigen und krebsauslösenden Substanzen in der Nahrung (Dioxine und PCB) aus Tierprodukten. Milch und Milchprodukte sind mit einem Anteil von 54% die größten Lieferanten für diese Giftstoffe.[3]

Kalzium holt man sich besser aus pflanzlicher Nahrung. Die Bioverfügbarkeit von Kalzium aus der Milch ist im Vergleich zu verschiedenen kalziumreichen Gemüsesorten (z.B. Brokkoli) relativ gering. Das bedeutet, dass die Milch zwar reich an Kalzium ist, aber dieses Kalzium vom Körper nicht so gut aufgenommen und genutzt werden kann.

Das liegt unter anderem daran, dass der Körper zur optimalen Kalziumabsorption Magnesium benötigt. Milchprodukte enthalten nur winzige Mengen an Magnesium und deshalb kann der Körper nur ungefähr 25% des verfügbaren Milchkalziumgehaltes absorbieren.

Ohne das Magnesium verursacht das überschüssige Kalzium Schäden: Kalzium lagert sich in den Arterienwänden ab; Blutgefäße werden durch Kalziumablagerungen enger; der Sauerstoff wird weniger und langsamer zu den lebenswichtigen Organen transportiert. Welcome Arteriosklerose!

Außerdem wird überschüssiges Kalzium durch die Nieren in schmerzhafte Steine umgewandelt, sorgt für Arthritis und teilweise auch für Gicht.

Ein weiterer Grund, warum das Kalzium aus der Milch für den Körper eine sehr geringe Rolle spielt, besteht darin, dass zur Neutralisierung der durch die Milch im Körper gebildeten Säure maßgeblich Kalzium benötigt wird.[4]

Die Milchindustrie selbst gibt zu, dass Kalzium aus pflanzlichen Quellen genauso gut, wenn nicht sogar besser aufgenommen wird, wie das aus der Milch.

2006 erschien in einer amerikanischen Zeitung ein Artikel mit dem Titel „Keine Milch?“ Wenn Sie sich ein Leben ohne die tägliche Dosis Milch nicht vorstellen können, schauen Sie sich diese Forschungsergebnisse an: „Nahrungsquellen für absorbierbares Kalzium im Vergleich“. Die jeweilige „Absorptionsrate“ für Kalzium beträgt: 32,1% für Milch, 49,3% für Grünkohl, für Chinakohl 53,8% und für Brokkoli 61,3%.[5]

Fleisch und Eier führen zudem, aufgrund des hohen Gehalts an schwefelhaltigen Aminosäuren, sogar zu erheblichen Kalziumverlusten über die Nieren.

Bereits seit den 1960er-Jahren ist bekannt, dass Nahrungseiweiß, insbesondere tierischer Herkunft, die Menge des mit dem Urin ausgeschiedenen Kalziums erhöht.

Die Ernährungs- und Landwirtschaftsorganisation (FAO) der Vereinten Nationen beziffert den Verlust mit einem Milligramm pro Gramm: für jedes Gramm Eiweiß, das dem Körper zusätzlich zugeführt wird, scheidet er ein Milligramm Kalzium mit dem Urin aus. An alle Fans von tierischem Eiweiß: Je mehr Protein ihr esst, desto mehr Kalzium scheidet ihr aus.

Nicht umsonst sind die Osteoporoseraten (Knochenschwund) in den Ländern am höchsten, in denen am meisten Milch getrunken wird - und am niedrigsten in den Ländern, in denen am wenigsten Milch getrunken wird.[6]

Die Universität Harvard testete über einen Zeitraum von zwölf Jahren mehr als 75.000 Frauen hinsichtlich der Wirkung von Milch auf deren Knochen.[7]

Wie sich zeigte, verbesserte die Milch die Widerstandsfähigkeit der Knochen nicht, sondern wurde mit einer Erhöhung des Risikos für Knochenbrüche in Verbindung gebracht. Mediziner erklären diese Tatsache damit, dass der Organismus aufgrund des Milchkonsums übersäuert.

Der Körper muss die Säure mit Kalzium aus den Knochen neutralisieren - das Resultat: Osteoporose. Es zeigte sich dagegen, dass sich die Knochendichte durch die Aufnahme von Kalzium aus Gemüse verbessern ließ. Während die Kalziumaufnahme aus der Milch bei dreißig Prozent liegt, zeigte sich, dass die Ausbeute des Minerals aus Brokkoli, Rosenkohl oder Blattsalaten zwischen vierzig und sechzig Prozent liegt. Eine ausgezeichnete Quelle für vier knochenbildende Nährstoffe ist (getrocknetes) Basilikum, in dem wir Vitamin K, Mangan, Kupfer, Kalzium und Magnesium vorfinden.

Zwei Esslöffel gemahlenes Basilikum decken den Tagesbedarf zu: 107% Vitamin K, 50% Mangan, 22% Kalzium und 18% Magnesium. Zudem ist Basilikum frei von negativen Begleiterscheinungen.

Die Fakultät für öffentliche Gesundheit in Harvard hat 2007 auch eine Studie über den Zusammenhang von Milch und Akne durchgeführt. Diese Studie konnte einen starken Zusammenhang zwischen dem regelmäßigen Trinken von Milch und dem Aufflammen von Akne aufzeigen. In der Harvard-Untersuchung führte besonders fettreduzierte Milch zu den schlimmsten Ausbrüchen. Die Forscher vermuten, dass es in den zusätzlichen Verarbeitungsprozessen, die die fettarme Milch durchläuft, zu einer Erhöhung des Hormongehalts kommt, was erklären könnte, warum magere Milch heftigere Hautentzündungen hervorgerufen hat als Milch mit vollem Fettgehalt.[5]

Selbstverständlich weiß der Normalbürger auch nichts davon, dass Milch eine Unzahl verschiedener Hormone (Wachstumshormone, Sexualhormone, usw.) enthält, die wegen ihrer gesundheitlichen Risiken sonst nur mit einem ärztlichen Rezept in der Apotheke erhältlich sind.

Bei solch einem Hormoncocktail ist es dann nicht verwunderlich, wenn Milch chronische Erkrankungen auslöst und sogar zu tödlichen Erkrankungen führen kann. Das Ausloben gesundheitlicher Vorteile der Milch aufgrund von Eiweiß und Kalzium ist genauso absurd, so als würde man Giftpilze als gesund propagieren, nur weil unbestritten auch gesunde Vitamine in diesen Giftpilzen enthalten sind.

Der von der EU in Auftrag gegebene „EU-BST-Human-Report“,[8] der die Auswirkungen des Milchkonsums auf die menschliche Gesundheit überprüfte, kam zu dem Schluss, dass durch die Hormone in der Milch das Wachstum von bösartigen Tumoren, insbesondere bei Brust- und Prostatakrebs, gefördert werden kann.

Die Milch wird wegen ihres Gehalts an Kalzium, sowie an acht weiteren unverzichtbaren essenziellen Nährstoffen angepriesen. Sie enthält: Vitamin D, Protein (Eiweiß), Kalium, Vitamin A, Vitamin B12, Riboflavin, Niacin und Phosphor. Klar sind diese Nährstoffe lebensnotwendig. Leider werden von den Milchbefürwortern diese Nährstoffe in der Milch so beworben, als wären sie hier in riesigen Mengen enthalten. Bis auf Phosphor - der allerdings wiederum bei einem Zuviel die Kalziumabsorption fördert - sind die anderen Nährstoffe in Milch, nicht wirklich in großen Mengen vorhanden!

Die Niacin-Menge in einem Glas Milch mit 240 Milliliter Inhalt ist so mikroskopisch klein, dass selbst das USDA hier nicht von einer guten Niacin-Quelle spricht.

Kalium: Nach Angaben des US-amerikanischen Nationalen Milchrates enthält eine Portion Milch bescheidene 11 Prozent des Tagesbedarfs an diesem Mineral. Dennoch wird es im „einzigartigen Nährstoffpaket“ der Milch erwähnt... Eine Banane kommt auf 422 Milligramm Kalium, eine Knolle Kartoffel mittlerer Größe liefert mit 926 Milligramm Kalium 26 Prozent des Tagesbedarfs.

Ein Glas fettarme Milch kommt dagegen im Vergleich nur auf 360 Milligramm. Diesen Anteil an Kalium bieten uns aber z.B. auch 100 Gramm grüne Bohnen.

Und wie kann überhaupt Vitamin B12 in einer Nährstoffliste für Milch auftreten? B12 ist ein hitzeempfindliches Vitamin. Es ist allgemein bekannt, dass es unter hohen Temperaturen zerfällt. Und diese hohen Temperaturen werden nun mal zur Pasteurisierung von Milch eingesetzt. Mit welchem Gehalt können wir also tatsächlich in einem Glas wärmebehandelter Milch rechnen?

Wie sieht es aus mit Vitamin A? Vitamin A ist ein fettlösliches Vitamin. Es liebt Fett. Da es aber im Zuge der Entfettung oft verschwindet und dennoch in fettreduzierter Milch enthalten ist, so muss es zwangsläufig aus dem Labor stammen und nachträglich wieder zugesetzt worden sein. Das heißt, der Körper kann es so nicht wirklich gut verwerten. Da greife ich dann lieber zu einer Karotte oder zu Paprika(pulver) in Verbindung mit einem guten Öl.

Was Milch neben Kalzium tatsächlich liefert, sind: Vitamin K, Magnesium, Jod, Vitamin B6 und Pantothensäure (das B5-Vitamin); aber auch Wachstumshormone und unbrauchbare, krebserregende Proteine - die Kaseine. Also da kann ich gut auf Milch verzichten! Sämtliche andere wichtige Mineralien hole ich mir da lieber aus gutem Salat, Kräutern oder Kernen. Und hierbei findet man wirklich die geballte Ladung an Nährstoffen. Grundsätzlich geht es mir auch nicht darum Ersatzstoffe für Milch aufzulisten, sondern darum, zu zeigen, dass Milch KEINEN Ersatz braucht!

Wieso trinken wir überhaupt Milch?

Wir sind die einzigen Tiere, die die Milch eines anderen Tieres trinken!
Das ist in etwa so, als würden stillende Frauen ihre Milch an Affen oder Ziegen weitergeben. Kuhmilch gibt es nur aus einem Grund, nämlich zur Fütterung und Aufzucht der arteigenen Nachkommen!

Und haben Sie sich mal gefragt, woher die Kuh eigentlich ihr Kalzium bekommt?

Sicher nicht vom Käseessen und Milch trinken! Sie holen sich das Kalzium aus dem Gras der Weide!

Milchprodukte sind stark säurebildend! Daher gilt: Zur Krebsprophylaxe und Krebsbehandlung keine Milchprodukte aufnehmen!

Fleisch ist ebenso stark säurebildend. Wird es heiß gebraten, werden reichlich karzinogene Stoffe, z.B. polyzyklische aromatische Kohlenwasserstoffe freigesetzt, von denen bekannt ist, dass sie Krebs auslösen.

Wenn Sie meinen, Sie bekommen durch wenig oder kein Fleisch Eisenmangel, dann greifen Sie zu Kürbiskernen, Haferflocken, Roten Beeten, Moringa, Brenneseln, Chlorella-Algen, usw.

Erst wenn all die eben genannten energieraubenden Faktoren ausgeschaltet sind, macht es Sinn, „richtig" loszulegen. Sonst würde man sich im Kreise drehen.

Wie sagte einst schon Hippokrates: *„Lass die Nahrung deine Medizin sein, und Medizin deine Nahrung. Mach dir zwei Dinge zur Gewohnheit - hilf oder füge zumindest keinen Schaden hinzu."*[9]

Die natürlichen Kräfte in uns sind die wahren Heilmittel gegen Krankheiten.
Wenn ein Arzt nichts Gutes tun kann, muss er davon abgehalten werden Schaden anzurichten! Nahrung ist die Wurzel allen Lebens, wieso spricht man in der Medizin so wenig darüber? Wenn Sie Ihr Auto mit dem falschen Treibstoff betanken, fährt es ja auch nicht.

Die Harvard Schule für öffentliche Gesundheit veröffentlichte, dass 65 Prozent aller Krebserkrankungen durch gute Ernährung vermieden werden könnten.[10]

Sicherlich wird Nahrung nicht immer alleine DAS Heilmittel bei Krebspatienten sein. Aber da gespritzte und toxische Lebensmittel den Krebs fördern bzw. den Organismus zusätzlich belasten, sollten diese unbedingt durch gute Nahrung ersetzt werden. Wir wollen doch nicht mehr wie im 18. Jahrhundert leben, sondern mit einer fortschrittlichen Medizin in einer fortschrittlichen Welt. Dazu gehört eben vor allem die Nahrung.

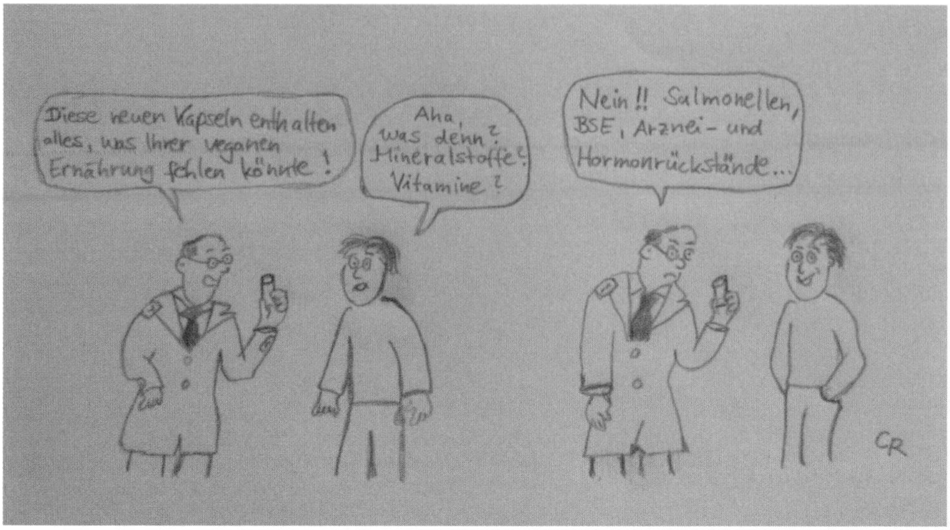

Abb. 3

All das, was wir essen und trinken wird in uns verdaut und es bestimmt unsere Blutzusammensetzung. Das Blut gelangt zu unseren Organen, es versorgt unser Gehirn, das wiederum die Funktionalität aller Organe steuert. Körperlich gesehen is(s)t man also tatsächlich das, was man is(s)t! Isst man Gift, wird man zu Gift! Zu diesem Gift, das man zu sich nimmt, gehören auch Impfungen, Amalgamfüllungen, Monsantos Roundup-Ready (Glyphosat), Farbstoffe, usw.

Trotz der Milliarden an Geldern die in die Krebsforschung fließen, wird das einfache und wichtige, grundlegende Ernährungs-Konzept nicht erfasst. Obwohl es jeder Fünfjährige verstehen würde. Der Pharmaindustrie gelingt es nicht etwas Besseres zu erfinden, als das, was uns Gott mit der Natur sowieso schon zur Verfügung gestellt hat.

In den allerseltensten Fällen wird uns der Arzt oder ein pharmazeutisches Mittel heilen. Selbst die Homöopathie gibt nur einen Anstoß, um die Kräfte in uns zu entfachen. Seien Sie bitte achtsam, es gibt da draußen eine Menge Scharlatane, die glauben, nur ihr eines Konzept könne Sie wieder heilen, wie zum Beispiel eine Genesung nur durch die Einnahme von Vitaminpräparaten. Das kann hin und wieder schon einmal passieren, dass Menschen dadurch wieder gesund werden. Viele aber auch nicht! Einen Vitalstoffmangel weist so gut wie jeder Krebskranke oder chronisch erkrankte Patient auf, daher ist es sicher richtig diese Mängel zu beheben.

Meist liegen jedoch multikausale Geschehnisse vor, die zu einem Energiemangel und schließlich zu einer chronischen Erkrankung führen. Es ist sehr wichtig Vitalstoffe zuzuführen, allerdings müssen auch alle anderen Stressfaktoren ausgeschaltet werden. Was bringt es Ihnen, wenn Sie Nährstoffe zuführen, dabei aber einen Beruf haben, der Sie psychisch und/oder physisch bis an Ihre Grenzen bringt?

Sie können sich noch so sehr entgiften und gut ernähren... Wenn Sie emotionalen und/oder mentalen Stress haben, werden Sie gar nicht oder nicht auf lange Sicht genesen können.

Denn auch diese Art von Stress erzeugt Sauerstoffmangel und somit eine Übersäuerung in unserem Körper. Durch Stress - welcher Art auch immer - wird die Zufuhr von Sauerstoff in die Zellen unterbunden. Es entsteht Energiemangel. Diverse Krankheiten, auch Krebs, sind die weitere Folge.

Normalerweise reguliert das parasympathische Nervensystem die Funktion der Zellen, die Nahrungsverdauung, die Speichelsekretion, den Blutfluss in verschiedene Körperregionen, die Nährstoffaufnahme und die optimale Funktion der Organe.

Bei Stress arbeitet überwiegend der Sympathikus bzw. das sympathische Nervensystem. So sympathisch sein Name klingen mag, so unsympathisch sind die Auswirkungen, wenn er dauerhaft im Einsatz ist. Wenn Sie wütend sind, voller Hass, verzweifelt oder voller Sorgen, dann ist hier Ihr Nervus sympathikus aktiv.

Ihre Haut, Ihr Blut und Ihre Organe werden weniger durchblutet, da Ihr Körper in volle Alarmbereitschaft versetzt wird und in den Kampf- und Fluchtmodus umschaltet. Dieser Nerv alarmiert quasi den Selbstschutzzustand unseres Körpers.

Bitte beachten Sie unbedingt:
Jede Krankheit basiert auf Stress und Mangel an Energie!
Dieser Stress und dieser Energiemangel entstehen durch die von außen zugeführten Toxine
und/oder durch Konflikte, die wir in uns tragen.
Daher gehören zu einer gesunden Lebensweise oft nicht nur Entgiftung und gute Ernährung!

Ein stark übersäuerter Körper kann wieder in einen ausgewogenen Zustand gebracht werden, wenn es ihm gelingt überschüssige Säuren und Abfallprodukte abzubauen.

In einem basischen, sauerstoffreichen Milieu kann kein Krebs existieren!
Dieses Ziel erreicht man durch die Umstellung auf eine ganzheitliche, gesunde Lebensweise.

Letztendlich heilen wir uns selbst. Wir sollten anfangen, uns selbst um UNS und unseren Körper zu kümmern und ihn zu lieben.

Alles, was wir brauchen und wollen, ist bereits in uns. Sie selbst müssen für sich die richtigen Entscheidungen treffen und Sie müssen verstehen, dass niemand sonst Sie retten wird.

Es ist möglich Ihnen gute Hilfestellungen und Ratschläge zu geben, so, wie ich es hier teilweise auch tun werde. Aber letztendlich liegt es an und in Ihnen selbst.

Die Krankheit ist heilbar, aber nicht jeder Patient!
Wenn Sie ihr Leben nicht in Übereinstimmung mit Ihren Bedürfnissen leben, wird Sie das krank machen. Denn das ist neben den von außen zugeführten Toxinen ebenfalls eine starke Form von Stress!

Nur Sie selbst können sich daher gesund machen!

Sie müssen unbedingt anfangen herauszufinden, was Sie unglücklich macht in Ihrem Leben. Haben Sie Zweifel, leiden Sie an Hoffnungslosigkeit, mangelndem Selbstwertgefühl, Ängsten? Gehen Sie öfter Kompromisse ein und müssen dadurch Ihre Gefühle, Instinkte und Träume hinten anstellen? Bekommen Sie zu wenig Anerkennung? Haben Sie finanzielle Sorgen?

Hassen Sie Ihre Arbeit, Ihren Chef oder Ihre Kollegen? Werden Sie in Ihrer Beziehung oder Ehe unterdrückt? Sind Sie unglücklich mit Ihrem Partner oder mit sich selbst? Folgen Sie Ihren Träumen, Zielen, Gefühlen?!

Es gibt nichts im Geist und in der Seele, was nicht auch im Körper vorhanden ist. Und es gibt nichts im Körper, was nicht auch im Geiste und im Seelenleben besteht.

Und genau aus diesem Grund können wir über noch so geniale Heilungsmethoden verfügen. Es wird NIE EIN Allheilmittel für alle Menschen geben. Denn der Patient selbst, ist meist der Einzige, der das Problem lösen kann. Wenn der Patient sich nicht verwirklichen möchte oder überhaupt nicht dazu bereit ist, wieder gesund zu werden, dann wird die Krankheit erst gar nicht oder nur sehr kurzzeitig verschwinden, ehe sie wieder zurückkehrt.

Emotionaler, mentaler und körperlicher Stress (negativer Distress) raubt Energie ohne Ende

Emotionaler Stress entsteht aus Erfahrungen wie Krankheiten, Versagensängsten, Hoffnungslosigkeit, niedrigem Selbstwertgefühl, die wir im Laufe unseres Lebens gemacht haben. Auch erzwungene Kompromisse, bei denen wir davon ausgehen, dass wir sie schließen müssen, eine schlechte Beziehung, der Tod eines guten Freundes oder Verwandten oder die Tatsache, einem geliebten Menschen nicht helfen zu können, gehören dazu.

Mentaler Stress resultiert daraus, dass wir uns im Geiste ausmalen, wie unerfreulich die Zukunft aussehen könnte. Wir stellen uns vor, wie wir gedemütigt oder verletzt werden, oder denken an lebensbedrohliche Situationen, tyrannische Eltern, missbrauchende Ehegatten oder Betreuer.

Körperlicher Stress ist meist darauf zurückzuführen, dass körperliche Grenzen überschritten wurden und man körperlich erschöpft ist. Körperlicher Stress entsteht nicht nur durch harte körperliche Arbeit, sondern auch durch übermäßiges Essen oder Trinken, Schlafentzug, anstrengende Kinder, Termindruck beim Arbeiten oder durch chronische Schmerzen. Vor allem aber entsteht er durch all die **Umweltgifte**, woraus sich dann wiederum Allergien, Ernährungsdefizite und andere Krankheiten entwickeln.

Alle drei Arten von Stress können miteinander zusammenhängen bzw. sich gegenseitig beeinflussen!

Die Folgen von mentalem und emotionalem Stress
Je länger eine unerträgliche Situation andauert, desto stärker ruft sie ein mentales oder emotionales Gefühl der Hilflosigkeit hervor, das wiederum dafür sorgt, dass Sie Depressionen bekommen und/oder unter Angstattacken leiden. Unser Nervensystem ist durch jeden neurochemischen Gefühlszustand emotionalen Ursprungs stark beeinflussbar. Man kann dies im Organismus physiologisch verfolgen und im Blutkreislauf und in den Körperzellen messen.

Wohlbefinden, Leidenschaft, Freude und Liebe haben einen positiven Effekt auf die Neurophysiologie.[10]

Toxische Stressbelastungen durch Umweltgifte, als auch mentaler und emotionaler Stress, sind die primären Hauptverursacher für Krebs!

Stress bedeutet für den Körper: Gefahr, Bedrohung. Stresshormone lösen bei uns Kampf- und Fluchtreaktionen aus. In normalen Lebenssituationen können wir zumeist weder wegrennen noch kämpfen. Die Stresshormone verbleiben im Körper und verändern das emotionale, mentale und physische Verhalten: Fressattacken, Panikattacken, körperliche und nervliche Zusammenbrüche, Depressionen, Burnout, Muskelschmerzen, Gedächtnisverlust, früheres Altern, Alzheimer, Parkinson, Krebs, AD(H)S, sexuelle Funktionsstörungen, Schlaflosigkeit, eine herabgesetzte Immunabwehr, Übersäuerung, Sauerstoffmangel, Ernährungsdefizite, Verstopfung, Dehydration (Flüssigkeitsmangel), evtl. sogar Selbstmord sind die Folge/n.

Unsere Verhaltensmuster, unsere Glaubensrichtung und unsere inneren Überzeugungen übernehmen wir von unseren Eltern, Großeltern, Pfarrern, Lehrern und Freunden. Es handelt sich um nachgeahmte, erlernte Muster. Wenn die Eltern rauchen ist die Wahrscheinlichkeit groß, dass auch das Kind zum Raucher wird. Sind die Eltern übergewichtig ist auch hier das Risiko groß, dass das Kind ebenfalls dick wird, weil es deren ungesunde Kochkünste übernimmt.

Finden Sie heraus, wer sie sind und was sie wirklich wollen. Der erste Schritt zur Genesung (neben einer Entgiftung und Ernährungsumstellung) fängt damit an, dass Sie an der Entwicklung Ihres eigenen ICHS arbeiten! Erst wenn Sie Ihr Potenzial und Ihre Möglichkeiten entdecken und herausfinden, wann und wobei Sie sich frei und lebendig fühlen, erst dann werden Sie mit Ihrem wunderbaren Körper zu einem einzigartigen Gesamtkunstwerk!

Das ist die Basis für Erfolg! Und NUR, wenn Sie sich selbst lieben und respektieren, können Sie auch andere lieben und respektieren.

Sind Sie krank, genervt, gestresst, verängstigt oder deprimiert, dann haben Sie sich selbst noch nicht gefunden oder Sie können sich nicht so ausleben, wie Sie das gerne möchten. Vielleicht, weil sie zu viele Kompromisse eingehen, weil sie kontrolliert oder manipuliert werden oder weil Sie einer Gehirnwäsche unterzogen werden. So führen Sie zwar irgendein Leben - aber nicht Ihr Leben!

Wenn Sie Ihren Weg gefunden haben, finden Sie Ihr vollkommenes Glück. Nichts mehr mit Frustessen, Antidepressiva oder alkoholischen Süchten. Sie werden sich ganz automatisch wie betrunken, frei und lebendig fühlen.

Meditation ist hilfreich, um in die Ruhe und in ein erhöhtes Bewusstsein zu gelangen

Meditation ist eine spirituelle Praxis, die von vielen Kulturen ausgeübt wird. Es geht darum, den Geist zu beruhigen und die Gedanken zur Ruhe kommen zu lassen. Dies baut Stress ab und erweitert das Bewusstsein. Mit welchen Techniken bei der Meditation gearbeitet wird, ist sehr unterschiedlich. Manche Meditationen funktionieren im Gehen oder Tanzen, manche benötigen Trommeln oder andere musikalische Elemente. Am weitesten verbreitet sind jedoch Meditationsformen, die in aller Stille ablaufen.

Besonders in dieser stressgeplagten Welt, wo die meisten Menschen ständig von A nach B hetzen, sind Meditationen sehr wohltuend. Aber nicht nur um Ruhe von dieser Hektik außerhalb zu finden, sondern um allen voran sich selbst zu finden und sich seiner selbst bewusst zu werden, eigenen sich Meditationen hervorragend.

Stundenlange Meditationen sind am Anfang kaum machbar und für Ungeübte meist sehr unangenehm. Aber so eine lange Dauer ist auch gar nicht nötig. Einheiten von fünf oder zehn Minuten können schon viel bewirken. Wie bei vielen anderen Dingen kommt es auch bei der Meditation auf das regelmäßige Üben an. Je häufiger Sie meditieren, umso leichter wird es Ihnen fallen und umso tiefer gelangen Sie in die Entspannung. Am besten ist es, dass Sie hier einfach auf Ihren Instinkt hören, wann es mal wieder Zeit für eine Meditation ist und wie lange Sie schließlich in der Ruhe verweilen möchten.

Sollten Sie in diesen Ruhezeiten zu lebensbereichernden Einsichten kommen, empfiehlt es sich, diese Erkenntnisse auch umzusetzen. Denn es wird Sie auf die Dauer nicht weiterbringen, wenn Sie sich zwar bewusst darüber werden, dass Sie beispielsweise mit Ihrer Beziehung absolut unzufrieden sind, aber an der Sachlage nichts ändern. Sie können gegen diesen täglichen Beziehungsstress meditieren, aber es wird Ihnen nur kurze Entspannungsphasen schenken. Es gilt nun, ins Handeln zu kommen!

Sie können nur dauerhaft genesen, wenn Sie IHREN Zielen, Wünschen und Instinkten nachgehen. Sie müssen den entsprechenden Stressfaktor oder die Stressfaktoren dauerhaft reduzieren bzw. aus ihrem Leben verbannen. Bitte verschließen Sie hier nicht die Augen vor der Wahrheit. Früher oder später machen sich seelische Konflikte auch immer im physischen bemerkbar. Krankheitssymptome wie Schmerzen, Magenbeschwerden, Angstzustände, Schlafstörungen oder Depressionen können dann auftreten.

Damit es Ihnen besser geht, müssen Sie also erstens, in die Einsicht kommen und zweitens, lösungsorientiert handeln. Alles andere wird Sie nicht wirklich weiterbringen. Auch sollten Sie Ihre Ausreden erkennen. Fühlen Sie sich z.B. in Ihrer Beziehung schon seit langem Unwohl, so reden Sie sich nicht ein „Ich habe schon so viel investiert, das kann ich jetzt nicht einfach wegwerfen." Oder „Ich muss nur noch ein bisschen durchhalten, dann wird es sicher besser." All diese und viele weitere Argumente sind nichts weiter als Ausreden, die Sie davon abhalten wichtige Schritte anzugehen, Ihr Selbst zu verwirklichen und glücklich zu werden.

Wenn Sie jetzt völlig im Schlamassel stecken, werden Sie vielleicht denken: „Na, die hat leicht reden...!" Glauben Sie mir, ich weiß, es ist leichter gesagt als getan. Vor allem die Bewältigung von Trauer, die z.B. durch den Verlust eines geliebten Menschen entstanden ist, kann einige Zeit in Anspruch nehmen. Das ist mehr als verständlich und berechtigt. Doch so sehr wir es wünschen, wir können die Vergangenheit NICHT ändern, so beschissen das auch sein mag. Wir müssen irgendwann anfangen nach vorne zu sehen, uns von der Vergangenheit lösen - so hart es auch sein mag - und zu Lösungskonzepten gelangen. Wenn wir immer wieder alte Wunden aufwühlen, werden wir uns nie davon lösen können.

Wenn Sie krank sind, so schauen Sie nicht traurig und voller Selbstmitleid drein oder suchen Sie nicht nach Ausreden. Gehen Sie nicht davon aus, dass Sie ein Schicksalsschlag getroffen hätte und Sie diesen so hinnehmen müssten. Fangen Sie an sich auf Lösungswege zu konzentrieren, anstatt darüber zu klagen, dass das Leben unfair ist. Das Leben ist weder fair noch unfair. Es ist, wie es ist! Man kann die Dinge jetzt sowieso nicht mehr rückgängig machen. „Hätte", „wenn" und „aber" bringt Sie nicht weiter.

Konzentrieren Sie sich auf die Krankheit, werden/bleiben Sie krank. Orientieren Sie sich an Lösungen und Gesundheit, werden Sie gesund. Statt auf Schwierigkeiten fixiert zu bleiben, lenken Sie Ihre Fähigkeiten und Kräfte auf die vor Ihnen liegende Aufgabe, um diese möglichst schnell und effektiv anzugehen. Verplempern Sie mit Genörgel und Unzufriedenheit zehn Prozent Ihrer Zeit - nutzen Sie für Lösungskonzepte neunzig Prozent.

Ich weiß nur zu gut wovon ich hier spreche, denn aufgrund eines Impfschadens durchlebte ich fünf Jahre lang eine sehr starke Krankheitsphase. Ich war ein sehr unzufriedener Nörgler. Gerne und oft versank ich in Selbstmitleid, da ich von meiner Krankheit völlig entnervt war. Ich hatte Ziele, konnte diese aber nicht verfolgen, weil ich viel zu kraftlos war. In meinem bisherigen Leben konnte ich nahezu nicht stillsitzen, trieb sehr viel Sport und war immer ehrgeizig und zielstrebig. Und nun? Jetzt lag ich tagtäglich einfach nur da. Oft zu schwach, um auch nur ein Buch zu lesen.

Ich fühlte mich wie der totale Versager. Wie eine verwöhnte Prinzessin, die ich nicht sein wollte: Mein Mann schmiss fast den gesamten Haushalt und tat alles für mich - ohne, dass ich das wollte. Ich bot ihm des Öfteren an, sich von mir zu trennen, denn er habe Besseres verdient als so einen Taugenichts wie mich, der den ganzen Tag nur herumliegt und vor Erschöpfung und Schmerzen nichts auf die Reihe bekommt... Wenn man krank ist, ist das Selbstwertgefühl zumeist im Keller.

Doch hier gilt es besonders, sich kleine Ziele zu setzen und vor allem gilt es, zu vertrauen. Auf Gott, auf sich, auf seinen Partner und darauf, dass es weitergeht. Wenn größere Zielsetzungen nicht möglich sind, sind kleine Ziele von immenser Wichtigkeit. Passen Sie diese kleinen Ziele an Ihre Möglichkeiten an und vergleichen Sie sich nicht mit anderen und deren Zielen.

Ich machte auch den Fehler und versuchte mit anderen mitzuhalten. Durch meine Krankheit war das aber unmöglich. Diese Versuche führten stattdessen nur zu noch mehr Frustration und noch größerer Erschöpfung. Also, hören Sie auf sich, erspüren Sie, was Ihnen gut tut und was Sie brauchen. Bezwingen Sie Ihre Zweifel und Ängste und fangen Sie schon heute an, etwas zum Positiven zu verändern - und vertrauen Sie. Sie wurden als Gewinner geboren und nicht als kläglicher Jammerlappen.

Was mir in ganz schlimmer Verfassung weiterhalf und auch heute noch weiterhilft, wenn an manchen Tagen körperlich und geistig fast gar nichts geht, so ist es der Gedanke, dass wir in Deutschland in einem Sozialstaat leben und im Vergleich zu Afrika oder anderen armen Ländern, genügend zu essen, ein Dach über dem Kopf und keinen Krieg haben! Grundsätzlich sollten wir uns dies öfter vor Augen halten und dankbarer sein, statt auf einem hohen, verwöhnten Niveau zu klagen. Wir lassen uns von Kleinscheiß aus der Fassung bringen und sehen Probleme, wo keine sind. Das ist sehr erbärmlich. Kriegê und Hungersnöte, das sind ernsthafte Probleme!

Lassen sie sich nicht durch Ängste davon abhalten selbst aktiv zu werden. Und sind sie ans Bett gebunden, werden Sie geistig aktiv. Ich habe meine Lebensweise von einem früher sehr sportlichen Leben, hin zu einem überwiegend geistigen, denkenden, philosophischen und kreativen Leben geändert. Ich werde weiterhin für meine Gesundheit kämpfen und gebe mich nicht mit dem bisher Erreichten zufrieden. Ich übe mich dabei aber in Geduld, im Bewusstsein dessen, dass eine vollständige Genesung nicht von heute auf morgen funktionieren wird und mache das Beste aus meiner jetzigen Situation, statt in Gejammer zu verweilen. Einen großen Teil, der von mir der Krankheit angepassten Situation, halten Sie in Form dieses Buches in Händen. Es macht mich stolz, mein erlerntes Wissen an Sie weitergeben zu dürfen.

Geben auch Sie Ihr Wissen und Ihre Fähigkeiten weiter. In uns steckt oft so viel mehr, als wir uns selbst vorstellen können. Wir müssen es nur wagen!

Seit knapp zwei Jahren behandle ich mich weitestgehend in Eigenregie. Und alles was Sie in diesem Buch lesen können, habe ich zu ca. 95% an mir selbst ausprobiert. Mein Körper weist viel zu hohe Aluminiumwerte auf. Die Schulmedizin ist beim chronischen Erschöpfungssyndrom, sowohl was die Ursache als auch, was die Behandlungsweise angeht, ziemlich ratlos. Aus schulmedizinischer Sicht gibt es keine Heilung.

Doch damit wollte ich mich nicht abfinden und bin sehr froh und stolz, dass ich mich auf mich selbst verlassen habe, mit der festen Überzeugung, dass ich es schaffen kann, wieder aus der „Hölle" herauszukommen. Es geht mir langsam immer besser. Ich war fünf Jahre lang halb tot (ca. 15 bis 20 Prozent meiner Kräfte) und fühlte mich in diesem Zeitraum als hätte ich tagtäglich eine heftige Grippe. Inzwischen fühle ich mich wieder halb-lebendig (ca. 70 Prozent meiner Kräfte) - und es ist sooo genial wieder halbwegs am Leben sein zu können. Bis zur vollständige Genesung wird es noch ein längerer, ausdauernder und geduldiger Weg sein, aber weitere Besserung ist in Sicht und ich bin unglaublich dankbar, dass ich wieder am Leben teilnehmen kann und ich den wunderbarsten Mann der Welt an meiner Seite habe, der in dieser harten Zeit IMMER für mich da war, der mir jeden Tag Hoffnung schenkte und der immer an mich glaubte. Danke Darling!

Nur tote Fische schwimmen mit dem Strom!
Sehen Sie ein Problem nicht als Hindernis, sondern als Herausforderung an. Das Überwinden von Hindernissen wird Sie stärker, erfahrener und selbstbewusster machen.

Meinen Sie etwa erfolgreiche Menschen haben weniger Probleme? Nein, sie haben gelernt damit umzugehen und sie zu bewältigen!

Für viele ist der Weg am ersten Hindernis vorüber. Für Erfolgreiche fängt er jetzt erst an!
Das Leben ist ein auf und ab. Krisen und Probleme gehören dazu. Würde das Leben immer gleichförmig ohne Höhen und Tiefen dahinfließen, würde Sie das sicher nicht erfüllen, denn auf die Dauer wäre es stinklangweilig. Der Sinn des Lebens besteht in Wachstums- und Reifeprozessen. Ja, es wird uns glücklich machen und erfüllen, wenn wir feststellen, dass wir in der Lage gewesen sind, als Mensch zu reifen und zu wachsen, und dass wir unsere Anlagen und Fähigkeiten ausgebaut haben.

Sind Probleme vorhanden, stellen Sie sich ihnen und unterdrücken Sie sie nicht! Das ist kein leichter Weg, denn ehe Sie Probleme bezwingen können, müssen Sie sich aufraffen und ins Herz Ihrer Furcht vordringen. Dauerhaft tun Sie sich damit allerdings nur Gutes. Und haben Sie bereits Krisen gemeistert, werden Sie auch in Zukunft ruhiger und entspannter auf jedes neue Problem reagieren können. Ihr Selbstbewusstsein und ihr Selbstwertgefühl sind an vergangenen Krisen gewachsen und mit jeder neuen Situation können Sie zurechtkommen und gute Ergebnisse abliefern. Ihre gesamte Lebensqualität wird sich dadurch deutlich verbessern.

Also fangen Sie an, Ihr Leben selbst in die Hand zu nehmen. Denn wenn Sie Ihr Leben nicht selbst in die Hand nehmen, werden es andere tun. Sie werden Sie ausbeuten und benutzen und Ihnen Ihre Kraft, Ihr Geld, Ihre Energie, Ihre Anstrengungen und Ihre Ideen rauben. Hilflosigkeit, Minderwertigkeitskomplexe - was gleichbedeutend mit Versagen ist - und Abhängigkeiten sind die Folge. Auch Burnout – ein Ausgebranntsein - entspricht meist nicht den Regeln und Prinzipien der eigenen Persönlichkeit. Es werden Ziele und Ansichten anderer angestrebt. Außerdem haben die meisten Menschen mit Burnout ein eher schwaches Selbstwertgefühl, sowie ein schwaches Selbstbewusstsein und versuchen ihre eingebildeten Komplexe und Schwächen zu überwinden.

Häufig verbringen Sie extrem viel Zeit mit Ihrer Arbeit, weil Sie fälschlicherweise meinen, Qualität mit Quantität ausgleichen zu können. Selbst wenn ausgebrannte Menschen ihr Ziel erreichen, bleiben meist dennoch Unzufriedenheit und Leere. Wenn Sie ständig Kompromisse eingehen, wird Sie das nicht erfüllen und Sie zudem viel Energie kosten.

Suchen Sie sich realistische und praktikable Ziele
…. aber nicht zu viele!

Bedenken Sie auch, dass Sie kalkulierbare Risiken mit einplanen müssen, denn es gibt kein Leben mit Sicherheitsgarantie. Wollen Sie in Ihrem Leben vorwärtskommen, müssen Sie einsichtig und willig sein, mögliche, auftretende Risiken einzugehen.

Setzen Sie sich kleine Ziele bzw. denken und verwirklichen Sie sie in kleinen Schritten.

Ein Puzzle von 10.000 Teilen werden Sie auch nicht stressfrei an einem Tag vollenden können.

Arbeiten Sie lieber jeden Tag ein kleines Stück daran. Und Stück für Stück wird es fertig werden.

Wenn Sie ein Instrument spielen, werden Sie wissen, dass das Erlernen eines neuen Liedes meist nicht von heute auf morgen zu bewerkstelligen ist. Und Sie werden wissen, dass beim Erlernen neuer Dinge/Lieder, die Pausen unverzichtbar sind. Als ich meinen Gitarrenlehrer früher fragte: „Oh my God, wie soll ich das jemals spielen können?", war er immer ganz zuversichtlich: „Immer mit der Ruhe, Stück für Stück."

In der Ruhe liegt oft die Kraft!
Was meinen Sie, wie es mir mit diesem Buch hier ging? Hätte ich dieses Buch, so wie es jetzt als Ganzes vor Ihnen liegt, von vornherein komplett, mit all diesen Hunderten von Seiten, mit all der Energie, die ich hineingesteckt habe, geistig vor mir gesehen, ich hätte die Krise gekriegt.

Ich sah es jedoch wie ein Puzzle oder Musikstück, an dem es galt, Stück für Stück zu werkeln - Seite für Seite - um letzten Endes ein hochwertiges Endergebnis vorweisen zu können und von dem man weiß, dass man täglich zumeist mit Freude daran gearbeitet hat - ohne Stress!

Wie Sie wahrscheinlich selbst bereits erfahren haben, ist der erste Schritt gewöhnlich der schwierigste. Haben Sie keine Angst vor dem Versagen. Denn was kann schon passieren? Sie können es schaffen, oder eben nicht. Schaffen Sie es nicht, lernen Sie aus den Fehlern, korrigieren Sie ihre Herangehensweise und probieren

Sie es so lange, bis Sie Ihr Ziel erreicht haben. Versagen entsteht nur dann, wenn Sie es erst gar nicht ausprobiert haben. Ich möchte kurz vor meinem Tod „sagen“ können, ich habe dies und jenes versucht und auch erfolgreich abgeschlossen.

In der Regel sind es nicht die Fehler, die wir bereuen, sondern die Dinge, die wir nicht tun. Also, geben Sie sich einen Ruck und packen Sie die Sache an. Am besten noch heute. Leben Sie im Hier und Jetzt!

Wie wollen Sie sich kurz vor Ihrem Tod sehen? Denken Sie bitte einen Augenblick darüber nach.

Trennen Sie sich von alten Verhaltensmustern, wie Bequemlichkeit und Passivität

Lassen Sie Ihre hypothetischen Gedankenfluten oder mentalen Ängste nicht mehr aufkochen. Steigern Sie Ihr Selbstwertgefühl und Ihr Selbstvertrauen, indem Sie immer wieder zu sich sagen: „Ich kann das schaffen!“ Die allermeisten, hervorragenden Erfinder wurden zuerst ausgelacht und erst nach ihrem Durchbruch anerkannt und ausgiebig gefeiert.

Nehmen Sie Probleme als Herausforderung an und machen Sie das Beste aus Ihrer momentanen Situation. Eventuell entdecken Sie dabei verborgene Talente, die in Ihnen schlummern.

Neue Verhaltensmuster wollen auf Ihrer Software installiert werden. Denn wie wir auf bestimmte Situationen reagieren, hängt von unseren erlernten Handlungsmustern ab. Alles, was wir regelmäßig tun, konditioniert und programmiert uns.

Der Mensch ist gerne ein Gewohnheitsstier.
Alte Verhaltensmuster wie Ängste, Bequemlichkeit und Unentschlossenheit gilt es nun zu überwinden, um neue Muster installieren zu können.

Den größten Stress in Ihnen löst das aus, was Sie sich selbst durch Ihre eigene Interpretation in Ihrer inneren Vorstellung ausmalen.

Denn oft sind nicht die Hindernisse des Lebens das Problem, sondern wir selbst sind das Hindernis und stehen uns im Weg. Halten Sie zielorientiert an sich selbst fest und lassen Sie sich nicht durch das Gespött anderer ablenken.

Lassen Sie sich keine gehässigen Bemerkungen gefallen. Lassen Sie sich Ihren Erfolg nicht kleinreden. Meist handelt es sich dabei nur um Neidhammel, die mit sich selbst Probleme haben und Ihre Unzufriedenheit an anderen auslassen müssen. Ich bin ein extrem harmoniebedürftiger Mensch und möchte am liebsten mit jedem gut auskommen.

Wirklich funktionieren kann das aber nicht. Weder ich, noch die anderen sollen sich verbiegen. Ein falsches idealistisches Bild abzugeben oder zu erwarten, ist unecht und löst Stress aus. Finden Sie daher Menschen, bei denen Sie sein können, so wie Sie sind.

Niemand ist perfekt!
Lernen Sie auch Ihre eigenen Schwächen kennen. Akzeptieren Sie diese und auch die Ihrer Mitmenschen. Jeder hat seine Macken - auch Du und Ich. Wenn Sie jemand nervt, sprechen Sie offen mit dieser Person darüber und verhalten Sie sich nicht hinterfotzig.

Gehen Sie mit Ihren Mitmenschen so um, wie auch Sie wollen, dass man mit Ihnen umgeht. Werden Sie von jemand kritisiert, fahren Sie nicht gleich aus der Haut. Bleiben Sie ruhig und denken Sie darüber nach. Oft kann es nicht schaden, sich die Meinung anderer anzuhören. Wenn die Kritik berechtigt ist, können Sie gut daraus lernen. Stehen Sie zu Ihren Werten und Überzeugungen, aber akzeptieren Sie auch die der anderen!

Fährt Sie jemand gar wütend oder aggressiv an, so zeigt dies ein kampfreagierendes Distress-Problem Ihres Gegenübers - das Sie persönlich aber nicht gleich beunruhigen sollte. Auch wenn es Ihnen schwerfallen mag, aber bleiben Sie vorerst cool und entwickeln Sie in Ihrem Inneren auch für solche Verhaltensweisen Verständnis, denn derjenige hat selbst enorme Probleme. Wenn die Ihnen gegenüber aufbrausende Person, besonders auf die Dauer gesehen, keine Verhaltensbesserung zeigt, so vergeuden Sie nicht länger Ihre wertvolle Zeit mit dieser Person. Denn wenn es jemand nicht schafft, mit Ihnen in einem sachgemäßen Ton über bestimmte Dinge zu kommunizieren, dann ist der- oder diejenige in keiner Weise länger tragbar.

Hören Sie auf Ihren Instinkt
Übernehmen Sie die Verantwortung für Ihr Leben - für Ihr Denken, Ihr Tun und Ihre Gefühle. Folgen Sie Ihrem Herzen und bestimmen Sie selbst über Ihr Schicksal und werden Sie zu der Person, die Sie sowieso schon längst sind.

Das ist ja auch, was wahre Liebe ausmacht - eine Person so sein zu lassen, wie sie wirklich ist. Performen Sie nicht jemanden, für den andere sie gerne hätten. Verstecken Sie sich nicht hinter einer Fassade, einer Darstellung. Menschen sollen sich nicht in Ihre Maske verlieben, sondern in Ihr wahres Ich.

Verharren Sie nicht in einer schlechten Ehe, sei es wegen Ihrer Kinder oder aus finanziellen Gründen oder aus der Angst heraus, andere könnten über Sie reden. Wenn Sie täglich immer nur Kompromisse eingehen, wird Sie das Ihre Gesundheit kosten. Denn mit einem Kompromiss geben Sie sich mit weniger zufrieden und das verschafft Ihnen im besten Falle nur mittelmäßige Befriedigung. Werden SIE der Autor IHRES Lebens und bleiben Sie nicht länger der Darsteller, der nach der Pfeife der anderen tanzt. Seien Sie nicht länger das 08/15-Püppchen unserer ferngesteuerten Gesellschaft. Machen Sie Ihr Ding!

Sie sollen nicht extrem egoistisch werden, aber etwas Egoismus gehört dazu, immerhin sind Sie der Mittelpunkt Ihres Lebens. Erst wenn es Ihnen gut geht, Sie zufrieden und gesund sind, erst dann können Sie auch das Leben anderer positiv verändern und Ihren geliebten Mitmenschen tatkräftig zur Seite stehen.

Lösen Sie sich von den Ängsten der Vergangenheit, die aus Situationen entstanden sind in denen Sie betrogen wurden oder versagt haben. Die Dinge müssen nicht immer so laufen. Stellen Sie sich den Herausforderungen, statt vor Problemen wegzulaufen, die lediglich zu Dauerspannung und folglich chronischem Stress führen. Machen Sie mal etwas „Verrücktes“ und nehmen Sie Ihr Leben nicht ständig so ernst. Tanzen Sie z.B. im Regen, rauchen Sie einen Joint oder erzählen Sie sich selbst irgendwelche Witze.

Den größten Stress bereiten wir uns selbst

Den größten Stress lösen Sie selbst in sich aus durch die Interpretation Ihrer inneren Bilder. Dabei sind mindestens achtzig Prozent unserer Distress-Erfahrungen selbst gemacht; durch eigene Emotionen hervorgerufen.[10]

Wenn Sie emotionalen oder mentalen Stress haben, können Sie sich noch so gut ernähren oder entgiften - eine Azidose (Übersäuerung) wird Ihnen dennoch bleiben und somit ein hohes Risiko für Krebs und andere chronische Erkrankungen.

Stress verändert den Hormonhaushalt. Adrenalin, Noradrenalin, Cortisol und viele weitere Hormone werden ausgeschüttet. Ein langfristiger Anstieg dieser Hormone verringert die Immunabwehr. Bluthochdruck, Schlaganfälle, Herzinfarkte, Krebs, usw. können entstehen. Bei Stress gilt es Reizreaktionen umzuprogrammieren und Ihre inneren Interpretationen und Reaktionen zu löschen oder neu zu konditionieren.

Hoffnung, Selbstliebe, Selbstvergebung, Selbstbewusstsein, Selbstvertrauen, Erfolg in Arbeit und Beziehung sollten stetig wachsen. Ein Gleichgewicht zum wahren Ich muss hergestellt werden. Setzen Sie das um, was tatsächlich in Ihnen steckt! Ein Stressabbau kann nur erfolgen, wenn Ihnen klar wird, dass Stress Ihnen Energie raubt, Ihre Gesundheit zerstört, und Ihre Lebensqualität vermindert.

Typische, stressige, negative Situationen gilt es zu identifizieren und darauf mit mentaler und physischer Selbstprogrammierung und Konditionierung adäquat zu reagieren. So können Energieverluste und Krankheitsrisiken vermieden werden.

Sobald ein Negativfilm in Ihren Synapsen abläuft, dürfen Sie diesen Film nicht zu Ende denken, denn das Gehirn kann unvollendete Informationen nicht abspeichern.

Ersetzen Sie negative Gedankenspiele, die in Ihrem Kopf ablaufen, durch positive, erwünschte Muster. Wiederholen Sie diesen Vorgang immer wieder, nur so können neue sinnvolle Programme installiert werden.

Sicher geschieht so eine Umprogrammierung nicht von heute auf morgen. Sie müssen ausdauernd daran arbeiten, um zu sich und Ihrem Weg zu finden. Wer diesen Weg nicht alleine gehen kann, dem bietet das System der instinktbasierten Medizin® (IBMS) - gegründet von Dr. Coldwell - ein Programm für den Stressabbau, zur Stressvorbeugung und zur individuellen Verwirklichung an.[11,12]

Ob Sie etwas als stressig wahrnehmen hängt, wie gesagt, von Ihrer inneren Betrachtung der Situation ab. Wenn wir uns im Kopf mentale Bedrohungen ausmalen, kann unser Unterbewusstsein nicht zwischen realen Ereignissen und emotionalen Ängsten differenzieren.

Folglich werden Stresshormone ausgeschüttet und Ihr Körper verbraucht die gleiche Energie, die er benötigt hätte, wenn die Umstände tatsächlich eingetreten wären. Wenn Sie ständig darüber nachdenken, was schiefgehen oder welche furchtbaren Ereignisse eintreten könnten, leben Sie in dauerhafter Anspannung. Fragen Sie sich stattdessen: „Wie gehe ich mit der Situation um, wenn sie tatsächlich eintritt?“ „Ist diese Angst gerechtfertigt?“ „Was ist das Schlimmste, was passieren kann?“ „Was könnte ich tun, wenn dieses Worst-Case-Szenario eintritt?“

Stimmen Sie sich mental darauf ein, wie Sie ein unbekanntes Problem annehmen und entspannt darauf reagieren können. Sie können sich auch auf einem Zettel notieren, wie Sie in zukünftigen Situationen reagieren wollen.

Das Leben wird immer stresserfüllt sein, da brauchen wir gar nicht drum herum zu reden. Aber die Art und Weise wie Sie darauf reagieren und daraufhin handeln, stellt Ihren Schlüssel zu Erfolg und Gesundheit dar. Und je besser wir die Probleme verstehen, die wir zu lösen haben, umso einfacher wird es Wege und Lösungen dafür zu finden.

Wirklich extrem gefährliche oder lebensbedrohliche Stresssituationen gibt es in der Regel nur wenige. Meistens sind es Kleinigkeiten, die sich ansammeln und uns aus der Ruhe bringen und unsere Lebensqualität einschränken. Oft wollen wir zu viele Aufgaben innerhalb eines bestimmten Zeitraumes erledigen. Setzen Sie hier Prioritäten und konzentrieren Sie sich auf das Notwendigste. Fragen Sie sich, ob Sie tatsächlich jedes gegebene Versprechen und jeden Termin realisieren können. Vergessen Sie nicht, was Ihr Berufsleben anbelangt, dass Sie arbeiten um zu leben und nicht umgekehrt. Finden Sie in Ihrem Job Ihre Berufung oder machen Sie Ihr Hobby zum Beruf.

Es ist äußerst wichtig, dass Sie Freude an Ihrer Arbeit haben und auch Pausen machen!

Seid wie die Kinder, denn Ihnen gehört das Himmelreich

Wecken Sie in den Pausen ab und zu das Kind in sich und genießen Sie das Leben. Kinder lachen bis zu dreihundertmal am Tag, Erwachsene nur ca. zwanzigmal. Wieso können wir nicht fröhlicher sein? Was ist unser Problem?

Lachen und Genuss kommen heutzutage leider viel zu kurz, sind aber immens wichtig, denn Freude stärkt unser Immunsystem gravierend. Zudem werden Sie durch Pausen über eine höhere Leistungsbereitschaft, einen höheren Energielevel, eine bessere Konzentration und mehr Kreativität verfügen.

Verabschieden Sie sich von dem Gedanken, Sie seien auf Ihrer Arbeit unersetzlich. Genau dies führt nämlich zu Überlastung und somit früher oder später zu einer Beeinträchtigung Ihrer Gesundheit. Wenn wir uns nicht die Zeit zur Regeneration nehmen, wird sich der Körper irgendwann selbst die notwendige Zeit holen. Denn der Körper holt sich, was er braucht.

Achten Sie auf die Signale, die Ihnen Ihr Unterbewusstsein schickt und nehmen Sie sich so lange Zeit, bis Sie wieder vollständig hergestellt sind. Sagen Sie sich bloß nicht, es geht schon irgendwie. Denn das werden Sie früher oder später einbüßen müssen.

Ein guter Chef oder Manager zu sein, heißt, das Leben - beruflich und auch privat - gut im Griff zu haben und die vorhandenen Energien gut zu dosieren. Wenn Sie als Chef überarbeitet und dadurch schwach, krank und hilflos sind, können Sie weder anderen helfen, noch Ihren eigenen Aufgaben gerecht werden.

Es ist wichtig, dass wir die bestmögliche Balance zwischen Hobbys, Familie, Arbeit, Erholung und Vergnügen erreichen. Denn jede einseitige Belastung, egal in welchem Lebensbereich, führt zu Verschleiß, Stress, Anspannung, Monotonie, Apathie, Frustration und Depression.

Auch in der Ernährung ist einseitige Belastung ungesund. Es spricht sicherlich nichts dagegen, täglich eine Tasse Kaffee oder ab und zu ein Bier oder ein Glas Wein zu trinken. Übertreibt man es aber, werden negative Auswirkungen die Folge sein. (*Während einer Krebsbehandlung sollten diese Genussmittel gar nicht konsumiert werden!)*

Fangen Sie also schon jetzt an, in Ihren Körper hineinzuhorchen und nicht erst wenn Sie dazu gezwungen werden. Ergründen Sie Ihre eigene Identität, Ihre Stärken und Schwächen und finden Sie heraus, was Sie tatsächlich wollen. Nur so können Sie sich realistische Ziele setzen, diese verwirklichen und optimalen Erfolg und beste Gesundheit erlangen.

Gesundheit ist immer die Kombination aus mehreren Elementen

Achten Sie auf genügend Schlaf und Regeneration; auf ein vernünftiges Zeitmanagement; körperliche Betätigung (Spaziergänge, wenn möglich Sport); meiden Sie Menschen, die von Ihren Energiereserven zehren; konzentrieren Sie sich auf Lösungen, anstatt auf Schwierigkeiten und Gejammer; seien Sie fürsorglich in Ihrer Beziehung und im Freundeskreis; genießen und lachen Sie öfter; ernähren Sie sich vitalstoffreich.

Verlassen Sie sich nicht auf andere, um gesund und glücklich zu sein/zu werden. Denn jeder versteht etwas anderes unter seinem persönlichen Glück und Zufriedenheit. Erweckt bei dem einen Materielles Freude, so benötigt ein anderer wiederum mehr Anerkennung und Zärtlichkeiten.

Niemand außer Ihnen selbst weiß, ob Sie sich erfolgreich fühlen. Übernehmen Sie daher die Verantwortung und Kontrolle über ihr Leben selbst!

Und denken Sie auch daran, dass alles Geld und aller Erfolg der Welt nichts wert sind, wenn Sie dieses Glück nicht teilen können. Daher brauchen wir um uns herum liebe Menschen und Teamplayer!

Mit Ihnen können wir unser Glücklichsein verdoppeln und in schlechten Zeiten können wir ihnen unser Herz ausschütten und uns bei ihnen ausheulen.

Zur Genesung muss unser Körper als Ganzes, aus Körper-Geist-Seele „repariert" werden

Dies geschieht durch:

1. Problem- und Zielerfassung (Wieso habe ich Krebs? Was macht mich krank? Was will ich? Was treibt mich an?)
2. Ursachenbeseitigung/Entgiftung (z.B. Trennung des Partners, Amalgamentfernung, Ernährungsumstellung)
3. Ziele (Verwirklichung des ICHs) + physiologische Optimierung (hohe Leistung bei niedrigem Energieverbrauch) z.B. Mangel und Defizite auffüllen
4. Erhaltung

12. **Rohkost-Ernährung:** Ernähren Sie sich mit viel Rohkost und am besten vegan - da tierische Produkte, wie bereits geschildert, eben auch mit Antibiotika, Hormonen und anderen Schadstoffen stark belastet sind.

Finden Sie Ihren eigenen Essensrhythmus und essen Sie immer dann, wenn Sie Hunger haben. Essen Sie nicht bis Sie vollgestopft sind, sondern bis Sie satt sind. Hungern Sie nicht! Hungern ist immer schlecht, auch wenn Sie abnehmen möchten. Sie müssen Ihre Ernährung dauerhaft umstellen. Es gibt jede Menge Diät-Rezepte und Eiweiß-Abnehm-Drinks, die uns angepriesen werden. Aber lassen Sie sich hiervon bitte nicht blenden. Würde auch nur eines dieser Diätrezepte funktionieren, würde jeder es anwenden und alle anderen Diätvermarkter gingen Pleite.

Durch Fastenkuren können Sie zwar Gewicht verlieren, aber Sie werden hinterher mehr wiegen als zuvor. Das liegt daran, dass sich Ihr Körper auf ein evtl. wiederkehrendes Hungern vorbereitet, indem er die neue Nahrung sofort speichert, um optimal für die nächste Hungerperiode gewappnet zu sein.

Wenn Sie über längere Zeit Diäten machen, verliert Ihr Körper überwiegend Wasser und Muskulatur. Daher können diese Ihr Herz schädigen! Auch sind diese Diäten sehr einseitig und damit verliert Ihr Körper jede Menge Mineralien und Vitamine. Sie können schneller krank werden. Nicht zu vergessen die Stresshormone, die durch Hungeraktionen ausgelöst werden. Sie werden sich unwohl und schnell gereizt fühlen.

Sind Sie gesund können Sie, von mir aus, ab und zu Fleisch, Käse und Schokolade essen. Sind Sie krank kann ich Ihnen nur raten, so lange bis Sie wieder ganz gesund sind, darauf zu verzichten und zum allergrößten Teil auf viel rohe Kost und eine vegane Ernährung umzusteigen. Sollte die Róhkost für Ihren zarten Magen zu belastend sein, so mixen Sie sich Ihr Gemüse und Ihren Salat als Smoothie und bringen sie so in eine flüssige, bekömmliche Aufnahmeform. Bereiten Sie doch auch mit Ihren Kindern selbstgemixte Obst- oder Gemüsegetränke zu. Ihren Kindern wird natürlicher Frischsaft besser schmecken, als das von der Industrie verzuckerte Zeug. Zudem wird es Ihren Kindern wesentlich besser schmecken, wenn sie wissen, sie haben selbst mitgeholfen.

Achten Sie darauf, dass Ihr Obst und Gemüse aus biologischem Anbau kommt. Zwar heißt es oft, Bio ist nicht gleich Bio - aber welche bessere Alternative haben wir?! Ein Gemüsebeet im Garten wäre natürlich das Optimale. Doch leider wächst ja auch in diesem nicht das ganze Jahr über frisches Grünzeug. Eine richtige - rohköstliche - Ernährung bleibt in der Behandlung gegen den Krebs unersetzlich. Sie ist aber alleine oft nicht ausreichend, da die meisten Krebserkrankungen mit einer Mangelernährung einhergehen und dieser Mangel so gravierend ist, dass gewisse Mineralien und Vitamine hochdosiert substituiert werden müssen, da sie über Lebensmittel alleine nicht ausreichend zugeführt werden können.

Alles was über 42°C erhitzt wird, stirbt und ist vom Nährwert her gleich null. Wird zum Beispiel etwas gekocht um es zu sterilisieren, werden zwar die Bakterien abgetötet, aber zugleich auch sämtliche Nährstoffe. Rohkost heißt also die Nahrung nicht zu erhitzen, da sonst lebenswichtige Nährstoffe und Enzyme verloren gehen.

13. **Enzyme:** Sie ermöglichen bzw. beschleunigen biochemische Reaktionen. Sie erfüllen nach dem Schlüssel-Schloss-Prinzip mit bestimmten Substraten zusammen wichtige Funktionen im Körper, die keine anderen Nährstoffe erfüllen können. Die Verdauungsenzyme in den Verdauungssäften zum Beispiel, spalten die Nährstoffe so, dass diese resorbiert und verwertet werden können. Enzyme sind unsere bedeutendsten Energieproduzenten, da wir sie für die Ver-

dauung und den Stoffwechsel benötigen. Und sie sind eben in hohen Anteilen in rohem Obst und Gemüse enthalten.

Die Bezeichnungen vieler Enzyme haben die Endung -ase. Sie werden nach der Substanz benannt, auf die sie einwirken. Als Beispiel: Zellulase. Zellulase baut die Zellulose (Ballaststoffe) aus Pflanzenzellen ab und macht sie für den Menschen verwertbar.[13]

RohKÖSTLICHE Lebensmittel sind in der Regel auch immer basenbildende Nahrungsmittel. Diese Basen braucht unser Körper, um leichter Sauerstoff zu transportieren und um ein aerobes Milieu zu schaffen. Ein Milieu in dem Krebszellen niemals überleben können. Basendeckende Lebensmittel sind unter anderem: Spinat, Brokkoli, grüner Tee, Kopfsalat, Sellerie, Äpfel, Mandeln, Karotten, Tomaten, Kohl.

Außerdem enthalten Pflanzen Phytoöstrogene (= sekundäre Pflanzenstoffe) - diese sind das Analog zu unseren Hormonen.[14]

Phytoöstrogene sind keine Östrogene im chemischen Sinn, sondern sie besitzen lediglich strukturelle Ähnlichkeit mit diesen. Diese Ähnlichkeit ermöglicht jedoch eine Bindung an Estrogenrezeptoren, wodurch eine östrogene und auch antiöstrogene Wirkung erzielt werden kann. Die erste Pflanze mit phytoöstrogener Wirkung war das Silphium *(Ferula historica)*, das als Verhütungsmittel diente. Die Nachfrage nach dieser Pflanze war so groß, dass sie im 2. oder 3. Jahrhundert n. Chr. wegen Übernutzung ausstarb. Den höchsten Gehalt dieses Phytoöstrogens finden wir heute in Soja, Bohnen, Granatäpfeln und Brokkoli.

Grundsätzlich heißt es vor allem daher LEBENSmittel, weil sie unserem Organismus eine Menge elektrischer Ionen liefern. All diese elektrische Energie finden wir nur in rohen Früchten, in Nüssen, Getreide und grünen Blättern in unveränderter Form vor, da in ihnen die Sonnenenergie fixiert ist. Das ist der Grund, warum rohe, pflanzliche Nahrung das Ideal der menschlichen Ernährung sein sollte.

14. **Aufnahme von guten Fettsäuren:** Viele Krebspatienten sehen ausgezehrt aus. Zum Zeitpunkt der Krebsdiagnose haben fünfzig Prozent der Betroffenen bereits an Gewicht verloren. Krebserreger brauchen viiiiieeeel mehr Energie, also mehr Nahrung, als gesunde Zellen.

Leider werden diese kachektischen Krebspatienten von der etablierten Krebsmedizin mit hochkalorischen Nahrungsmitteln gefüttert. Folge: noch mehr bösartige Krebs-/Parasitenausbreitungen. Verabschieden Sie sich vom Zucker und dann von den Dingen, die in Zucker umgewandelt werden, also Brot, Nudeln, Reis, Kartoffeln. Essen sie stattdessen viel Rohkostgemüse und gute Fette.

Gute Fette sind Omega-3-Fettsäuren. Diese befinden sich vor allem in Leinöl, Moringaöl, Rapsöl und Hanföl. Greifen sie auch zu Hanfsamen, Leinsamen, Chiasamen. Damit sich die pflanzlichen Omega-3-Fettsäuren (Alpha-Linolensäure) entfalten können benötigen sie Magnesium, Zink, Vitamin C, Vitamin B3 und Vitamin B6. Denn nur mit dieser Hilfe kann der Körper die Alpha-Linolensäure, in die für ihn verwertbaren Omega-3-Fettsäuren EPA (Eicosapentaensäure) und DHA (Docosahexaensäure) umwandeln.

Verwenden Sie Kokosöl!
Und verwenden Sie nur dieses zum Erhitzen von Nahrungsmitteln. Es hat gesättigte, mittelkettige Fettsäuren und kann optimal von unserem Körper aufgenommen werden. Beim Erhitzen wird es nicht, wie alle anderen Öle, ranzig! Es bildet keine Transfettsäuren.

Wir haben ungefähr 75 Billionen Zellen in uns und sie alle haben eine Doppelfettschicht - die Zellmembran. Diese ist notwendig für ein gut funktionierendes Hormonsystem und für gute neurologische Funktionen. Die Kommunikation von Zellen basiert auf diesem äußeren Fettring. Daher brauchen wir Fett. Die Aufnahme von guten Fetten führt zur Produktion von Ketonen[1*], die ein super Treibstoff für den Körper sind.[15] Dadurch wird der Blutzucker sehr viel stabiler, Entzündungen im Körper werden reduziert, eine bessere Gedächtnisfunktion sowie die emotionale und mentale Ausgeglichenheit werden gefördert.

Bei einer fettarmen, hauptsächlich protein- und kohlenhydratreichen Ernährungsweise, spaltet der Organismus die Proteine und Kohlenhydrate in Zucker auf. Zucker ist wie Heroin. Er legt die gesunden Zellen lahm, füttert Ihre Krebserreger und

---

1 Ketone sind Kohlenwasserstoff-Moleküle. Ketogen bedeutet, dass die Ketonkörper zur primären Energiequelle des Organismus werden. Sie lösen die Glukose beim Abbau von Kohlenhydraten ab. Der Körper stellt Energie her, indem er in der Leber Fettsäuren zu Ketonkörpern abbaut, und nun diese als Energielieferanten verwendet. Die Ketose steigert also die Fettverbrennung. Ketone wandern auch ins Gehirn und ernähren dieses schonend und effektiv - ohne Zucker. Diese natürliche Gehirnnahrung beeinflusst Ihr Denken enorm positiv. Sie fühlen sich wacher und kreativer.

schließlich spielt Ihr Blutzuckerspiegel verrückt. So kommt es, dass Ihr Körper ein Verlangen nach mehr und mehr weißem Heroin verspürt.

Zusätzlich stimuliert der gespaltene Zucker einen höheren Entzündungslevel im Körper. Wie unser Körper letztendlich mit dieser Entzündungsreaktion umgeht, hängt von den weiteren toxischen Belastungen ab - von der Art was wir essen, wie wir uns bewegen und dem, was uns sonst noch quält.

Wer z.B. dauernd in Angst lebt, der überstimuliert ständig seine Adrenalindrüsen. Daraufhin schüttet der Körper sehr viele Stresshormone aus, die Immunabwehr im Darm wird gesenkt und der Darm geschädigt. Wenn dies passiert, wird eine Entzündungsspirale im Körper freigesetzt:

- der Hormonhaushalt gerät durcheinander
- Sie bekommen Heißhunger auf Zucker
- es entsteht ein Nährboden für opportunistische Infektionen (Bakterien, Pilze, Viren, Parasiten)

So wird dadurch eine ganze Negativspirale ausgelöst, die letzten Endes zu chronischen Krankheiten führt. Klar wird es keinen Menschen geben, der vollständig ohne Angst leben kann. Ängste gehören zum Leben dazu. Aber wir sollten auch Glauben, Vertrauen und Liebe in uns haben, bei dem was ist und an das was kommt. Vor allem sollten wir uns selbst Liebe und Respekt zollen und uns selbst auch vertrauen.

Bei hoher Intensität greift der Körper auf Kohlenhydrate zurück.
Bei niedriger Intensität verbrennt der Körper überwiegend Fett.
Erst durch Fett können die wichtigen Vitamine A, D, E und K über das Blut transportiert und schließlich verwertet werden.

Für seine Aktivitäten braucht unser Körper gute Fettsäuren. Einige davon kann er selbst herstellen. Die Fettsäuren **Omega-3** (dreifach-ungesättigte Alpha-Linolensäure) und **Omega-6** (zweifach-ungesättigte Linolensäure) kann der Körper nicht selbst produzieren. Daher müssen wir diese ständig zufüttern.

Diese langkettigen, mehrfach ungesättigten, essenziellen Fettsäuren sind für unsere Gesundheit in einer ausgewogenen Form enorm wichtig:[16]

- sie stärken das Herz-Kreislauf-System (Arteriosklerose-hemmende Eigenschaften)
- sie stärken die Immunsystemfunktion

- sie stärken das Nervensystem
- sie erhalten und bauen die Zellmembranen auf → Körper bleibt jung und vital
- Nährstoffe können in den Zellen besser aufgenommen werden
- toxische Stoffe werden abgestoßen
- Infektionen und Entzündungen werden bekämpft
- bei Kindern wird eine optimale Hirnentwicklung gefördert
- Hormonproduktion
- sie mindern Depressionen und wirken der Alzheimererkrankung entgegen
- die Haut erscheint jünger und geschmeidiger

Ideal wäre ein ausgeglichenes Verhältnis von Omega-6- zu Omega-3-Fettsäuren 1:1 oder: 3:1 bis 4:1. Das heißt, es sollten nicht mehr als viermal so viele Omega-6-Fettsäuren wie Omega-3-Fettsäuren auf dem Speiseplan stehen. Leider ist genau das aber bei der westlichen Ernährungsweise der Fall. Ganz oft werden zehn- bis zwanzigmal mehr Omega-6-Fettsäuren konsumiert, da diese u.a. in rotem Fleisch und anderen tierischen Fetten (auch Milchprodukten!) und den meisten Salatölen zahlreich enthalten sind. Viele Getreideprodukte weisen ein Verhältnis von 10:1 und mehr auf. Z.B. liegt Roggen bei 11,5:1 und Weizen bei 14-mal mehr Omega-6 als Omega-3.

Fleisch- und Milchprodukte enthalten überwiegend Omega-6-Anteile, da die Tiere vorwiegend mit Soja und Getreide gefüttert werden. Diese haben eben einen hohen Omega-6-Anteil und dieser wird schließlich an den Endverbraucher abgegeben.[17]

Höherkettige Omega-3-Fettsäuren haben sich für Entgiftungsprozesse als sehr sinnvoll erwiesen.

Außerdem unterstützen bestimmte Omega-3-Fettsäuren die Gesundheit des Herzens und die Gehirnentwicklung bei Embryonen und Kindern.

Insbesondere die Docosahexansäure (DHA) und die Eicosapentaensäure (EPA) wurden in zahlreichen Studien für diesen Effekt verantwortlich gemacht.[18]

Haben wir viele Omega-6-Fettsäuren vorliegen, entstehen Botenstoffe, die deutlich entzündlicher im Stoffwechsel wirken als die Botenstoffe, die aus Omega-3-Fettsäuren entstehen.

Seit ca. dreißig Jahren legt man sehr viel Wert darauf, dass Patienten Fischöl zu sich nehmen, um den Bedarf an Omega-3 abzudecken. Inzwischen werden aber aufgrund der Forschungsergebnisse andere Empfehlungen ausgesprochen. Prof. Brian Peskin warnt Erwachsene sogar davor Fischöl einzunehmen.[19]

Nach Brian Peskin stellten weitere Studien fest, dass Fischölpräparate keinerlei positive Auswirkungen zeigen. Es stellten sich sogar häufiger negative Auswirkungen dieser Präparate, bezogen auf Herz-Kreislauf-Erkrankungen oder Krebs, heraus.

In der Zeit zwischen 2005 und 2012 wurden in den führenden medizinischen Zeitschriften mehr als zwei Dutzend Studien veröffentlicht, von denen sich ein Großteil mit der Frage beschäftigte, ob Menschen mit einer Disposition für Herz-Kreislauf-Erkrankungen von der Einnahme von Fischöl-Nahrungsergänzungsmitteln profitieren können. Bis auf zwei zeigten alle diese Studien, dass die Einnahme dieser Mittel, im Vergleich zu den Placebo-Gruppen, keinerlei Verbesserungen ergaben. Diese und vergleichbare Studien sind öffentlich einseh- und nachprüfbar und es gibt sie bereits seit den 90er Jahren.[20]

Wieso tendieren dennoch manche zu Fischölempfehlungen und andere nicht?
Dr. Klinghardt meint, dass dies stark von der Lebensphase abhängig zu sein scheint. Laut Klinghardt ist es für Frauen im letzten Schwangerschaftsdrittel und für Kinder bis zum zwanzigsten Lebensjahr in Ordnung für das Wachstum Fischöl einzunehmen.

Astaxanthin (= ein Carotinoid, das stark entzündungshemmend ist) ist ein Bestandteil des Fischöls und laut Klinghardt für alle Vorteile desselben verantwortlich. Die restlichen Bestandteile des Fischöls bringen aber eher Nachteile mit sich. Wenn der Körper wächst ist Fischöl in Ordnung, wenn der Körper nicht mehr wächst (ab dem zwanzigsten Lebensjahr), solle man Leinöl verwenden. Leinsamen enthalten eine Fasersubstanz namens Lignane. Diese binden Hormonmetabolite im Darm, die nicht mehr zurückabsorbiert werden können. Aus klinischer Erfahrung empfiehlt Dr. Klinghardt, das Fischöl durch Leinöl zu ersetzen.

Die kommerziellen Fischöle werden durch einen Lösungsmittelprozess gewonnen, um sie von den Schadstoffen zu befreien, die im Fisch enthalten sind. Die Fische müssen einen Reinigungsprozess durchlaufen, damit die fettlöslichen Schadstoffe (u.a. v.a. Quecksilber) beseitigt werden können. Dieser Reinigungsprozess hinterlässt jedoch wieder eigene Toxine und Spuren.

Ein weiterer Punkt, der dringend beachtet werden muss, ist, dass diese langkettigen Omega-3-Fettsäuren (EPA und DHA) extrem empfindlich auf Wärme, Sauerstoff und Licht reagieren. Die Hersteller von Leinöl wissen wie achtsam man mit Leinöl umgehen muss, vom Zeitpunkt der Herstellung bis zu dem Moment, in dem es in den Körper gelangt. Doch noch viel labiler als das Leinöl selbst sind die Omega-3-, die DHA- und EPA-Fettsäuren.[21]

Laut Prof. Peskin ist es fast unmöglich diese Fette aus den Fischen zu extrahieren, sie zu isolieren, sie in Kapseln abzufüllen, sie wiederum zu lagern, zu transportieren und sie in den Geschäftsregalen auf Kunden warten zu lassen - ohne, dass sie dabei komplett zerstört werden.

Eine norwegische Studie besagt, dass mehr als 95% aller Fischölprodukte, die auf dem Markt erhältlich sind, ranzig sind - noch bevor sie im Kühlschrank des Konsumenten Platz nehmen.[22]

Leinöl ist ein hervorragendes Öl. Es liefert ihnen viermal mehr Omega-3- als Omega-6-Fettsäuren. Achten Sie beim Kauf von Leinöl darauf, dass es nicht oxidiert ist. Wenn es süß und nussig schmeckt, ist es nicht oxidiert und eine gute Wahl.

Ein noch höheres Verhältnis von Omega-3 zu Omega-6 (6:1) bietet Ihnen Moringa oleifera Öl.

Moringa oleifera Öl

Das Moringa-Öl wird aus den Nüssen der Moringa-Pflanze hergestellt. In jedem einzelnen Tropfen des Öls befinden sich über hundert verschiedene Mineralstoffe und Vitamine. Es ist reich an Antioxidantien, was zudem den Vorteil bietet, dass es nicht so schnell ranzig wird und auch ohne Konservierungsstoffe lange haltbar bleibt.

Moringa-Öl kann nicht nur innerlich, sondern auch äußerlich auf der Haut angewendet werden. Ausgetrocknete Hautareale, Schuppenflechte, Ekzeme oder leichte Entzündungen können dank der bakteriziden und feuchtigkeitsspendenden Eigenschaften dieses Öles behandelt werden.[23]

Das Öl enthält viele ungesättigte Fettsäuren. Darunter in großen Mengen die beiden essenziellen, vom Körper nicht herstellbaren Fettsäuren, Linolsäure und Alpha-Linolensäure. Moringa weist **sechsmal mehr Omega-3-Fettsäuren** als Omega-6-Fettsäuren auf. [24]

Spitzenmäßige Öle (im Verhältnis Omega-6 zu Omega-3) sind:

- Moringa oleifera Öl (1:6)
- Leinsamenöl (1:4)
- Hanföl (3:1)
  → enthält viele Vitamine und Mineralstoffe und hat eine entzündungshemmende Wirkung[25]
- Rapsöl (2,5:1)
- Walnussöl (4,5:1)

In eine eigene Kategorie fällt das Kokosöl. Denn es besteht zu ca. neunzig Prozent aus gesättigten Fettsäuren. Und in diesem Fall sind diese gesättigten Fettsäuren nicht schlecht für unseren Körper. Ganz im Gegenteil. Beim Kokosöl haben wir **mittelkettige, gesättigte Fettsäuren**. Genau diese kann unser Körper am allerbesten aufnehmen und verwerten.

Es gibt Untersuchungen, die auf eine weitere Wirkungsverstärkung der Omega-3-Fettsäuren hindeuten. Und zwar die Kombination Hanfsamen + Kokosöl = noch mehr gutes Omega-3! Chiasamen haben ebenfalls einen sehr hohen Gehalt an Omega-3-Fettsäuren.

Und hier ein paar Beispiele für eher **„schlechte Öle“:** Sie weisen einen hohen Omega-6-Fettsäuren-Anteil auf und sollten nur in geringen Mengen verzehrt werden.

- Sonnenblumenöl (126:1)
- Distelöl (150:1)
- Margarinen - je nach Typ (bis zu 80:1)

Ein Übermaß an Omega-6-Fettsäuren kann chronische Entzündungen fördern und somit bedingt Herzinfarkte, Schlaganfälle und Krebs begünstigen. Wenn außerdem ungesättigte Öle/Fette erhitzt werden entstehen daraus ranzige Fette. Diese verlangsamen den Stoffwechsel, was zur Unterfunktion der Schilddrüse und somit zu Trägheit und Gewichtszunahme führt.

Kokosöl eignet sich als einziges Öl zum Anbraten, Kochen und Backen, da es hitzebeständiger ist. Es bildet KEINE polymerisierten Öle oder gefährliche Transfette, da es bereits gesättigt ist. **D. h., bei allen Speisen, die Sie erhitzen, nur Kokosöl verwenden!** Bitte merken Sie sich das unbedingt.[26]

Verweise:

1. http://www.biomedizin-blog.de/de/zonulin-ein-wichtiger-helfer-in-der-diagnose-des-leaky-gut-syndrom-wp261-292.html
2. http://www.socakajak-klub.si/mma/The+China+Study.pdf/20111116065942/
3. www.ProVegan.info
4. Dr. Leonard Coldwell, Jürgen A. Kettner – Korallen Kalzium
5. A. Hamilton – Die Milch macht´s! 1. Auflage 2015
6. https://www.provegan.info/de/basisinformationen/vegan/
7. https://www.ncbi.nlm.nih.gov/pmc/articles/PMC1380936/
8. https://www.milchlos.de/milos_0706.htm
9. http://www.pro-natura.info/index.php/hippokrates-br-sub-eure-lebensmittel-sollen-eure-heilmittel-sein
10. Dr. Leonard Coldwell – Stress, die Hauptursache aller Krankheiten und die einzige Antwort darauf
11. www.InstinctBasedMedicine.com
12. http://www.ibmsdeutschland.com/
13. http://www.keimling.de/roh-und-naturkost/naehrstoffe/naehrstoffe_enzyme
14. https://de.wikipedia.org/wiki/Phyto%C3%B6strogene
15. https://www.strunz.com/de/news/was-sind-ketone.html
16. http://dgk.de/meldungen/pravention-und-anti-aging/omega-3-und-omega-6-fettsau ren.html
17. http://www.netzathleten.de/ernaehrung/ratgeber-ernaehrung/item/2104-das-richtige -omega-3-zu-omega-6-verhaeltnis
18. http://www.vegane-inspiration.com/omega-3.html
19. http://brianpeskin.com/
20. http://archinte.jamanetwork.com/article.aspx?articleid=1787690
21. https://www.youtube.com/watch?v=-YiA6ypSr-o&feature=share Dr. Klinghardt
22. http://ww1.prweb.com/prfiles/2013/07/14/10927185/rancidtruth.pdf
23. http://www.zeitung.de/gesundheit/ernaehrung/superfoods/moringa-oel/
24. https://www.moringacaribbean.de/a96-moringa-enthalt-wertvolle-fettsauren
25. http://www.zentrum-der-gesundheit.de/hanfoel-omega-3-fettsaeuren-ia.html
26. David Wolfe – Superfoods, 2. Auflage.

4. ENTGIFTEN

Zuerst muss der Mist raus, bevor Gutes rein kommt!
Ist der Staubsaugerbeutel im Staubsauger voll wird er gewechselt, damit der Motor nicht kaputtgeht. Die meisten pflegen ihr Auto und wechseln das Öl darin; der Müll im Haus wird regelmäßig entsorgt, da er sonst anfängt zu stinken.

Haben wir einen schlechten Atem, putzen wir uns die Zähne, lutschen dagegen Bonbons oder kauen Kaugummi. Stinken wir unter den Achseln, tragen wir Deo auf. Aber all diese Stinkerei kommt nicht daher, dass wir am Vortag schlecht gegessen haben, sondern sie kommt von den Dingen, die wir schon vor Jahren zu uns genommen haben und die nun seitdem im Körper herumliegen und vor sich hin verrotten. Quasi eine Kompostieranlage in unserem Inneren!

Das Abwassersystem unseres Körpers ist der Darm, hier befinden sich mindestens siebzig Prozent unseres Immunsystems. In diesem Abwassersystem befinden sich Pilze, Parasiten, sowie gute und schlechte Bakterien.

Entgiftung ist die größte Waffe gegen das medizinische System
Hat zu Ihnen schon einmal ein Arzt gesagt, Sie müssten sich einmal entgiften? Entgiften Sie sich nicht heißt das, Sie werden früher oder später Entzündungen haben. Und haben Sie Entzündungen, haben Sie Schmerzen, und haben Sie Schmerzen, wird ihr Immunsystem geschwächt.

Die Umweltbelastung ist heute größer denn je. Entgiftungsmechanismen, die wir haben, funktionieren nur noch stark eingeschränkt oder gar nicht mehr. Zu viele Gifte legen unsere Enzyme und Organe lahm, die normalerweise dafür zuständig sind Gifte auszuscheiden. Können die giftigen Substanzen nicht ausgeschieden werden, lagern Sie sich vorerst im Bindegewebe (Cellulite) an. Chronische Krankheiten und auch Krebs sind die weitere Folge.

Wenn Sie meinen, Ihrem Körper vor einer Entgiftung gesunde, lebende Darmbakterien (Probiotika) einzuflößen, wird Ihnen das nichts bringen. Denn Ihre Parasiten werden sich darauf stürzen. Solange sich Abfall in Ihrem Körper befindet, werden Sie keine Gesundung erreichen können.

Das A und O zur Genesung ist eine Entgiftung. Und diese beginnt im Darm!

Fast alle Gifte werden über den Darm ausgeschieden
In der Medizin wird nicht gerne darüber gesprochen, aber der vergiftete Patient hat Parasiten. Darunter befinden sich meist auch Pilze, Borrelien o.ä.. Diese gilt es loszuwerden.

Parasiten sind Schmarotzer und haben die Fähigkeit, Giftstoffe um ein Mehr- bis-Hundertfaches zu binden. Ein z.B. ausgeschiedener Wurm beinhaltet mehr Quecksilber, Glyphosat und sonstige Schadstoffe, als jede andere Entgiftungsmethode das jemals schaffen kann.

Meiner Meinung nach sind rektale Einläufe das Effektivste, was man (nach einer Ernährungsumstellung und Ursachenbeseitigung) machen kann, um eine schnellstmögliche Entgiftung zu erreichen.

Mit was kann ich meinen Körper entgiften?

1. Einläufe (z.B. mit Kaffee, MMS, Natriumbicarbonat)
Um gesund zu werden, sind rektale Einläufe unverzichtbar. Denn Parasiten/Krebserreger hinterlassen, wenn sie absterben, giftige Substanzen. Dadurch können Grippesymptome, wie Gliederschmerzen, Schüttelfrost, Fieber und Abgeschlagenheit auftreten. Um zu vermeiden, dass die Giftstoffe die Blutbahn erreichen, muss das Verdauungssystem so schnell wie möglich entleert werden.

Vor allem durch schulmedizinische Mittel explodieren die Würmer regelrecht. D. h. die Viecher hinterlassen wieder sämtliche Toxine in ihrem Körper. Es ist also am besten, wenn die Würmer den Körper immer als Ganzes verlassen.

> *Die Sache mit den Einläufen mag sich für Sie jetzt ekelhaft anhören... Bei den ersten zwei bis drei Einläufen wird es auch noch etwas komisch sein. Dafür werden Sie große Erleichterung verspüren, wenn Sie erst einmal einen großen Teil des Mülls aus Ihrem Körper heraus gespült haben. So motiviert, bekommen Sie von alleine das gewisse Handling und die Routine dafür.*

Und übrigens, es ist allemal nicht so abartig wie eine Chemotherapie. Denn wir ziehen uns kein Gift rein - sondern ziehen es heraus! Das ist in jedem Fall natürlicher und gesünder.

Einen Irrigator bekommen Sie z.B. in der Apotheke oder im Sanitätshaus.

Wenn Sie mit Einläufen beginnen, verwenden Sie anfangs zum Testen am besten erst einmal nur Wasser (damit es nicht so viel Sauerei gibt). Gefiltertes Wasser - ca. 300-500ml! Später auf 1-2 Liter steigern. Haben Sie keinen Wasserfilter, kochen Sie das Wasser ab und lassen Sie es bis leicht unter Körpertemperatur abkühlen. Lauwarm, so dass es angenehm für Sie ist.

Füllen Sie die Spülflüssigkeit in den Irrigator und stecken Sie das Darmrohr auf das Anschlussstück des Einlaufgerätes. Öffnen Sie den kleinen Hahn und lassen Sie so viel Wasser ab, bis sich keine Luftblasen mehr im Schlauch befinden. Schließen Sie den Hahn am Gerät wieder und befestigen Sie dieses am besten an der Türklinke Ihres Badezimmers. Legen Sie sich ein großes Handtuch auf den Boden und ölen Sie das Endstück des Darmrohrs mit einem pflanzlichen Öl ein. Legen Sie sich nun auf den Rücken, die Seite oder auf alle viere - so wie es für sie am Angenehmsten erscheint - und führen sie das Darmrohr in Ihren Allerwertesten ein.

Haben Sie die Sache soweit gut im Griff, dann erhöhen sie konstant die Flüssigkeitszufuhr und fangen Sie ab jetzt auch an ihren Kaffee vorerst nur noch rektal zu trinken.

Wird der Kaffee über den Mund aufgenommen, belastet er durch seine Säure und das Koffein die Leber und die Nieren. Wird der Kaffee aber über den Darm aufgenommen, wird er dort resorbiert und über das Pfortader System in die Leber transportiert. Dort lösen sowohl das Koffein als auch die Bitterstoffe des Kaffees eine Kontraktion der Gallenwege aus. Daraufhin wird Gallenflüssigkeit in den Dünndarm abgegeben und befreit die Leber von Giften.

Spezielle Enzyme im Kaffee verhindern eine Rückresorption von Toxinen über die Darmschleimhaut. Anschließend werden die Giftstoffe über das Entleeren des Darms ausgeschieden.

Es wird empfohlen den Kaffee ca. 15 Minuten im Darm zu halten, da das gesamte Blut alle drei Minuten die Leber durchströmt. Das heißt, das Blut wird dann in etwa fünfmal gereinigt.[1]

Nichts hilft der Leber effektiver und schneller als Kaffeeeinläufe! Die Leber verfügt über 2.000 km lange Gallengängchen, die bei chronisch kranken Menschen mit parasitären Larven übersät sind.

Noch heute werden Menschen und Therapeuten wegen dieser (Kaffee)-Einläufe angegriffen. Ihren Ursprung haben sie allerdings direkt aus der konventionellen, medizinischen Literatur. Sie wurden bis 1972 im *Merck-Handbuch* erwähnt. Merck hat diese Behandlungsform später herausgenommen, da die Einläufe etwas Folkloristisches seien: *„...es gäbe heute immerhin ganz andere High-Tech-Sachen zur Behandlung...“*

Es gibt Dutzende von Studien aus den Jahren 1920-1940 in denen man sie erfolgreich bei Arthritis und Geisteskrankheiten anwendete. Es gibt eine Studie des New Journal of Medicine, in der ein Forscher bipolare Erkrankungen in der Psychiatrie mit Einläufen behandelt hat. Nach der damaligen Auffassung (die sich auch heute als richtig erwiesen hat) wurde das Gemüt durch die Toxine, die den Magen-Darm-Trakt vergifteten, angegriffen, was dann zu Geisteskrankheiten führte. Den Menschen wurden also Einläufe und Darmspülungen verordnet und ihre Medikamente wurden abgesetzt. Und was passierte daraufhin? Sie wurden gesund.

Auch Dr. Kelley hat sämtliche positive Berichte über Kaffeeeinläufe gesammelt. Er wendete diese ebenfalls an und erweiterte ihre Anwendung um Nierenreinigungen, Darmspülungen und Saftfasten. All diese Dinge werden heute noch in der nicht-konventionellen Medizin sehr erfolgreich angewendet.

Dr. Gonzalez hat die 10.000 Aufzeichnungen Dr. Kelleys über Tausenden seiner Patienten überprüft und bei 450 Krebspatienten im fortgeschrittenen Stadium, mit insgesamt 27 verschiedenen Krebsarten, evaluiert. Das Ergebnis: Sie alle reagierten sehr positiv auf das Ernährungskonzept von Dr. Kelley. Zwar war Dr. Kelley „nur“ Zahnarzt, aber er war sehr bekannt unter den Ärzten und sie begannen still und heimlich ihre Krebspatienten zu ihm zu schicken. Seine Praxis lag in einem kleinen Vorort von Dallas und durch Mundpropaganda kamen daher auch Patienten aus allen möglichen anderen Städten zu ihm. Und alle wurden gesund!

Er war jedoch als Zahnarzt vom Gesetz her nicht berechtigt Krebs zu therapieren. Folglich war die Ärztekammer, als sie davon erfuhr, nicht sehr erfreut darüber. Gegen Kelley wurde durch 14 staatliche Behörden ermittelt. Auch seine Approbation als Zahnarzt wurde ihm von der Zahnärztekammer entzogen. Vom Bundesstaatsanwalt, über den Generalstaatsanwalt und den General-Bundesstaatsanwalt bis hin zum Finanzamt - sie alle spielten zusammen, um Kelley zu erwischen. Dr. Kelley lief nicht Amok oder tötete jemanden. Er verordnete lediglich Ernährung und Entgiftung und rettete das Leben von Menschen. Aber man jagte ihn wie einen Schwerverbrecher.

Man ließ ihn erst in Ruhe, nachdem er ein Dokument unterzeichnet hatte, in dem er sich verpflichtete, nicht mehr als praktischer Arzt tätig zu sein und sich nur noch mit Ernährung zu befassen.

Dr. Gonzalez - dessen Mentor einst Dr. Kelley war - hat zig von Dr. Kelleys` behandelten Fälle im Jahr 1986 in einer Monographie zusammengestellt. Doch es gelang nicht diese Monographie zu veröffentlichen. Selbst der damals zumeist publizierte Arzt Dr. Good schaffte es nicht, Dr. Gonzalez' wissenschaftliche Abhandlung zu veröffentlichen. Die Herausgeber glaubten es nicht; es müsse sich um Betrug handeln und es wäre das Ende ihres Verlages, wenn durch ein Ernährungsprogramm Krebs heilbar wäre. Erst im Jahre 2010 gelang es Dr. Gonzalez seine Monographie in nochmals überarbeiteter Form zu publizieren.[2]

Dr. Kelley litt eines Tages selbst an Bauchspeichelkrebs. Zudem hatte er Tumore in der Hüfte und im Herzen, Tumore in beiden Lungenflügeln und Knochenmetastasen.

Es hieß man könne nichts mehr für ihn tun und gab ihm noch zwei Monate zu leben. Auch er stellte seine Ernährung um, nahm Enzyme und entgiftete seinen Körper durch Einläufe. ... Und? Er wurde wieder gesund![3]

2. MMS/Chlordioxid

Parasiten produzieren in der Schleimhaut oder im Darm einen Biofilm in dem sie sich verstecken. Daher empfehlen sich hier Einläufe mit MMS/Chlordioxid. MMS ist in der Lage den Biofilm aufzulösen und die Eier und Larven, die dort untergebracht sind, zu zerstören.

Und nicht nur Parasiteneier und -larven kann MMS/Chlordioxid vernichten, sondern auch sämtliche bakteriellen Erreger, Viren und Hefepilze:[4]

Adenovirus, Adenovirus echovirus, Aspergillus, Aspergillus flavus, Aspergillus niger, Bacillus, Bacillus cereus, Bacillus circulans, Bacillus megatarium, Bacillus subtilis, Bifidobacterium liberium, Bluetongue Virus, Campylobacter jejuni, Candida, Candida albicans, Clostridium, Clostridium difficile, Clostridium sporogenes, Clostridium perfringens, coliforme Bakterien, Corneybacterium nucleatum, Coxsackievirus, Culex quinque-fasciatus, E-Coli, Echovirus, Encephalomyocarditis Virus, Enterobacter cloacae, Enterobacter hafnia, Enterococcus faecalis felines parvovirus, Flavobacterium species, Fonsecaea pedrosoi, Fusarium specie, Fusobacterium nucleatium, Herpesvirus I, Herpesvirus II, Influenza, Iridovirus (PPA), Klebsiella, Klebsiella pneumoniae, Minute Virus of Mice (MVM), Mouse Encephalomyelitis Virus, Mouse Flu, Mouse Hepatitis Virus (MHV), Mouse Polio Virus (MEV), Mucor Species Mycobacterium, Mycobacterium kansaaii, Mycobacterium smegmatis, Mycoplasma, Newcastle Desease Virus, Parainfluenza, Penicillium, Pertiviries - Togaviridae, Poliovirus, Proteus vulgaris, Pseudomonas, Pseudomonas aeroginosa, Pseudomonas species, Saccharomyces cerevisiae, Salmonella, Salmonella choleraesuis, Salmonella gallinarium, Salmonella typhimurium, Salmonella typhosa, Sarcina lutea, Scopulariopsis species, Staphylococcus, Staphylococcus aureus, Staphylococcus epidermidis, Stomatitis, Streptococcus, Streptococcus faecalis, Streptococcus pyogenes, Trichophyton, Trichophyton mentagrophytes, Trichophyton rubrum, Tuberculosis, Vaccina-Virus, Vesicular Stomatitis Virus, Vibrio cholerae, Yersinia enterocolitica

„Chlordioxid ist ein breit angelegtes Biozid, das Sporen, Bakterien, Viren und Pilze abtötet. Bisher wurden keine Erreger gefunden, die sich gegen Chlordioxid als beständig erwiesen. Es ist erfolgreich angewendet worden bei der Vernichtung von Bakteriensporen, die viel schwieriger zu töten sind als Viren, wie z.B. Ebola.“ Dieses Zitat stammt aus einem Bericht einer großen Universitätsklinik in den USA. Dort wird das Chlordioxid in einer etwas abgewandelten Form, nämlich als CDS - man nennt es dort Chlordioxy-Lösung - angewendet und appliziert es dort sogar intravenös.

Auf dem Webauftritt der US-Armee erfährt man von Forschern der militärischen Forschungsstätte, *„dass es keine Pathogene gibt, die gegen Chlordioxid resistent sind.“*[5]

MMS ist zudem mehr als nur ein Mittel mit dem man den Körper von Krankheitserregern reinigt. Weil Chlordioxid/MMS ein Oxidationsmittel ist, bewirkt es, dass lebende rote Blutkörperchen mehr Sauerstoff ins Gewebe abgeben. Unter erhöhten Druck gesetzter Sauerstoff wiederum bewirkt die Entgiftung des Körpers von Kohlenmonoxid, unterstützt die natürlichen Heilungsprozesse bei Verbrennungen, Quetschungen und ischämischem Schlaganfall und hilft eben auch gegen die große Anzahl oben aufgezählter Infektionen. Bei regelmäßiger Anwendung stimulieren Oxidationsmittel das Immunsystem effektiv.

Weiße Blutkörperchen werden dazu angeregt, Zytokine zu bilden. Diese wiederum benötigt unser Körper quasi als Alarmsystem, denn sie bringen Zellen dazu Krankheitserreger anzugreifen und allergische Reaktionen zu vermeiden.

Bei entzündlichen Prozessen aktivieren Zellen innerhalb unseres Immunsystems selbst natürliche Oxidationsmittel, wie z.B. Wasserstoffperoxid (H_2O_2). Daher eignet sich Wasserstoffperoxid auch hervorragend bei Wunden. Dazu später noch mehr.

Da das Chlordioxid zusätzlich Sauerstoff ins Gewebe abgibt und unser Milieu somit basischer werden lässt, haben vor allem auch die Krebserreger kaum eine Chance.

Was 1997 als „zufällige" Entdeckung durch Jim Humble begann, wurde in den darauffolgenden Jahren zu einem letzten Strohhalm für viele kranke Menschen. Tausende von Erfolgsgeschichten aus allen Teilen dieser Erde zeugen heutzutage nicht nur von der Wirksamkeit, sondern auch von der Ungefährlichkeit in der Anwendung von MMS.

Das Geniale am Chlordioxid besteht darin, dass es nur Krankheitserreger angreift, die weniger als +0,96 Volt Oxidationspotential haben. Es greift demnach keine gesunden, biologischen Strukturen an, die ein höheres Potential als +1 Volt haben. Chlordioxid tötet also gezielt Krankheitserreger, wie Bakterien, Viren, Pilze und Protozoen - nicht aber die gesunden Zellen. Kein Gas, keine industrielle Säure, kein Pestizid und kein anderer chemischer Stoff tötet so effektiv pathogene Organismen wie Chlordioxid.[6]

In Jim Humbles Buch „MMS: Der Durchbruch" wurden viele Schreiben abgedruckt, die Jim Humble im Laufe Jahre zugegangen sind. Sie alle berichten von der schnellen Heilung an Malaria erkrankter Menschen, denen seine „Malarialösung" verabreicht wurde. Zum Beispiel erhielt Jim Humble ein Schreiben von Ev. John Tumuhairwe aus Uganda, in dem ihm mitgeteilt wird, dass HIV-positive Soldaten erfolgreich mit seiner „Malarialösung" behandelt wurden.

Anfangs trug das Chlordioxid den Namen „Miracle Mineral Supplement", was so viel wie „Wundermineralpräparat" heißt. Es war wie ein Wunder, dass Jim Humble dieses Mittel entdeckt hatte. Da die Wirkung von MMS aber nicht auf einem Wunder beruht, sondern auf einer gewöhnlichen chemischen Reaktion, hat es Jim Humble in „Master Mineral Solution" umbenannt.

Zur Einfachheit sagt man einfach nur „MMS". Mit MMS und der chemischen Bezeichnung Chlordioxid sind das Gleiche gemeint.

MMS/Chlordioxid entsteht durch **Natriumchlorit + Säure**.

$HClO_2 + HClO_3 \leftrightarrow 2ClO_2 + H_2O$

Die Natriumchloritlösung ist basisch. Wird Säure hinzugefügt, werden die durch Hydrolysereaktion erzeugten OH-Ionen neutralisiert. Zudem wird das als Nebenbestandteil in der Lösung befindliche Natriumhydroxid neutralisiert. Unter der Einwirkung von überschüssiger Säure wird aus der freigesetzten chlorigen Säure $HClO_2$ unter Oxidation von ClO_2-Ionen das Chlordioxid gebildet. (Siehe oben angeführte Gleichung.)

Wenn ein Krankheitserreger in Kontakt mit Chlordioxid kommt wird er oxidiert. Daraufhin zerfällt er und kann infolgedessen nicht mehr schaden. Der Körper muss sich jetzt nur noch um die Ausscheidung der abgetöteten Erreger kümmern. Was das Chlordioxid betrifft, ist es durch die Aufnahme der Elektronen reduziert worden. Dadurch entwickelt sich das Zentralatom von der Oxidationsstufe +4 auf +/-0 bzw. auf die niedrigstmögliche von -1 als Chlorid-Ion. Je nach den Bedingungen können dabei verschiedene Reaktionsprodukte entstehen. Die Sauerstoff-Ionen sind neutral; durch den Zerfall des Chlordioxids beim Oxidationsvorgang verbinden sie sich mit Wasserstoff zu Wasser.

Zusammengefasst: Wenn Erreger mithilfe von gelöstem Chlordioxid abgetötet werden, zerfallen die Erreger und sind damit unschädlich, genauso wie das **reaktionsfreudige Oxidationsmittel Chlordioxid:** es wird umgewandelt in **Salz** und **Wasser.**[7]

Damit das MMS/Chlordioxid aktiviert werden kann benötigt es Natriumchlorit, empfohlen wird dafür Zitronensäure, Salzsäure, Milchsäure oder Weinsteinsäure. Ich persönlich benutzte eine 25%ige Natriumchlorit-Lösung und dazu zum Aktivieren eine 4%ige Salzsäure-Lösung. Salzsäure kommt mir bekömmlicher vor als die zuvor verwendete Zitronensäure. Von der Zitronensäure wird mittlerweile sowieso eher abgeraten, da die anderen Aktivatoren wesentlich verträglicher sind.

Auf Chlordioxid gibt es kein Patent; es ist kein offizielles Arzneimittel. Es ist frei und legal auf dem Markt erhältlich. Aufgrund der Rechtslage in Deutschland dürfen die Firmen, die MMS verkaufen, keine Ratschläge zur innerlichen Verwendung von MMS erteilen.

So wird die Natriumchloritlösung mit einer Säure zu Chlordioxid/MMS aktiviert:

Aktivator	Mischungsverhältnis	Tropfenzahl	Aktivierungszeit
Zitronen-, Weinsteinsäure 5%	1:10	10 Tropfen	3 Minuten
Zitronen-, Weinsteinsäure 10%	1:5	5 Tropfen	3 Minuten
Zitronen-, Weinsteinsäure 50% oder 3-9%ige Salzsäure	1:1	1 Tropfen	20 Sekunden

Die Tabelle bezieht sich immer auf je 1 Tropfen Natriumchloritlösung und das dazu passende Mischungsverhältnis zu den momentan angebotenen Aktivatoren. Die Dauer der Aktivierung variiert zwischen 20 Sekunden und 3 Minuten. Die aktivierte Lösung weist eine goldbraune Farbe auf.

Die Mittel bitte unzugänglich für Kinder aufbewahren und vor Sonneneinstrahlung schützen.

Anwendung: Sie brauchen ein sauberes, trockenes Glas, einen Porzellan- oder einen Kunststoffbecher, kein Metallgefäß! Durch das Metall geht ansonsten ein Teil der Oxidationskraft unnütz verloren.

Sobald Sie die Tropfen ins Glas gegeben haben, schwenken Sie das Glas etwas, warten die Aktivierungszeit ab und fügen dann 150-300ml Wasser hinzu.

Durch das rechtzeitige Hinzufügen von Wasser wird das Chlordioxid im Wasser gelöst und kann nun noch bis zu vier Tage genutzt werden, wenn die Lösung kühl, dunkel und verschlossen aufbewahrt wird.

Wenn Sie das erste Mal MMS verwenden, ist es am sichersten, mit einem Tropfen zu beginnen, um sich langsam heranzutasten und um unerwünschte Reaktionen zu vermeiden.

Die günstigste Einnahmezeit für die meisten Anwender ist etwa fünfzig bis sechzig Minuten nach dem Essen, besonders bei Menschen mit einem empfindlichen Magen. Auf nüchternen Magen wirkt es intensiver.

Die MMS-Menge sollten Sie (nur, wenn möglich) täglich steigern, beginnend mit einem Tropfen. Erhöhen Sie die Dosis immer nur um einen Tropfen und so, dass sie sich immer noch ganz gut dabei fühlen.

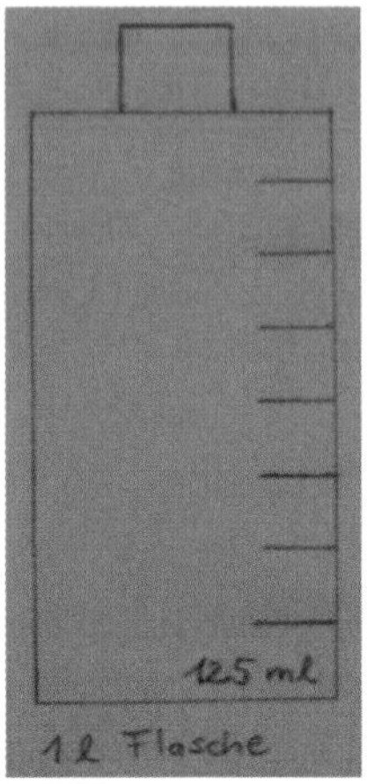

Hier gilt es Folgendes zu beachten: Vitamin C reagiert mit Chlordioxid und hebt so die Wirkung von MMS auf. Deswegen sollten Vitamin-C-Tabletten, Infusionen und liposomales Vitamin C bis **vier Stunden vor** oder **nach der Anwendung** eingenommen werden. Wenn Ihnen das MMS zu widerwärtig schmeckt, können Sie trotzdem Säfte (ohne Vitamin-C-Zusätze) wie z.B. Apfelsaft, Kirschsaft, Traubensaft, Ananassaft zum MMS-Wasser hinzufügen. Auch wenn diese Säfte Vitamin C enthalten, ist diese Menge zu gering, so dass keine relevanten Wirkverluste festgestellt werden konnten.

Während einer MMS-Kur sollten Sie täglich mindestens 2,5 Liter Wasser (auf 70 kg Körpergewicht) **trinken**, um die Entgiftungs-Ausscheidung zu unterstützen.
Mögliche Reaktionen: Es können Übelkeit, Durchfall oder starke Blähungen auftreten. Dies ist aber kein Grund zur Besorgnis. Die Beschwerden klingen nach dem Absetzten von MMS innerhalb weniger Stunden, in seltenen Fällen nach ein bis zwei Tagen, völlig ab. Je nach Krankheitsbild fühlen sich die meisten danach wesentlich besser. Treten dennoch solche Beschwerden auf: Machen Sie eine Pause bis es Ihnen wieder besser geht und steigen Sie bei einer geringeren Tropfenzahl wieder ein. Reduzieren Sie mindestens um zwei Tropfen. Sind die Bauchschmerzen oder das Übelkeitsgefühl zu unangenehm, essen Sie etwas Obst. Bringt auch das nichts, nehmen Sie mehr Vitamin C auf und trinken Sie mehr Wasser.

Reaktionen im Verdauungstrakt führt Jim Humble auf eine Herxheimer Reaktion zurück. Diese entsteht, wenn ein Organismus durch die Menge an abgetöteten Erregern mehr zu entsorgen hat, als seine ausscheidenden Organe bewältigen können. Insbesondere bei einer vorbelasteten Leber treten leicht derartige Beschwerden auf. In diesem Fall vorerst besser mit Kaffeeeinläufen durchstarten.

Bei Organschwächen bzw. chronischen Erkrankungen empfiehlt es sich, das MMS per sogenanntem „1.000er Protokoll" einzunehmen:
Als ich nach der erstmaligen Einnahme von MMS bei bereits fünf Tropfen stärkere Bauchkrämpfe bekam, stieg ich auf das 1.000er Protokoll um.

Wie funktioniert das 1.000er Protokoll?
Man befüllt hierzu morgens eine **1 bis 1,5 l** Flasche mit 24 Tropfen aktiviertem MMS. Die Flasche wird von außen sichtbar in **acht** gleiche Abschnitte aufgeteilt.

Am besten beginnen Sie morgens mit der Einnahme und trinken jede Stundc cine der acht Portionen. So führen Sie ihrem Körper gleichmäßig eine niedrige Dosis MMS zu, er kann dann kontinuierlich vor sich hinarbeiten und wird nicht mit hohen Dosen akut überlastet.

- Aktivieren Sie die gewünschte Tropfenzahl MMS in einem sauberen, trockenen Glas. Je nach Aktivator 20 Sek. - 3 Min.
- Füllen Sie das Glas mit Wasser auf.
- Nehmen Sie eine saubere 1-Liter-Flasche, am besten aus Glas.
- Gießen Sie das Gemisch in die Flasche und füllen Sie die Flasche mit Wasser auf, bis die Flasche voll ist.
- Verschließen Sie die Flasche.
- Markieren Sie außen an der Flasche mit sieben Strichen acht gleich große Einheiten (bei einem Liter sind das je 125ml).
- Trinken Sie davon ca. jede Stunde, bis die Flasche leer ist.

Für eine detailliertere Anleitung empfiehlt es sich, dass im Jim Humble Verlag erschienenes Buch „MMS-Krankheiten einfach heilen“ zu lesen.

Eine wichtige Sache muss hier noch geklärt werden. Zwar ist es doof, sich für ein wunderbares Mittel wie MMS/Chlordioxid rechtfertigen zu müssen, aber leider wird es von Pharmaunternehmen und deren Anhängern immer wieder richtig schlechtgemacht. Dieses Mittel erzielt bei vielen Erkrankungen enorme Heilungserfolge. Die Pharmakonzerne müssten alle anderen Medikamente dahinter einreihen bzw. komplett verbannen und auf enorme Einnahmen verzichten, wenn dieses Mittel allgemein bekannt würde. 2014 berichtete Jim Humble auf einem Gesundheitskongress in Hannover, dass er bei Tausenden von Malariafällen, die er mit MMS behandelte, einen hundertprozentige Genesungsrate erzielt hat.

Auf MMS gibt es kein Patent, das Mittel ist sehr kostengünstig zu beziehen und hält selbst bei häufigem Gebrauch ungefähr ein halbes Jahr. Und: Es hat bei angemessener Anwendung kaum bzw. keine Nebenwirkungen. Betrachtet man dagegen die Nebenwirkungen anderer pharmazeutischer Mittelchen, wie z.B. Aspirin oder Paracetamol! Tss tss tss… da kann man nur mit dem Kopf schütteln.

MMS wird leider immer wieder schlecht geredet, sowohl von den Medien im Fernsehen als auch in Artikeln im Internet und in den Zeitungen. Ich möchte gar nicht wissen, welche Unmengen an Bestechungsgeldern vonseiten der Pharmakonzerne fließen, damit ein schlechtes Bild von MMS verbreitet wird.

Da wird zum Beispiel des Öfteren verlautet, Chlordioxid sei ein *aggressives Desinfektionsmittel.*[8] Aber diese Menschen haben wohl selbst noch kein Chlordioxid angesetzt. Sieht man sich die Gleichung weiter vorne nochmals an, so sollte uns jeder gute Chemiker sagen können, dass dies nicht der Fall ist, wenn Natriumchlorit mit der entsprechenden Säure zu Chlordioxid aktiviert wird. Es zerfällt dann nämlich im Körper lediglich zu Salz und Wasser. Der größte Teil des Menschen besteht aus Wasser!

Aber klar, dass die Pharmaindustrie, sowie die von ihr bezahlten Medien in MMS eine große Gefahr sehen. Denn auch mit zu viel Wasser kann man sich umbringen.

Wer MMS selbst schon einmal genommen hat, bzw. Hunderte von Heilungsgeschichten dazu gehört und gelesen hat, der weiß, dass das Mittel sehr wirksam ist! Unter anderem können Sie im „MMS-Handbuch" von Dr. med. Antje Oswald Hunderte von Erfahrungsberichte von Menschen mit diversen Krankheitsbildern nachlesen, die durch MMS genesen sind und stetige Besserung erzielten.

Ich möchte hier keine Werbung für MMS machen. Aber aufgrund seiner positiven Eigenschaften bewirbt sich das Mittel quasi selbst.

Chlordioxid wird nie konzentriert eingenommen, sondern immer nur in einer Dosierung von ein paar wenigen Tropfen, die mit Wasser stark verdünnt werden. Kommt es z.B. zu Durchfall, ist auch das in den allermeisten Fällen nicht als negativ zu werten, da hier eine Entgiftungsreaktion stattfindet. Würden die durch das MMS abgestorbenen Erreger mit ihren Toxinen länger im Körper verweilen, würden sie noch unangenehmere Symptome auslösen. Es ist also nur von Vorteil, wenn die Toxine sofort ausgeschieden werden können. Wenn Sie erkältet sind, ist es doch auch von Vorteil, wenn der Schleim endlich aus Ihrem Körper kommt oder Ihr Körper Fieber produziert, um sich von Bakterien und Toxinen zu befreien.

Grundsätzlich steigert man die Anzahl der MMS-Tropfen immer nur **Tropfen um Tropfen**. So, dass man sich gut dabei fühlt.

Andreas Kalcker und Kerri Rivera haben in Sachen Autismus außerordentliche Erkenntnisse gewonnen. Sie fanden u.a. heraus, dass rektale Einläufe mit MMS bei autistischen Kindern extrem wirksam sind. Sie haben bereits viele Kinder vollständig von Autismus geheilt. Beide vertreten die These, dass die Hauptursache für Autismus Impfungen und Parasiten sind, es sich also um eine sogenannte Parasitäre-Vaccinose handelt.[9]

Betrachtet man auch die Krebserreger als Parasiten (Trichomonaden)... kann MMS helfen! Parasiten produzieren einen Biofilm in der Schleimhaut und/oder im Darm, in dem sie sich verstecken. Dadurch können sie nicht von allen Arzneimitteln angegriffen werden. MMS jedoch ist in der Lage diesen Biofilm aufzulösen und die darin untergebrachten Eier und Larven zu zerstören. Es ist daher besonders effektiv, MMS in Form von rektalen Einläufen anzuwenden. MMS reichert den Körper mit Sauerstoff an und erzeugt somit ein Milieu, das Krankheitserreger nicht mögen.

MMS wird, wie gesagt, von den Medien gerne schlecht geredet. Darunter findet sich z.B. auch die Aussage, MMS sei eine „ätzende Chemikalie" oder ein „aggressives Desinfektionsmittel".

Doch wer sich wirklich mit MMS befasst hat, der weiß diese Argumentationen als völlig absurd zu werten. Diese „angeblich" ätzende Chemikalie gibt es nämlich schon seit weit mehr als hundert Jahren. So wird Chlordioxid z.B. zur Wasserreinigung für Trinkwasser genutzt; in Krankenhäusern wird es zur Desinfektion und Blutreinigung verwendet und bei der Wunddesinfektion von Tieren (Ciderm SP®) eingesetzt.[10]

Die Arznei- und Lebensmittelzulassungsbehörde FDA hat Chlordioxid als Mittel zur Desinfizierung von Lebensmitteln zugelassen.

Auf dieser Homepage *www.mms-seminar.com/unglaublich-viele-patente-auf-basis-chlordioxid/* bekommen Sie einen Überblick, wie viele Patente es gibt, die auf Basis von Chlordioxid beruhen. Die oft erwähnten Chlorhähnchen haben übrigens auch nichts mit Chlor zu tun, sondern werden mit Chlordioxid besprüht, was völlig harmlos ist.[11]

Aber apropos Chlor. Chlor wird z.B. zur Wasserreinigung verwendet. Mit Chlor versetztes Trinkwasser bildet jedoch mindestens drei karzinogene Verbindungen. Von Chlordioxid bleiben dagegen, wie sie bereits wissen, nur Salz und Wasser übrig. Reichere Staaten, wie beispielsweise Saudi-Arabien bevorzugen zur Trinkwasserreinigung daher deutlich lieber Chlordioxid, statt Chlor. Da das Chlordioxid wesentlich teurer ist als Chlor, müssen ärmere Länder auf Chlor zur Trinkwasseraufbereitung zurückgreifen - leider aber auch in Kauf nehmen, dass dabei den Menschen mit dem Trinkwasser karzinogene Verbindungen zugeführt werden.

Zu MMS gibt es Studien, die belegen, dass es hochwirksam ist!
Darunter z.B. diese hier: Leo Koehof dokumentierte per Video, in Zusammenarbeit mit dem Roten Kreuz, MMS-Behandlungen von Malaria in Uganda. Von 781 Menschen wurden **154 positiv auf Malaria** getestet. Nach einer einmaligen Gabe von MMS/Chlordioxid (mit Wasser) - 18 Tropfen MMS für Erwachsene, 8 Tropfen für Kinder und 2 Tropfen MMS für Babys - waren nach 24 Stunden **143 Menschen malariafrei.** Nach einer weiteren Gabe MMS waren alle an Malaria Erkrankten zu **100%** geheilt. Sprich, von 154 an Malaria erkrankten Menschen wurden 154 innerhalb von 48 Stunden vollständig geheilt! Zwar gab es schon Tausende von Einzelfällen, bei denen dieses Ergebnis erzielt wurde, aber es gab noch keine so ausführlich untermauerte Studie wie diese, die von der Hilfsorganisation des Roten Kreuzes durchgeführt wurde.[12]

Seit dem Tag dieser Studie (11. Dezember 2012) hat sich aber traurigerweise nicht wirklich etwas geändert. Stattdessen sind inzwischen weit mehr als 300.000 Menschen an Malaria gestorben. Nachdem die Studie öffentlich bekannt wurde, und eben auch die ganzen mitdokumentierten Fälle, gab es massiven Druck von oben. Es heißt, mindestens einem der Ärzte sei nach der Veröffentlichung dieser Studie gekündigt worden. Andere Mitarbeiter wollten plötzlich keinerlei Statements zur Studie mehr abgeben, da sie Angst um ihren guten Ruf und ihren Job hatten.

Darüber hinaus gibt es nicht nur Hunderttausende von Erfahrungsberichten in schriftlicher Form weltweit, sondern auch durch Ärzte attestierte Fälle von Heilungen durch MMS.

Jim Humble hat mit MMS bereits weit mehr als hunderttausend Patienten geheilt. Darunter einen sehr großen Teil an Malaria erkrankten Menschen.[13]

MMS ist leicht in der Anwendung, es kostet sehr wenig (ca. 16,-€ und reicht für ca. ein halbes Jahr), wieso wird es nicht in der Dritten Welt eingesetzt? Ach, stimmt! Da war ja wieder dieses Großunternehmen, dass mit **P** anfängt und mit **n** aufhört. Denn obwohl Jim Humble bei mehreren **P**harmakonzerne**n** nachfragte, weigerten sie sich stabilisierten Sauerstoff auch nur zu testen. Auch Bill Gates hatte keinen Bock darauf.

Schon vor Jahren wandte sich Jim Humble an Bill Gates. Jedoch betrachtete Gates die bisher 75.000 erfolgreich behandelten Patienten nicht als Beweis für die Wirksamkeit von MMS. Er verlangte nach sogenannten Doppel- oder Dreifach-Blindstudien in größeren anerkannten Kliniken. Er informierte Jim Humble telefonisch, dass seine Organisation erst in Aktion treten kann, wenn solche Studien vorgelegt werden können.

Nur mal zur Erinnerung: Für Impfungen setzt sich Gates ein. Es gibt aber keinerlei Studien die besagen, dass Impfungen wirksam sind. Vor der Anwendung der Impfungen wurden nie Kontrollstudien zwischen Geimpften und Ungeimpften durchgeführt.

Und was sagt die FDA zu Jim Humbles MMS: Die amerikanische Gesundheitsbehörde FDA informierte Jim Humble, dass zu einer Anerkennung von MMS als Therapiemittel für eine bestimmte Krankheit, z.B. Malaria, erst ausreichende wissenschaftliche Tests und Laboranalysen durchgeführt werden müssten. Der finanzielle Aufwand hierfür liegt erfahrungsgemäß bei fünfzig Millionen US-Dollar und mehr. Das kann sich ein Pharma-Konzern locker leisten, ein Privatmann wie Jim Humble kann diesen Betrag jedoch kaum alleine aufbringen.

Mit wenig Aufwand und wenig Kosten könnte man Millionen von Menschen helfen. Und helfen, meine ich, ist hier noch sehr milde ausgedrückt. Ja, das Leben könnte man ihnen wieder schenken - den schwarzen, den gelben, den roten, den grünen, den bunten. Wir sind doch irgendwo alle eins... Aber es gibt auch Menschen, die anscheinend nur von ihrem machtbesessenen Kopf beherrscht werden und ihr Herz in der Kühlkammer eingefroren haben.

Schädigende Medikamente werden wie Lutschbonbons zugelassen - MMS dagegen ist nicht gewollt.

MMS/Chlordioxid wird abgelehnt, da es laut Arzneimittelparagraph 5 nicht erlaubt ist. Der § 5 AMG besagt Folgendes: [14]

- Es ist verboten, bedenkliche Arzneimittel in den Verkehr zu bringen oder bei einem anderen Menschen anzuwenden.
- Bedenklich sind Arzneimittel, bei denen nach dem jeweiligen Stand der wissenschaftlichen Erkenntnisse der begründete Verdacht steht, dass sie bei bestimmungsgemäßem Gebrauch schädliche Wirkungen haben, die über ein nach den Erkenntnissen der medizinischen Wissenschaft vertretbares Maß hinausgehen.

Dann müssten aber auch mal ganz schnell Aspirin, Paracetamol, Prozac und allen voran die chemotherapeutischen Mittel vom Markt genommen werden. 3,8 Millionen Deutsche schlucken jährlich rezeptfreie Schmerzmittel. Alle diese werden wie Lutschbonbons verkauft und konsumiert, können aber enorm die Leber und Nieren schädigen und zum Tode führen. Kay Brune, Professor an der Universität in Erlangen, äußert sich dazu ganz klar und deutlich. In einem Interview mit dem Nachrichtenmagazin *Focus* sagte er, dass man Paracetamol eigentlich nicht einmal mit Rezept bekommen sollte. Bereits bei der zugelassenen Dosis von vier Gramm pro Tag können Patienten Leberschäden davontragen. Weiter sagt er *„nimmt jemand die doppelte Dosis ein, kann das zu einem Leberversagen führen."* Dr. Brune rät Patienten generell von der Einnahme von Paracetamol ab. *„Wir haben hier ein Medikament auf dem Markt, das bereits bei geringer Überdosierung tödlich wirkt. Und das ist kein schöner Tod, er zieht sich über mehrere Tage hin."* Paracetamol sollte abgeschafft werden, findet Brune.[15]

Mindestens 25.000 Menschen sterben jährlich an Medikamenten und mindestens 300.000 an deren schweren Nebenwirkungen.[16]

Laut *sueddeutsche.de* erhöht die regelmäßige Einnahme von Ibuprofen das Risiko eines Schlaganfalls um das Dreifache. Das Nachrichtenportal beruft sich dabei auf die Auswertungen eines Teams um den Berner Epidemiologen Peter Jüni. Die Wissenschaftler untersuchten 31 Studien mit insgesamt mehr als 116.000 Patienten, die regelmäßig Schmerzmittel einnahmen.[17]

Das Arzneimittelgesetz Paragraph 5 entscheidet zwischen Nutzen und Risiko.
Mit MMS gibt es für Sie liebe Leser einen NUTZEN, für die Pharmaindustrie aber nicht.

Auf welcher Basis beruht solche eine Giftstoffbewertung? Dafür gibt es z.B. das **B**undesamt **für** **R**isikobewertung **(BfR)**. Auch hier lässt sich natürlich etwas über Chlordioxid finden.[16] Jedoch verdreht das BfR sämtliche Fakten und gelangt schlussendlich zu dem Ergebnis: *„Das BfR rät dringend von dem Verzehr und der Verwendung des Produkts MMS ab."*[18]

Dann haben wir auch noch die Stoffdatenbank GESTIS. In der Stoffdatenbank GESTIS kann man nachlesen, dass für Chlordioxid eine letale Dosis von (LD)50 angegeben ist (= 50%iges Sterberisiko), getestet an einer Ratte, wenn diese 292 mg/kg Chlordioxid zu sich nimmt.

Wenn ich die Werte aus dieser Datenbank übernehme und auf mein Körpergewicht herunter rechne, so komme ich für mich auf 1,3 Liter einer 3%igen Chlordioxid-Lösung, die ich trinken müsste, um ein 50%iges Sterberisiko zu haben.

1,3 Liter unverdünnte Chlordioxidlösung! Da ich eher ein Leichtgewicht bin, müsste manch einer 3 Liter der Lösung trinken, um „nur" eine LD50 zu erzielen. Solch eine Menge trinkt aber niemand. Auch nicht annähernd! Es sei denn, er verfolgt andere Pläne.

Eine spanische Nonne und Ärztin, namens Dr. Teresa Forcades, hat sämtliche Datenbanken durchsucht, die man als Mediziner finden kann, und ist auf drei solcher Fälle gestoßen. *„Was auch immer die Absicht bei diesen Fällen war; ob es ein Versehen oder beabsichtigt war, zu viel Chlordioxid einzunehmen... Bei diesen drei Fällen wurden teilweise bis zu 50ml pures Chlordioxid getrunken. All diese Leute waren nur mit kurzfristigen Beschwerden im Krankenhaus und sind wieder vollständig genesen"*, so Forcades. Dr Teresa Forcades empfiehlt allen Menschen, die sich das Leben nehmen wollen, auf keinen Fall Chlordioxid dafür zu verwenden.[19]

Da sieht man mal wie schwach dieses Mittel in Bezug auf Nebenwirkungen ist. Nur kurzfristige Beschwerden bei 50ml reinem Chlordioxid. Hier muss ich nochmals erwähnen, dass wir es zum Gebrauch mit ein paar Tropfen anmischen und mit Wasser verdünnen. Es handelt sich um homöopathische Dosen.

In der Datenbank GESTIS ist weiter zu lesen ....*in einer Testung von 5%iger Chlordioxidlösung am Kaninchenauge bewirkte eine Instillation von 0,1ml schwache Augenreizungen.*

Folgendes dazu:
1. Für das **MMS** wird eine ca. **0,3%ige Lösung** verwendet.
2. Trotz einer 5%igen Lösung entstanden im Kaninchenauge nur schwache Augenreizungen. (Und wahrscheinlich war diese Lösung nicht einmal mit Wasser verdünnt.)[20]

Grundsätzlich möchte ich im gesamten Buch keine Empfehlungen aussprechen. Ich möchte hier lediglich über wahre Fakten informieren. Und die allermeisten Dinge, wie auch MMS habe ich an mir selbst getestet. Ich verwende es inzwischen regelmäßig, seit über drei Jahren. Es ist wunderbar und ich lebe seitdem besser als vorher.

3. Wasserstoffperoxid (H_2O_2)

Seit mehr als 150 Jahren wird diese Sauerstoff-Therapie sehr erfolgreich angewandt. H_2O_2 besteht aus Wasser und atomarem Sauerstoff. Wasserstoffperoxid ist eine natürliche Verbindung, die sich zum Beispiel in Regenwasser und Schnee befindet, wo es in der Bergluft aus atmosphärischem Ozon gebildet wird. Auch unverarbeitetes Obst und Gemüse enthält Wasserstoffperoxid.[21]

Fast jede virale und mikrobielle Infektion, einschließlich Krebs, Leukämie, Multiple Sklerose, Parkinson und andere schwere Krankheiten, kann man durch Wasserstoffperoxid ausheilen. Mit Chemotherapien und Bestrahlungen lassen sich Milliarden verdienen. Wasserstoffperoxid kostet Sie hingegen nur wenige Cent. Das ist genau wie mit MMS. Die Pharmaindustrie redet den Menschen ein, dass die Sauerstoff-Therapie aufgrund der Oxidation nicht angewendet werden sollte.

Anmerkung: Alle menschlichen Zellen sind mit einer Enzymschicht ausgestattet und damit vor einer Oxidation geschützt! Viren, Bakterien und diverse andere pathogene Mikroorganismen hingegen verfügen nicht über solch eine Enzymschicht und werden somit durch die Anwendung von Wasserstoffperoxid oxidiert!

Im Organismus findet ein unaufhörlicher Verbrennungsprozess statt, Speisen und abgestorbene Zellen werden verbrannt. Dies wäre ohne Sauerstoff unmöglich.

Anwendung: Dr. Leonard Coldwell verwendete bei Tumoren:
35%iges Wasserstoffperoxid in Lebensmittelqualität (Achtung: So in Deutschland nicht erhältlich!), verdünnt in 175 bis 225ml gefiltertem Wasser oder Aloe Vera-Saft, dreimal täglich auf nüchternen Magen (sonst wird Ihnen übel) einnehmen. Mit drei Tropfen, dreimal täglich in 225ml Wasser beginnen. Die Dosis jeden Tag um einen Tropfen erhöhen, bis hin zu 25 Tropfen dreimal täglich (35 Tage lang). Dann wieder auf zweimal täglich und schließlich auf einmal täglich reduzieren und die Dosis langsam bis auf acht Tropfen pro Tag senken.

Zur Aufrechterhaltung dreimal täglich 8 Tropfen 35%iges Wasserstoffperoxid in Lebensmittelqualität anwenden.

Es dürfen keine weiteren Medikamente eingenommen werden und zwischen den Einnahmen sollte mindestens eine Stunde Abstand sein. H_2O_2 nie unverdünnt einnehmen. Unverdünnt ist es hochgiftig und kann Ihre Haut verbrennen.

In Dr. Coldwells Gesundheitszentren lag die Erfolgsquote mit Wasserstoffperoxid bei fast hundert Prozent. Innerhalb von vierzehn Tagen kam es zu beachtlichen Schrumpfungen von Krebstumoren - ohne Nebenwirkungen.[22]

Prof. Neumiwakin, der Entdecker der inneren Anwendung von H_2O_2, empfichlt für die innere Einnahme:[21]
Eine handelsübliche 3%ige H_2O_2-Lösung, beginnend mit 2-3 Tropfen auf einen Esslöffel Wasser, dreimal täglich. Die Dosis wird zur Gewöhnung fortan täglich um einen Tropfen erhöht. Nach sieben Tagen haben Sie eine Dosis von 10 Tropfen auf einen Esslöffel Wasser erreicht. Nun machen Sie eine Kur von 10 Tagen mit dreimal täglich 10 Tropfen, danach 2-3 Tage Pause.

Diese Kur kann das ganze Leben lang angewendet werden.

Bei innerer Anwendung lindert Wasserstoffperoxid allergische Reaktionen, heilt grippale Infekte und andere virale Erkrankungen. Es bekämpft Bakterien, Pilzwachstum, sowie das Wachstum von Geschwüren.

Seit 1920 bis zum heutigen Tag sind mehr als 6.000 Artikel über die therapeutische und wissenschaftliche Anwendung von Wasserstoffperoxid gedruckt worden.

Seit fast hundert Jahren scheinen die sensationellen klinischen Heilerfolge mit Wasserstoffperoxid „unbemerkt" geblieben zu sein.

Die FDA (Arzneimittelzulassungsbehörde), die FTC (Verbraucherschutzbehörde), die AMA (Amerikanische Medizinvereinigung) oder die ACS (Amerikanische Krebsgesellschaft) wird Sie ganz bestimmt nicht über wirksame und sichere natürliche Heilmethoden gegen Krebs, Grippe, Arthritis oder Sonstiges informieren.

Anmerkung: Es hat sich als durchaus schwierig herausgestellt, H_2O_2 in Lebensmittelqualität ohne Phosphor-Stabilisatoren zu bekommen. Sollten Sie eine Apotheke gefunden haben die Ihnen H_2O_2 ohne Stabilisator besorgen kann, lassen Sie sich in jedem Fall das Etikett der Original-Flasche zeigen. Dort befindet sich meist doch, wenn auch sehr klein geschrieben, der Aufdruck "stabilisiert". Hieraus geht jedoch nicht eindeutig hervor, welcher Stabilisator verwendet wird.

Deshalb erscheint es sicherer, H_2O_2 mit einem Phosphor-Stabilisator zu kaufen, als mit einem Stabilisator, den man nicht kennt.

4. Silizium

Unser Bindegewebe hat einen hohen Siliziumgehalt. Unter anderem deshalb, weil unser vaskuläres System („Blutgefäßsystem“) davon abhängt. Leider ist Silizium inzwischen aus den allermeisten Nahrungsmitteln verschwunden, da die industrielle Weiterverarbeitung den Siliziumanteil deutlich verringert.

Generell sind Hirse, Hafer, Gerste, Kartoffeln und naturbelassenes Obst zwar Siliziumquellen. Allerdings nur in geringem Ausmaß.

Siliziumreiche Heilpflanzen sind zum Beispiel: Ackerschachtelhalm/Zinnkraut, Brennnesseln, Tannenwedel und Bambus.

Gute Erfolge erzielt man mit Ackerschachtelhalmtee: 30-50g werden mit einem Liter Wasser 30 Minuten lang ohne Deckel geköchelt. Das Ganze wird anschließend abgeseiht und über den Tag verteilt getrunken. Sie sollten damit eine Kur von mind. 6-8 Wochen durchführen.

Sie können Silizium auch in Form von kolloidalem Silizium zu sich nehmen. Hier liegen die Silizium-Partikel in sehr kleiner Größe in einer Wasserlösung schwebend vor. In dieser dynamisierten, kolloidalen Form ist es noch besser assimilierbar als pulverförmiges Silizium.

Weist der Körper Aluminium auf, wird vermehrt Silizium verbraucht und benötigt.[23,24]
Das Spurenelement Silizium ist in fast jeder menschlichen Zelle enthalten. Wir benötigen es für Haut, Haare und Nägel. Vor allem ist Silizium aber immer dann zur Stelle, wenn sich das Knochengewebe regeneriert. Daher ist es auch für unsere Knochen und Gelenke unverzichtbar. Eine weitere Eigenschaft des Siliziums ist seine Fähigkeit, das bis zu 300-fache seines Eigengewichtes an Wasser binden zu können. Dadurch unterstützt es den Körper bei der Aufrechterhaltung seines Wasserhaushaltes - und diesen brauchen wir ja für einen gut funktionierenden Stoffwechsel.

Siliziummangel läutet den Alterungsprozess ein. Klar, man kann den Alterungsprozess nicht verhindern, aber der Siliziumanteil im Körper nimmt mit zunehmendem Alter ab. Somit lässt sich durch eine regelmäßige Silizium- oder Zeolitheinnahme der Alterungsprozess auf jeden Fall verlangsamend beeinflussen.

5. Zeolith

Das Spurenelement Silizium können Sie auch unter dem Namen Zeolith zu sich nehmen. Der Hauptbestandteil von Zeolith ist Silizium.[25] Allerdings liegt hier der Siliziumanteil geringer vor als z.B. beim kolloidalen Silizium.

Zeolith verfügt jedoch zusätzlich über die besondere Eigenschaft extrem gut Gifte und Metalle zu binden.

Zeolith wird aus vulkanischem Naturstein gewonnen und zeichnet sich durch seine einzigartige Struktur aus, die es zu einem hervorragenden Ionenaustauschstoff macht.

Der Name Zeolith leitet sich aus dem Griechischen ab, er bedeutet übersetzt „Siedegestein“ und bezieht sich auf die Entstehung dieses Minerals. Durch ausgestoßene vulkanische Lavaasche, die auf den Boden von Seen und Meeren sank, in Kombination mit dem erhitzten, siedenden Wasser entstand diese einzigartige Verbindung.

Die Struktur von Zeolith gleicht einem höchst effektiven Molekularsieb, das negative Moleküle und Ionen passiert. Diese werden an die gitterähnliche Struktur gebunden, bevor die darin gelagerten Erdalkali-Kationen abgegeben werden. Dieses Naturmineral wird wegen seiner physikalischen Eigenschaften in vielen unterschiedlichen Bereichen der Industrie als bedeutender Ionenaustauscher eingesetzt und hat sich in den letzten Jahren insbesondere auch als Nahrungsprodukt im Kampf gegen zahlreiche moderne Zivilisationskrankheiten erfolgreich bewährt.

Im Jahr 1986 wurde die schadstoffbindende Wirkung des Zeoliths dazu genutzt, den explodierten Atomreaktor von Tschernobyl einzusargen. Mit etwa einer halben Million Tonne des Gesteins konnte Tschernobyl nach dem Unfall strahlungssicher gemacht werden.

Zeolith kann nicht nur unsere Nägel, Haare und Knochen stärken, sondern unseren Organismus auch wunderbar entgiften. Zeolithe können im Körper Ammoniak, Aluminium, Quecksilber, Cadmium, Blei und andere Schwermetalle binden.

Es aktiviert die Bildung, sowohl von spezifischen Abwehrzellen (Lymphozyten), als auch von Fresszellen (Makrophagen). So kann es nicht benötigte Mikroorganismen und defekte Körperzellen eliminieren.

In der Natur existieren verschiedene Arten von Zeolith. In erster Linie wird das Rohzeolith Klinoptilolith abgebaut und anschließend mithilfe modernster Technologien direkt weiterverarbeitet, ohne dass es zwischengelagert wird. Dies garantiert eine maximale Qualität der Produkte, die auf Basis der ionenaustauschenden Fähigkeiten des Zeoliths basieren.

Zeolith ist ein höchst effektives und natürliches Produkt zur Entsäuerung und Entgiftung des gesamten Organismus. Da die Einnahme dieses Mineralpulvers keine Nebenwirkungen aufweist, kann es ohne Bedenken bei Menschen und Tieren zur Anwendung kommen. Auch Kinder, ältere, schwangere und vor allem kranke Personen können mit natürlichem Zeolith sicher und sanft behandelt werden.

Gleichzeitig sorgt das Zeolith für die Zufuhr von lebenswichtigen Mineralien und Spurenelementen (u. a. Kalzium, Kalium, Natrium, Magnesium), die an den Stellen im Körper freigesetzt werden, an denen sie benötigt werden.

Die Wirkung des Klinoptiloliths im menschlichen Körper wurde inzwischen in vielen wissenschaftlichen Studien erforscht.

Allerdings muss man beim Kauf auf eine Sache achten... Ich weiß, dass die in Drogeriemärkten verkauften Kieselerden, sowie auch die Produkte bei manchen online Zeolith-Händler teilweise Blei enthalten.[26]

Auch ist darauf zu achten - zumindest in Europa - dass Zeolith-Klinoptilolith nur dann zur Einnahme durch den Menschen zugelassen ist, wenn es sich um ein zertifiziertes Medizinprodukt mit entsprechender CE-Kennzeichnung handelt. Achten Sie beim Kauf auf eine gute Qualität.

6. Chelatbildner

Das Ausleiten von Metallen aus dem Körper ist durch sogenannte Chelatoren möglich, auch Chelatbildner genannt.

Zwei sehr starke Chelatbildner sind DMPS (Dimercapto-Propan-Sulfonsäure) und DMSA (Dimercapto-Succinic-Acid/Dimercapto-Bernsteinsäure). Sie schwemmen Metalle in folgender Reihenfolge über die Nieren aus: Zinn, Kupfer, Arsen, Quecksilber, Blei, Eisen, Cadmium, Nickel, Chrom.

Auch für uns wichtige Nährstoffe wie Zink, Kupfer und Eisen werden dadurch ausgeleitet. Daher ist es wichtig seinen Nährstoffhaushalt während einer Chelat-therapie regelmäßig kontrollieren zu lassen, um entstehende Verluste auszugleichen.

DMPS ist das stärkste Ausleitungsmittel für **Quecksilber**. Im Vergleich dazu leitet DMSA Quecksilber nicht ganz so intensiv aus (ca. zehnmal schwächer), dafür kann es aber im Gegensatz zu DMPS die Blut-Hirn-Schranke überwinden.

Weitere Chelatbildner sind noch EDTA und die Alpha-Liponsäure. Die Alpha-Liponsäure hat auch die Eigenschaft, wie DMSA, die Blut-Hirn-Schranke zu überqueren. Besonders für den Einsatz von DMPS sollten Ihre Nieren in einem einwandfreien Zustand sein, da die mobilisierten Schwermetalle über die Nieren ausgeschieden werden.

Auch die Vitalstoffdepots sollten vorher gut aufgefüllt sein und auch während der Behandlungsintervalle aufgefüllt werden. Laut Dr. Joachim Mutter hat es sich in der Praxis bewährt, DMPS nicht alleine und nicht zu schnell zu applizieren.

Der entgiftende Effekt wird aus seiner Erfahrung heraus verstärkt, wenn Taurin (1-2g), L-Carnitin (1-2g), 0,9%ige Kochsalzlösung (250 Milliliter), Magnesium (70-210mg) bzw. eine Elektrolytlösung (enthält Kalium, Magnesium, Kalzium), sowie Glutathion (1.200-3.000mg) dazugegeben werden. Außerdem besteht durch diese Zugaben eine geringere Gefahr, dass Entgiftungssymptome auftreten könnten.

Falls Entgiftungsreaktionen auftreten, kann nach der DMPS-Infusion eine Injektion mit 500 bis 2.000μg Natriumselenit gespritzt werden. Um dies jedoch zu vermeiden, sollte vorher der Selenspiegel gut aufgefüllt werden.[27]

Der Biochemiker und Quecksilberexperte Dr. Christopher Shade empfiehlt aus Erfahrung, für eine erfolgreiche Entgiftung zuerst unbedingt das Glutathion-System herzustellen.[28]

Anmerkung: Ausleitungsmittel wie EDTA (Ethylendiamintetraacetat) oder Zn-DTPA (Zink-Trinatrium-pentetat) sollten nach einer Amalgamentfernung nicht eingesetzt werden, da diese Quecksilber nicht so gut ausleiten. EDTA kann die Giftigkeit von Quecksilber sogar noch erhöhen. Wenn eine Quecksilberbelastung ausgeschlossen werden kann (allerdings nur selten der Fall!), können EDTA und Zn-DTPA auch alleine eingesetzt werden.

EDTA leitet sehr gut Blei, Kupfer und Nickel aus; Zn-DTPA besonders gut Blei und radioaktive Elemente.

Mit DMPS und DMSA können Schwermetallablagerungen im Körper per Mobilisationstest im Urin nachgemessen werden. Neben Quecksilberbelastungen gibt der Test auch Hinweise auf Aluminium-, Arsen-, Blei-, Kadmium-, Nickel-, Kupfer-, Palladium- und Platinbelastungen, sowie viele weitere. Bereits Werte unter 50µg Quecksilber pro Gramm Kreatinin (ein Stoffwechselprodukt im Urin) können auf eine Belastung hindeuten. Erst wenn die Messwerte unter 2µg liegen, kann man davon ausgehen, dass keine Belastung vorliegt.[27]

Die meisten Giftstoffe reichern sich tief in den Körperorganen an, daher sind andere Schwermetalldiagnosen über Blut, Speichel, Stuhl, Urin oder Haare sehr ungenau. Bei Menschen die über eine schlechte Entgiftungsfähigkeit verfügen, können die Messwerte sehr niedrig ausfallen, da die Gifte nicht zur Ausscheidung gelangen und stattdessen z.B. im Gehirn oder den Nieren verbleiben. Noch besser wie ein wie DMPS-Test ist meiner Meinung nach ein Oligoscan.

Oft ist auch nicht entscheidend wie hoch die Werte sind, sondern die synergistische Wirkung zweier oder mehrerer Metalle zusammen. Winzige Mengen Quecksilber genügen um Aluminium hoch toxisch zu machen und den Körper lahm zu legen. Aus diesem Grund darf es in Impfseren für diese Metalle keinerlei Toleranzbereiche geben - **denn die gibt es nicht! Außerdem sind diese Schwermetalle keine essenziellen Spurenelemente für unseren Körper!**

7. Natürlicher Chelatbildner Alpha-Liponsäure

Die Alpha-Liponsäure (deren Name vom griechischen Wort für Fett abstammt) ist eine gesättigte Fettsäure, die eine ungewöhnliche Ringstruktur mit zwei Schwefelatomen an einem Ende des Moleküls aufweist. Unter allen wichtigen Antioxidantien hat nur Liponsäure die Fähigkeit, sich sowohl in Wasser als auch in Lipiden (Fettsubstanzen) zu lösen. Das bedeutet, dass es sowohl die wässrigen als auch die lipidischen Teile unserer Zellen durchdringen kann, um die dort vorhandenen freien Radikale zu neutralisieren. Dies ist eine Vielseitigkeit, die einzigartig ist.[29]

Neben einem stark wirkenden Antioxidant ist die Alpha-Liponsäure auch ein natürlicher Chelatbildner, da sie vom Körper in geringen Mengen selbst hergestellt wird. Sie sorgt für den Abbau von Schwermetallen, nebenbei kurbelt sie die Insulinverarbeitung an und kümmert sich zudem um die Regeneration von anderen Antioxidantien, wie die Vitamine C, E und Glutathion.[30]

Im Vergleich zu den anderen Chelatbildnern (EDTA, DMPS, DMSA) hat die Alpha-Liponsäure den Vorteil, dass sie schädliche Metallionen chelatiert und deaktiviert, ohne dabei wichtige enzymatische Metallkomplexe anzugreifen und in ihrer Funktion zu hemmen.[31]

Werden jedoch zu große Mengen an Alpha-Liponsäure aufgenommen, können sich oxidierende Schädigungen im Bereich der Mitochondrien entwickeln.[32] Daher: Übertreiben Sie es hier nicht! Bzw. tasten Sie sich langsam heran und achten Sie darauf, welche Dosis Ihnen noch guttut.

Orale Einnahmen von täglich 600mg scheinen ohne jegliche Nebenwirkungen sehr gut verträglich. Ansonsten können möglicherweise Übelkeit, Erbrechen und Schwindelgefühle auftreten.[33]

Die Alpha-Liponsäure verhindert und lindert die Folgen von Schlaganfällen und Herzinfarkten. Außerdem hilft sie bei Demenz, Alzheimer, grauem Star, Hepatitis C und Krebs.[34]

Über die Nahrung können wir aus Spinat, Kartoffeln und rotem Fleisch winzige Mengen der Säure aufnehmen. Diese sind allerdings viel zu gering, um damit einer antioxidativen Aktivität nachgehen zu können.

Dr. Packer beschreibt die Alpha-Liponsäure als Das Antioxidant der Anitoxidantien und empfiehlt täglich 100mg Alpha-Liponsäure, damit diese ihrer Funktion als Superantioxidant nachgehen kann.[35]

Hinweis: *Die Alpha-Liponsäure sollte als R-Alpha-Liponsäure eingenommen werden. Es handelt sich hierbei um die Konfiguration nach rechts, so wie sie in der Natur biologisch aktiv vorkommt.*[30]

Wenn Sie Ihren Körper entgiften, so heißt dies zugleich auch trinken, trinken und nochmals trinken! Unser Körper besteht zu 75% aus Wasser. Gifte können den Körper nur verlassen, wenn Sie genügend Flüssigkeit zu sich nehmen!
Daher täglich mindestens 2,5 bis 3 Liter Wasser trinken.

Die Industrie stellt die Alpha-Liponsäure synthetisch her, da die Alpha-Liponsäure in Nahrungsmitteln viel zu gering vorhanden ist und eine Herstellung aus natürlichen Rohstoffen einen enormen Aufwand bedeuten würde. So müsste man ca. zehn Tonnen Leber verarbeiten, um daraus nur dreißig Milligramm Alpha-Liponsäure gewinnen zu können.

8. **Die Chlorella-Alge** (übersetzt: **kleines junges Grün**)
Ihr Chlorophyllgehalt ist höher als der jeder anderen Pflanze. Er kann bei drei bis fünf Prozent liegen. Chlorophyll ist enorm wichtig für unsere Gesundheit. Zudem ist die Chlorella-Alge u. a. reich an Vitaminen, Mineralien, Aminosäuren, essenziellen Fettsäuren und Polysacchariden.

Forschungsergebnisse konnten zeigen, dass sie sämtliche Symptome bei folgenden Krankheiten lindern konnte:
verschiedene Krebsformen, Multiple Sklerose, Candida, Arthritis, Diabetes, Leberzirrhose, Hepatitis, Magen- und Zwölffingerdarmgeschwüre, virale und bakterielle Infektionen, Bauchspeicheldrüsenentzündungen.

Und dies wiederum liegt vermutlich stark daran, dass Chlorella ein erstklassiges Entgiftungsmittel darstellt.

Chlorella leitet Schwermetalle, Pestizide, Insektizide, **P**oly**C**hlorierte **B**iphenyle (**PCB**) und Alkohol aus. Nach einer japanischen Studie können vier bis sechs Gramm Chlorella vor dem Alkoholgenuss in 96 Prozent der Fälle den Kater verhindern. Der hohe Chlorophyllgehalt entschlackt nämlich die Leber.

Nach den atomaren Katastrophen von Hiroshima und Nagasaki hieß es in einem Bericht an die Generalversammlung der Pharmazeutischen Gesellschaft Japans (1973): Chlorella, acht Gramm am Tag, vermehrt die Ausscheidung von Cadmium - im Stuhl um das Dreifache und im Urin um das Siebenfache.

Andere japanische Forscher kamen zu dem Ergebnis, dass Chlorella die Ausleitung von Uran und Blei beschleunigt.

Zahlreiche weitere Forschungsarbeiten aus den USA und Europa zeigten, dass diese kleine grüne Alge Quecksilber, Cadmium, Arsen, Blei, DDT und PCB ausleiten kann.

Bei Quecksilber ist es normalerweise so, dass die Leber ca. neunzig Prozent des Quecksilbers aus dem Blut transportiert und dann in den Darm bringt. Das Problem dabei ist, dass es dann in Wahrheit NICHT über den Darm ausgeschieden, sondern über die letzten Dünndarmabschnitte wieder zurück ins Blut resorbiert wird und zurück in die Leber und somit auch wieder endlos durch den Körper transportiert wird. Das Quecksilber zirkuliert nicht nur im Körper - es lagert sich auch gerne in schlecht durchblutetem Gewebe, wie z.B. Knorpelgewebe und Gehirn ein. Ohne spezielle Entgiftungsmaßnahmen schafft der Organismus es an diesen Stellen nicht von alleine das giftige Quecksilber zu beseitigen.

Die Funktionsweise von Chlorella besteht darin, dass sie die Schwermetalle im Verdauungstrakt binden und schließlich zur Ausscheidung bringen kann. Chlorella kann also den oben beschriebenen Kreislauf unterbinden.[36]

Je nach Gift- und Schwermetallbelastung im Körper kann eine Chlorella-Ausleitung 6-24 Monate oder länger dauern. Chlorella gibt es in Tablettenform oder als Pulver. Achten Sie darauf, woher Sie ihre Algen beziehen. Es gibt nur sehr wenige gute Händler auf dem Markt, deren Algen nicht mit Pestiziden oder sonstigem Mist belastet sind.

Für den Dauergebrauch sind ca. drei Gramm (ca. 15-20 Presslinge) pro Tag ein guter Richtwert. Ihr Körper bekommt damit die vielen wichtigen, notwendigen Nährstoffe. Ein Teelöffel Chlorella-Pulver entspricht ungefähr fünf Gramm.

Zur Ausleitung von Quecksilber, sollten deutlich höhere Mengen eingenommen werden. Ich empfehle hierzu eine genaue Einnahmeanleitung nach Dr. Klinghardt bzw. einen nach der Methode praktizierenden Therapeuten.

Bei einer stärkeren Schwermetallbelastung kann es nämlich passieren, dass durch Chlorella anfänglich mehr Quecksilber freigesetzt wird als gebunden werden kann. Es können Symptome wie Müdigkeit, Kopfschmerzen, Übelkeit, Blähungen, etc. auftreten. Hierbei wurde beobachtet, dass es ratsam ist die Chlorella-Dosis um ein Vielfaches zu erhöhen - die Einnahmemenge kann hierbei bis zu 150 Chlorellaalgen betragen -, damit das zu viel mobilisierte Quecksilber gebunden werden kann.

Um aber solche Symptome oder noch weitere ernsthaftere Nebenwirkungen durch Chlorella von vornherein zu vermeiden, sollte meiner Meinung nach unbedingt zuvor der Darm entschlackt und die Ernährungsweise auf viel Rohkost umgestellt werden. Noch ratsamer wäre es für den Personenkreis, der so heftig auf Chlorella reagiert, erst einmal mit Zeolith oder einer Chelatausleitung (DMPS) zu beginnen. Aber vor einer DMPS-Ausleitung sollten Sie unbedingt erst einmal die Nierenfunktion checken und den Nährstoffhaushalt (v. a. Zink, Selen, Glutathion) auffüllen.

Und noch mehr kann das „kleine Grün“:

- die Tätigkeit der Makrophagen, T- und B-Zellen, sowie die Bildung von weißen Blutkörperchen wird aktiviert und somit das Immunsystem gestärkt
- die Alge enthält Enzyme wie Chlorophyllase und Pepsin → verdauungsfördernde Wirkung
- die gesunden Darmbakterien vermehren sich viermal schneller als sonst
- verdauungsfördernde Wirkung + bessere Assimilation von Nährstoffen
- mit die reichste, gesündeste Eiweißquelle überhaupt → sechzig Prozent! (Rindfleisch, Geflügel, Fisch haben nur achtzehn bis dreißig Prozent) → der Körper kann es schnell aufnehmen und muss es nicht, wie bei tierischen Produkten, aufwendig zersetzen
- Chlorella enthält Vitamin C und E, alle B-Vitamine, Aminosäuren, Folsäure, Betacarotin, Lysin, Jod und Eisen
- Ein Esslöffel Chlorella versorgt Sie mit 320 Prozent der empfohlenen Tagesmenge an Eisen und mit 120 Prozent Kalzium.[37]

9. Bärlauch

Bärlauch hat ebenso wie DMPS und Chlorella die Fähigkeit Quecksilber zu mobilisieren. Er kann das Quecksilber ebenfalls binden. Allerdings nicht so gut, daher sollte Bärlauch zur Quecksilberausscheidung nur in Verbindung mit Chlorella eingenommen werden.

Eine Entgiftung mit Bärlauch verläuft wesentlich langsamer als mit DMPS. Dennoch stellt es eine gute Alternative zur Entgiftung für die Menschen dar, die DMPS ablehnen oder nicht vertragen.

10. Koriander

Korianderkraut eignet sich hervorragend um Quecksilber freizusetzen. Dieses hat zudem die geniale Fähigkeit das Quecksilber nicht nur aus dem Gewebe, sondern auch aus dem Gehirn zu mobilisieren, da es die Blut-Hirn-Schranke überwinden kann. Koriander kann das Quecksilber jedoch nicht binden, daher muss dazu **unbedingt** ein Bindemittel wie Chlorella, DMPS oder Zeolith eingenommen werden, da diese Quecksilber-Binder sind.

Wenn Sie dies nicht tun, kommt es sonst in ihrem Bindegewebe zu einer Quecksilberüberschwemmung und Sie können heftige Vergiftungssymptome bekommen.

Sollten Sie (noch) Amalgamfüllungen im Mund haben, sollten Sie auf Koriander verzichten, da sonst das Gleiche passieren kann.

Von Entgiftungsexperten wird empfohlen bei konkreten Symptomen einer Quecksilbervergiftung, erst nach einer sechs- bis zwölfmonatigen Chlorella/Bärlauch-Einnahme bzw. DMPS-Therapie mit Koriander zu starten.

Koriander, sowie auch Bärlauch sind nur als frische Kräuter wirksam (nicht die getrockneten!) oder tropfenweise in Form von Tinkturen.

Bei Quecksilberbelastungen ist der Mineralstoffhaushalt oft stark reduziert und der Bedarf an Spurenelementen und Vitaminen stark erhöht, da der Körper mit Selbstschutzmaßnahmen gegen das vorhandene Quecksilber ankämpft und daher einen höheren Verbrauch an Nährstoffen hat.

Mit der Ausleitung der Schwermetalle gehen erneut Spurenelemente und Vitamine verloren, weil manche Mineralstoffe direkt an der Ausleitung beteiligt sind. Diese Mineralstoffe können sehr oft nicht ausreichend durch die Nahrung zugeführt werden. Checken Sie daher besonders ihren Zink-, Selen-, Magnesium- und Eisenspiegel!

Neben Quecksilber kann Koriander übrigens auch einige andere Schwermetalle, wie Aluminium, Blei und Cadmium mobilisieren.[36]

11. Natriumbicarbonat (Backpulver)

Natriumbicarbonat hilft jeden Tag unzählige Leben zu retten. Routinemäßig wird es in vielen klinischen Situationen eingesetzt, wie etwa bei schwerer diabetischer Ketoazidose, Herz-Lungen-Massagen, Schwangerschaften, Hämodialysen, Peritonealdialysen, Pharmakologischen Toxikosen, Hepatopathie und vaskulärchirurgischen Eingriffen.

Natriumbicarbonat eignet sich zur Behandlung in Notaufnahmen und Intensivstationen, ebenso wie zur Bekämpfung gewöhnlicher Symptome und zur Krebstherapie. Außerdem wird es jeder Chemotherapie beigegeben, damit die Wirkung der Chemikalien der Chemo so weit eingedämmt wird, dass der Patient nicht auf der Stelle daran verbrennt.

Das Natriumbicarbonat ($NaHCO_3$) wirkt stark basisch auf unseren Körper. Es stellt zwar keinen Ersatz für eine Ernährungsumstellung dar, die schließlich zu einer basischen Lebensweise führen sollte, jedoch kann es äußerst effektiv eingesetzt werden, um das Milieu in Geweben und Zellen rasch zu verändern.

Die Versorgung mit Natriumbicarbonat ist eine altbewährte Methode, um die Rückkehr des Körpers zu einem normalen Bicarbonatspiegel zu „beschleunigen". Bicarbonat ist eben stark basisch. Zudem so nützlich und elementar, dass sogar die Spermien es benötigen, um in den Zervixkanal zu gelangen und dort nach oben zu schwimmen.

Bicarbonat-Ionen wirken als Puffer, die im Blut und in anderen Körperflüssigkeiten den normalen pH-Wert aufrechterhalten. Bicarbonatmangel ist die weltweit am häufigsten übersehene Gesundheitsstörung, obwohl sie weit verbreitet ist. Probleme, die mit einer Verschiebung des pH-Werts in den sauren Bereich (also einem relativen Mangel an Bicarbonat-Ionen) in Zusammenhang stehen, fordern ihren Tribut von der menschlichen Physiologie.

Alle unsere Körperzellen benötigen einen ausgeglichenen pH-Wert, um optimal funktionieren zu können. Werden sie zu sauer oder zu basisch, laufen chemischen Reaktionen wie Enzymaktivität, Zellreparatur oder zelluläre Reproduktion in beeinträchtigter Form ab.

Auf der pH-Skala befindet sich der neutrale Punkt bei 7. Zwischen 0 und 7 liegt der saure Bereich, und zwischen 7 und 14 der basische Bereich. Während der Rest des Körpers auch außerhalb der optimalen pH-Zone weiterhin funktioniert, kann unser Blut dies nicht. Daher liegt der pH-Wert des Blutes immer zwischen 7,3 und 7,5 - also im guten, basischen Bereich. Verlässt er diesen Bereich, sterben Sie.

Bei unserer heutigen Lebens- und Ernährungsweise ist so gut wie jeder Mensch übersäuert. Einer der Hauptgründe für eine Übersäuerung liegt im übermäßigen Konsum von tierischen Proteinen aus Fleisch und Milchprodukten, sowie zu viel Zucker- und Kaffeekonsum.

Je übersäuerter der Mensch, desto mehr Probleme treten im Organismus auf. Sinkt der pH-Wert des Körpers unter 6,4 werden Enzyme deaktiviert, die Verdauung funktioniert nur noch eingeschränkt und Vitamine, Mineralien und Nahrungsstoffe können nicht mehr effektiv aufgenommen werden.

Verfügt der Mensch über ein ausreichendes Maß an Bicarbonaten, so kann er der Toxizität chemischer Einflüsse besser widerstehen. Alleine die Nieren produzieren täglich etwa 250 Gramm Bicarbonat, das Gehirn erzeugt jeden Tag etwa einen halben Liter Cerebrospinalflüssigkeit, die reichlich Bicarbonat enthält, und auch in der Bauchspeicheldrüse entstehen täglich ca. drei Liter bicarbonatreiche Bauchspeicheldrüsenflüssigkeit. Wird das Blut zu sauer, dann produzieren die eben genannten Organe Bicarbonate, um das pH-Gleichgewicht wiederherzustellen. Wird das Blut zu basisch, geben die Nieren Bicarbonat in den Urin ab, um auf diese Weise einen Ausgleich zu schaffen.

Und über diese hilfreichen Bicarbonate verfügt eben auch unser gutes, altes Backpulver. Es kann dem Körper durch die Erhöhung der Bicarbonate einen deutlichen Schub geben, weil der pH-Wert erhöht wird. Außerdem wirkt sich aufgelöstes Backpulver auf die Zusammensetzung des arteriellen Blutes aus, da es den CO2-Gehalt erhöht. Wie in zahlreichen Studien nachgewiesen werden konnte, ist CO2 eine äußerst wirksame vasoaktive Substanz. Es erweitert die zum Tumor führenden Arterien und Arteriolen. Diese Blutgefäße sind nämlich mit weichen Muskelschichten ausgekleidet, die sensibel auf CO2 reagieren.

Und dadurch wird eine stärkere Durchblutung, also ein aerobes Milieu gefördert. Genau dass, was Krebserreger nicht mögen. In der Krebsbehandlung empfehlen die „Backpulver-Spezialisten“, wie Dr. Sircus, den pH-Wert im Blut für zwei Wochen auf einen ph-Wert von 8 zu bringen. In dieser Zeit ist der Körper extrem basisch und kann so die krankmachenden Krebserreger vernichten.

Das Natriumbicarbonat kann oral eingenommen, transdermal in Bädern oder auch mittels Einläufen oder Verneblern angewendet werden.

Natriumbicarbonat sollte nicht alleine, sondern im Rahmen eines umfassenden Therapieplanes eingesetzt werden und gleichzeitig mit einer regelmäßigen Kontrolle des pH-Wertes einhergehen.

Ein ganz einfaches **„Backpulver-Rezept“**, um Krebserreger/Parasiten lahm zu legen, ist das Folgende nach Bill Henderson:

- **Drei Teile Ahornsirup** (auch Agavendicksaft, Kokosblüten Sirup oder Honig möglich) mit **einem Teil Backpulver** vermischen und einige Minuten lang bei niedriger Temperatur erwärmen

- Sobald das Backpulver zu schäumen beginnt, das Ganze vom Herd nehmen und in den Kühlschrank stellen
- Zweimal täglich die Mischung umrühren (die Teilchen setzen sich ab) und **einen Teelöffel** davon zu sich nehmen
- Die Mischung kann **zwei- bis** gegebenenfalls **dreimal täglich eingenommen** werden

Da die Krebserreger nach Glukose lechzen, wird bei diesem Rezept bewusst Zucker als eine Art Trojanisches Pferd eingesetzt. Die Krebserreger reißen ihre Mäuler aufgrund der Süße auf und das Bicarbonat mit dem stark basischen Milieu zerlegt sie dann.

Eine andere Möglichkeit Backpulver einzunehmen ist, dass man etwa **1/8 Teelöffel auf 250 Milliliter Wasser** mit einem **Spritzer Zitrone** (der das Natrium durch Kalium ausgleicht) innerhalb eines Zeitraums von 24 Stunden trinkt, jedoch nicht mehr als insgesamt 1½ bis 2 Teelöffel Backpulver täglich. Einige Menschen fürchten, dass der Körper bei vorbeugender Einnahme von Natriumbicarbonat über einen längeren Zeitraum hinweg gegen das Mittel resistent werden könnte. Das kann jedoch nicht geschehen, weil Bicarbonat und CO_2 Konstanten der menschlichen Physiologie sind.

Aber es sei auch gesagt, dass man es mit der Alkalisierung übertreiben kann und dadurch Probleme hervorgerufen werden können. Messen Sie daher regelmäßig ihren pH-Wert. (Siehe: „Welche Tests kommen zur Krebsfrüherkennung in Betracht“.)

Backpulver kann unserem Körper bei vielen Erkrankungen helfen. Allergische Reaktionen oder Asthmaanfälle können oft unverzüglich gestoppt werden, da solche Reaktionen in einer basischen Umgebung nicht mehr ablaufen können. Auch bei Erkältungen, Schuppenflechte und Kopfschmerzen zeigt es brillante Ergebnisse.

Es wird angewandt bei metabolischer Azidose, bei schweren Nierenerkrankungen, schlecht eingestelltem Diabetes, Kreislaufinsuffizienzen infolge von Schock oder starker Dehydrierung, Herzstillstand oder schwerer primärer Laktat-azidose. Hier muss Natriumbicarbonat per Injektion verabreicht werden. Es erweist sich auch bei Vergiftungen oder Überdosen vieler chemischer Mittel (u. a. Betablocker, Aspirin, Valium) als sehr wirksam, weil es die kardiotoxischen und neurotoxischen Wirkungen solcher Substanzen aufhebt.

Zur vollständigen Gesundheit muss sich unser Organismus im chemischen Gleichgewicht befinden - nicht nur der Magen, sondern alle Körpersysteme. Auf lange Sicht erzielt man die besten Resultate mit einer inneren Reinigung, die wieder zu einem gesunden Gleichgewicht des pH-Wertes führt. Unterstützend und zur Beschleunigung dieses Prozesses können wir Natriumbicarbonat einnehmen. Eine gesunde Lebensführung und basenreiche Ernährung kann es allerdings nicht ersetzen![38]

12. Reinigung von Leber und Gallenblase

Das wichtigste Entgiftungsorgan, neben dem Darm und den Nieren, ist die Leber.

Die Leber mit ihren Zellen bzw. Leberläppchen verrichtet für uns mehr als dreihundert verschiedene Aufgaben im Stoffwechsel- und Hormonsystem. So viele Stoffwechselaktivitäten wie die Leber übt kein anderes Organ aus. Sämtliche im Blut kreisende Stoffe, wie Kohlenhydrate, Fette, Eiweiße, Giftstoffe, Medikamente, Hormone oder Enzyme, können durch die Leber verändert, auf- und abgebaut werden.

Besonders auf der hormonellen Ebene hat die Leber eine enge Verbindung zur Hypophyse (Hirnanhangsdrüse). Das ist die Drüse, die den größten Teil des Hormonhaushalts regelt.

Beschwerden des weiblichen Zyklus, Beschwerden die in der Menopause auftreten, Zysten und Myome in der Gebärmutter, sie alle entstehen durch eine gestörte Leberenergie.

Die Leber ist mit dem Zwerchfell verwachsen. Ohne die Verbindung zum Zwerchfell würde die Leber in sich zusammenfallen. Zudem hängt an der Leber die Gallenblase.

Die Leber verarbeitet die Gallenflüssigkeit (die aus der Milz kommt) weiter und leitet sie in die Gallenblase. Dort wird die gelbe Galle zu einer bräunlich-grünlichen Flüssigkeit eingedickt. Auf diesem Weg werden Stoffwechselendprodukte, aber auch Schwermetalle und andere Schadstoffe zum Darm gebracht und ausgeschieden.

Die Galle hat einen Bezug zur Schilddrüse. Bei allen Störungen der Schilddrüse ist daher unbedingt auch an die Funktion der Galle zu denken. Da der Gallenmeridian direkt hinter dem Ohr verläuft, besteht auch zwischen Ohr und Galle ein Bezug.

Tinnitus, der sich durch das Schließen des Ohreingangs verstärkt, lässt höchstwahrscheinlich auf einen Gallenstau schließen.[39]

Leber-Laborparameter müssen nicht unbedingt stark verändert sein. Bereits geringe Abweichungen vom Optimum können auf eine gestörte Leberfunktion hinweisen. Neben leberwirksamen Heilkräutern, wie Löwenzahn, Mariendistelsamen, große Klette (Wurzel) und Artischockenextrakten, die die Entgiftungsfähigkeit der Leber unterstützen und mobilisieren, kann ich die „wunderbare, sanfte Reinigung der Leber und Gallenblase nach Andreas Moritz" mehr als empfehlen.

Sie können sich Ihre Gallensteine selbst entfernen - ohne Operation!
Ja, Sie haben richtig gelesen, auch so etwas ist ohne großen Aufwand ganz leicht möglich.

Hier folgt die Vorgehensweise... und genau wie sie hier steht, habe ich sie bereits dreimal bei mir selbst angewendet. Was soll ich sagen - ich bin begeistert, kann es mehr als weiterempfehlen - und daher musste auch diese geniale Entgiftung hinein in dieses Buch!

Die Leberreinigung benötigt 6 Tage Vorbereitungszeit, gefolgt von 16-20 Stunden für die eigentliche Reinigung selbst. Um Gallensteine zu entfernen, benötigen Sie folgende Zutaten:

- **Apfelsaft**: 6x1 Liter.
- **Bittersalz** oder Magnesiumchlorid: benötigt werden insgesamt 100 Gramm - entspricht ca. 4 Esslöffel. Sie trinken jeweils 1 Esslöffel mit einem ¾ Glas Wasser (ca. 180ml) vermischt. Also insgesamt 4 x 180ml.
- Kalt gepresstes **Olivenöl**: 1/8 Liter (125ml).
- Frische **Grapefruits**. Wer Grapefruitsaft nicht verträgt, verwendet eine Kombination aus frischen Zitronen und Orangen. Die Früchte sollen ausreichen, um ein Glas 3/4 zu befüllen.

6 Tage Vorbereitungszeit:

Trinken Sie einen Liter Apfelsaft täglich, 6 Tage lang (Sie können auch mehr davon trinken, falls Sie es vertragen). Durch die Apfelsäure im Apfelsaft werden die Gallensteine angeweicht und ihre Passage durch die Gallengänge erleichtert. Der Apfelsaft hat eine stark reinigende Wirkung. Empfindliche Personen können Blähungen bekommen, manchmal auch Durchfall während der ersten Tage. Bei dem Durchfall handelt es sich zumeist um gestaute Gallenflüssigkeit, die von der Leber und der Gallenblase freigesetzt wird (man erkennt das an der gelb-bräunlichen Färbung). Der Gärungseffekt des Saftes hilft, die Gallengänge zu weiten. Sollte dies unangenehme Empfindungen hervorrufen, können Sie den Saft mit Wasser mischen. Trinken Sie den Saft langsam über den Tag verteilt, zwischen den Mahlzeiten. (Trinken Sie den Saft nicht zu den Mahlzeiten, nicht unmittelbar vorher und nicht zwei Stunden nach dem Essen. Auch nicht am Abend.) Der Saft zählt als zusätzliche Trinkmenge, ersetzt also nicht andere Mengen an Wasser.

Anmerkung: Bevorzugen Sie biologisch einwandfreien Saft, obwohl man zum Zwecke der Reinigung jede gute Marke verwenden kann, auch Apfelsaft-Konzentrat. Es kann sinnvoll sein den Mund mit Wasser oder Backpulver zu spülen und/oder die Zähne mehrfach am Tag zu putzen, um Schädigungen durch die Säure zu verhindern. Sollten Sie Apfelsaft nicht vertragen bzw. allergisch reagieren, lesen Sie den Abschnitt „Probleme bei der Leberreinigung". Hier finden Sie alternative Möglichkeiten.

Empfehlungen: Während der gesamten Vorbereitungszeit sowie während der Leberreinigung an sich, sollten Sie so gut es geht jegliche kalten Nahrungsmittel vermeiden (Speisen und Getränke). Sie unterkühlen die Leber und reduzieren dadurch den Wirkungsgrad der Leberreinigung. Alle Speisen und Getränke sollten warm sein, zumindest Zimmertemperatur haben. Um die Leber auf die Reinigung vorzubereiten, vermeiden Sie außerdem alle Nahrungsmittel tierischer Herkunft, Milchprodukte und gebratene/frittierte Speisen.

Sie sollten normale Nahrungsmittelmengen zu sich nehmen, nicht zu viel essen!

Die beste Zeit für die Leberreinigung: Der letzte Teil der Leberreinigung, quasi der Hauptteil, sollte am besten an einem Wochenende stattfinden - ohne Stress und mit genügend Zeit, um sich ausruhen zu können.

Wenn Sie Medikamente einnehmen: Vermeiden Sie während der Leberreinigung die Einnahme von Medikamenten (wenn möglich! Ansonsten bitte mit ihrem Arzt abklären!) und Nahrungsergänzungsmitteln, die nicht absolut notwendig sind. Es ist wichtig, die Leber nicht noch zusätzlich zu belasten.

Wenn möglich: Führen Sie Darmreinigungen vor und während der Leberreinigung durch.
So erzielen Sie noch bessere Resultate! Regelmäßiger Stuhlgang bedeutet noch lange nicht, dass Ihr Darm nicht doch verstopft bzw. verschlackt ist.

Eine Darmreinigung (entweder einige Tage vor oder idealerweise am 6. Tag der Vorbereitung) hilft, unangenehme Erscheinungen oder Übelkeit am Tag der Leberreinigung zu vermeiden, bzw. zu minimieren. Sie verhindert einen Rückfluss der Ölmischung oder Abfallprodukte vom Intestinaltrakt. Sie hilft dem Körper außerdem, gelöste Gallensteine schnell aus dem Verdauungstrakt herauszuspülen.

Was Sie während des 6. Tages der Vorbereitung (letzter „Apfelsaft-Tag") tun sollten:
Falls Sie am Morgen Hunger haben, essen Sie ein leichtes Frühstück, z.B. warmen Getreidebrei. Vermeiden Sie Zucker und andere Süßstoffe, Gewürze, Milch, Butter, Öl, Joghurt, Käse, Schinken, Eier, Nüsse, Gebäck, etc.

Zu Mittag essen Sie etwas Leichtes, z.B. gekochtes oder gedünstetes Gemüse mit Reis.

Mit das Wichtigste bei dieser Leberreinigung: Ernähren Sie sich ausschließlich vegan - essen Sie keinerlei eiweißhaltigen Nahrungsmittel. Dies belastet die Leber zu stark und Sie werden sich während der Leberreinigung krank fühlen! Trinken und essen Sie ab 2 Uhr nachmittags nichts mehr (außer Wasser), sonst kann es passieren, dass Sie keine Steine ausscheiden.

Folgen Sie exakt diesem Zeitplan, um den größtmöglichen Nutzen aus der Leberreinigung herauszuholen!

Der Tag der eigentlichen Leberreinigung

Am Abend

18 Uhr: Lösen Sie 4 Esslöffel Bittersalz oder Magnesiumchlorid in einem ¾ Liter gefiltertem Wasser in einem Krug auf. Dies soll 4 Portionen ergeben, jeweils ein zu ¾ gefülltes Glas (ca. 180ml). Trinken Sie jetzt die erste Portion. Sie können ein paar wenige Schluck Wasser hinterher trinken, um den bitteren Geschmack loszuwerden. Alternativ können Sie auch ein paar Spritzer Zitronensaft zur Mischung hinzugeben. Manche Menschen trinken das Magnesiumchlorid/Bittersalz mit einem Strohhalm, um dadurch die Geschmacksnerven auf der Zunge zu umgehen. Eine der Hauptaufgaben des Magnesiumchlorids/Bittersalzes ist es, die Gallengänge zu weiten, damit die Steine einfacher hindurch gleiten können. Darüber hinaus reinigt es von Abfallprodukten, die die Ausscheidung der Steine behindern können.
20 Uhr: Trinken Sie die 2. Portion der Magnesiumchlorid- oder Bittersalz-Mischung.

21.30 Uhr: Sollten Sie bis jetzt noch keinen Stuhlgang gehabt haben, bzw. sollten Sie innerhalb der letzten 24 Stunden keine Darmreinigung durchgeführt haben, machen Sie einen Einlauf mit Wasser, um den Stuhlgang zu fördern.
21.45 Uhr: Jetzt waschen Sie die Grapefruits (oder Zitronen und Orangen). Pressen Sie sie von Hand aus und entfernen Sie das Fruchtfleisch aus dem Saft. Sie benötigen ein ¾ Glas Saft. Geben Sie den Saft und 125ml Olivenöl in ein verschließbares Gefäß und schütteln Sie dieses so lange, bis sich beide Flüssigkeiten gut vermischt haben und die Lösung wässrig ist. Trinken Sie dieses Gemisch um 22 Uhr. Sollten Sie jedoch das Bedürfnis haben, noch einmal das Badezimmer aufzusuchen, können Sie das Saft-Öl-Gemisch auch bis zu 10 Minuten nach 22 Uhr trinken.
22 Uhr: Stellen Sie sich neben Ihr Bett (nicht hinsetzen!) und trinken Sie die Lösung, am besten auf einmal. Manche Menschen trinken Sie mit Strohhalm. Falls nötig, nehmen Sie ein wenig Honig zwischen den Schlücken zu sich, um das Trinken angenehmer und schneller zu machen. Die meisten Menschen haben allerdings kein Problem die Mischung zügig zu trinken. Trinken Sie die Lösung innerhalb von 5 Minuten (nur alte und kranke Menschen dürfen sich etwas mehr Zeit lassen).

Legen Sie sich sofort hin! Das ist für die Freisetzung der Steine sehr wichtig. Machen Sie das Licht aus und legen Sie sich flach auf den Rücken, mit 1-2 Kopfkissen unter Ihrem Kopf. Ihr Kopf sollte höher liegen als Ihr Bauch. Sollte dies für Sie unangenehm sein, so legen Sie sich auf die rechte Seite und ziehen Sie die Knie bis unter das Kinn an. **Bleiben Sie für mindestens 20 Minuten absolut ruhig liegen und versuchen Sie nicht zu sprechen!** Lenken Sie die Aufmerksamkeit auf Ihre Leber. Sie können vielleicht sogar die Steine auf ihrem Weg entlang der Gallengänge wie Murmeln spüren. Sie werden keine Schmerzen haben, da das Magnesiumchlorid bzw. das Bittersalz die Ausgänge der Gallengänge offenhält und entkrampft, und die Gallenflüssigkeit, die mit den Steinen ausgeschieden wird, die Gallengänge gut schmiert (das ist der entscheidende Unterschied zu einer Gallenkolik, da in diesem Fall Magnesium und Gallenflüssigkeit fehlen). Wenn möglich, schlafen Sie.

Sollten Sie in der Nacht das Bedürfnis haben zur Toilette zu gehen, so tun Sie das bitte! Schauen Sie nach, ob bereits kleine Gallensteine in der Toilette zu sehen sind (erbsengrün oder bräunlich). Es ist möglich, dass Ihnen in der Nacht und/oder am nächsten Morgen übel ist. Das kommt zumeist von einer starken und schnellen Ausscheidung von Gallensteinen und Toxinen aus der Leber und Gallenblase. Dieser Vorgang drückt die Öl-Saft-Mischung zurück in den Magen. Die Übelkeit wird im Verlauf des nächsten Morgens verschwinden.

Am nächsten Morgen
6 Uhr bis 6.30 Uhr: Nach dem Aufwachen trinken Sie das dritte ¾ Glas der Magnesiumchlorid/Bittersalz-Lösung, jedoch nicht vor 6 Uhr (sollten Sie sehr durstig sein, dann trinken Sie vor der Bittersalz-Lösung ein Glas warmes Wasser). Ruhen Sie sich aus, lesen oder meditieren Sie. Wenn Sie müde sind, können Sie sich wieder ins Bett legen, obwohl es für den Körper besser ist, in aufrechter Position zu verweilen. Die meisten Menschen fühlen sich absolut gut.

8 Uhr bis 8.30 Uhr: Trinken Sie die letzte Portion Bittersalz-Lösung.

10 Uhr bis 10.30 Uhr: Jetzt dürfen Sie frisch gepressten Fruchtsaft trinken. Eine halbe Stunde später können Sie ein oder zwei Stücke frisches Obst essen. Eine Stunde später können sie normal (aber leicht) essen. Bis zum Abend oder nächsten Morgen sollten Sie sich wieder „normal" fühlen und die ersten Anzeichen einer Verbesserung empfinden. Essen Sie die nächsten Tage leichte Mahlzeiten. Denken Sie daran, Ihre Leber und Gallenblase sind einer Operation entgangen, und das ohne schädliche Nebenwirkungen!

Ergebnisse, die Sie erwarten können

Am Morgen und vielleicht noch bis zum Nachmittag nach der Leberreinigung werden Sie mehrfach wässrige Durchfälle haben. Diese bestehen aus Gallensteinen, gemischt mit Essensresten, später nur noch Steine mit Wasser gemischt. Die meisten Gallensteine sind erbsengrün und schwimmen in der Toilette, weil sie Gallenflüssigkeit enthalten. Die Steine kommen in verschiedenen Grünschattierungen vor und können hell sein und wie Edelsteine strahlen. Nur Gallenflüssigkeit aus der Leber hat diese grüne Farbe. Gallensteine können in allen Größen, Farben und Formen auftauchen. Die hellsten sind die Neuesten. Schwärzliche Steine sind die Ältesten.

Einige sind erbsengroß oder kleiner, andere haben einen Durchmesser von zwei bis drei Zentimetern. Es können Dutzende, manchmal sogar Hunderte von Steinen sein (mit unterschiedlichen Farben und Formen). Achten Sie auch auf bräunliche und weißliche Steine. Einige der größeren bräunlichen oder weißlichen Steine können mit dem Stuhl in der Toilette absinken. Das sind kalzifizierte Gallensteine, die aus der Gallenblase stammen und höhere Giftansammlungen enthalten. Alle grünen und gelblichen Steine sind dank der Wirkung des Apfelsaftes weich wie Kalk. Versuchen Sie eine grobe Schätzung der Anzahl der ausgeschiedenen Steine. Bei meiner ersten Leberreinigung waren es ca. 120-150! Nach der dritten Reinigung nur noch ca. dreißig. Um Beschwerden wie Bursitis (Entzündung des Schleimbeutels), Rückenschmerzen, Allergien oder andere gesundheitliche Probleme dauerhaft zu kurieren und um neuen Erkrankungen vorzubeugen, ist es wichtig, alle Gallensteine zu entfernen. Dazu sind mindestens sechs Leberreinigungen notwendig, die im Abstand von zwei bis drei Wochen oder in monatlichen Intervallen durchgeführt werden können (machen Sie die Leberreinigung nicht in kürzeren Abständen!). Wenn Sie die Reinigung nicht so oft durchführen können, können Sie sich zwischen den einzelnen Reinigungen auch mehr Zeit lassen.

Das Wichtigste was Sie sich merken sollten: Haben Sie erst einmal mit der Leberreinigung begonnen, hören Sie nicht eher auf, bis alle Gallensteine entfernt sind. Lassen Sie die Leber für eine längere Zeit nur halbherzig gereinigt (3 Monate oder länger), können stärkere Beschwerden auftreten, als hätten Sie niemals mit der Leberreinigung begonnen.

Die Leber als Ganzes wird bald nach der ersten Reinigung damit beginnen, sehr viel effizienter zu arbeiten und Sie werden schnelle Verbesserungen bemerken, manchmal innerhalb weniger Stunden. Schmerzen lassen nach, Energie nimmt zu und die Geistesfrische wird sich bemerkenswert steigern.

Allerdings werden innerhalb weniger Tage Steine aus dem Leberinneren in Richtung der zwei Hauptgallengänge am Leberausgang nachrutschen und ältere Beschwerden können wieder auftauchen. Dann werden Sie enttäuscht sein, weil die Verbesserung Ihres Befindens von so kurzer Dauer war. Doch dies zeigt lediglich, dass immer noch Steine vorhanden sind, die darauf warten, mit der nächsten Reinigung ausgeschieden zu werden. Trotzdem, die Selbstheilungskraft der Leber, sowie die positiven Folgen der Reinigung werden signifikant zunehmen.

So lange noch ein paar wenige kleine Steine sich von den Tausenden von kleinen Gallengängen zu den Hunderten größeren Gallengängen bewegen, so lange können sich die Steine zu größeren Steinen verbinden und wieder Beschwerden machen, wie z.B. Kopfschmerzen, Rückenschmerzen, Ohrenschmerzen, Verdauungsprobleme, Blähungen, Nervosität, Angst etc., obwohl diese Beschwerden weniger stark sein werden als vor der Reinigung.

Sollte eine erneute Leberreinigung keine Steine mehr zutage fördern, was gewöhnlich nach sechs bis acht Reinigungen passiert (in schwereren Fällen können mehr als zehn bis zwölf Reinigungen notwendig sein), kann man davon ausgehen, dass Ihre Leber wieder in einem sehr guten Zustand ist.

Trotzdem ist es anzuraten, die Leberreinigung alle sechs Monate durchzuführen. Jede Reinigung gibt Ihrer Leber wieder einen Schub nach vorne und entfernt Toxine, die sich mittlerweile wieder angesammelt haben.

Anmerkung: Führen Sie die Reinigung nicht durch, wenn Sie akut erkrankt sind, selbst wenn es sich nur um eine einfache Erkältung handelt. Sollten Sie allerdings chronisch krank sein, dann ist die Leberreinigung eine der besten Maßnahmen, die Sie ergreifen können.

Probleme mit der Leberreinigung?

Unverträglichkeit von Apfelsaft

Wenn Sie aus irgendwelchen Gründen Apfelsaft (oder Äpfel) nicht vertragen, können Sie diese auch durch die Kräuter Bupleurum (Hasenohr-Wurzel) und Gilbweiderich ersetzen. Gilbweiderich wird als Gold Coin Grass verkauft. Die Kräuter bitte per Tinktur einnehmen.

Apfelsäure aus Apfelsaft löst außerordentlich gut stagnierende Gallenflüssigkeit und macht die Gallensteine weicher. Die zuvor genannten Kräuter sind ebenfalls sehr gut dazu in der Lage Gallensteine anzuweichen und können deshalb auch sehr gut zur Vorbereitung verwendet werden. Allerdings dauert es damit länger als mit der Anwendung von Apfelsaft. Die empfohlene Dosis für die Tinktur ist ein Esslöffel (ca. 15ml) einmal am Tag auf leeren Magen, ca. 30 Minuten vor dem Frühstück. Dies sollte acht bis neun Tage vor der Leberreinigung gemacht werden.

Sie haben eine Erkrankung der Gallenblase oder die Gallenblase wurde entfernt?

Wenn Sie eine Erkrankung der Gallenblase haben, oder Ihre Gallenblase entfernt wurde, sollten Sie für zwei bis drei Wochen vor der Leberreinigung Gold Coin Grass nehmen (ungefähr eine Flasche Vorrat). Einzelheiten entnehmen Sie bitte dem vorigen Abschnitt.

Wann Sie auf Apfelsaft verzichten sollten

Es gibt Menschen, die mit der empfohlenen Tagesmenge an Apfelsaft zur Vorbereitung der Leberreinigung Probleme haben, es aber gar nicht wissen. Dies sind Menschen mit Diabetes, Unterzucker, Hefepilz-Infektionen (Candida), Krebs und Magengeschwüren.

In diesen Fällen kann Apfelsaft durch Apfelsäure in Kapselform ersetzt werden. Die Vorbereitungszeit ist genauso lange, wie wenn Apfelsaft getrunken wird.

1 Liter Apfelsaft wird hierbei durch 1.500-2.000mg Apfelsäure ersetzt. Die Kapseln werden über den Tag verteilt eingenommen. Eine andere Alternative ist, denselben Anweisungen zu folgen wie bei Intoleranz von Apfelsaft. Sie können einmal die Apfelsäure verwenden und bei der nächsten Leberreinigung das Gold Coin Grass und selbst bewerten, welche Vorbereitung für Sie besser funktioniert.

Woran kann es liegen, wenn die Leberreinigung nicht den erwünschten Erfolg brachte

In einigen Fällen, wenn auch nur selten, bringt die Leberreinigung nicht den gewünschten Erfolg. Im Folgenden erfahren Sie die Gründe, warum das sein könnte und die entsprechenden Maßnahmen dagegen:

- Es ist wahrscheinlich, dass eine schwerwiegende Verstopfung in den Gallengängen der Leber (durch Gallensteine) verhindert hat, dass der Apfelsaft richtig wirkt. Die Kräuter „Chinese Gentian“ (Chinese Bitters) und „Bupleurum“ helfen diese Verstopfung aufzubrechen und können dadurch Ihre Leber auf die Reinigung besser vorbereiten.

    - „Chinese Bitters“: Eine wirkungsvolle Dosis für diese Tinktur ist ½ bis 1 Teelöffel (ca. 5ml) einmal täglich auf leeren Magen, ca. 30 Minuten vor dem Frühstück. Die Kräuter sollten drei Wochen vor der Apfelsaft-Phase bzw. vor dem Golden Coin Grass verwendet werden.
    - Eine Alternative ist auch eine Pflanze die aus Peru kommt und Chanca Piedra genannt wird, übersetzt „Steinezertrümmerer “, weil sie Nieren- und Gallensteine entfernt bzw. hilft die Gallengänge zu öffnen.
    - Alle unangenehmen Reinigungs-Reaktionen verschwinden gewöhnlich nach drei bis sechs Tagen.

- Sie haben die Anweisungen zur Leberreinigung nicht vollständig befolgt. Das Auslassen auch nur eines Punktes oder das Verändern der Dosierungen oder des zeitlichen Ablaufes, kann zu einem Misserfolg der Leberreinigung führen. Bei einigen Menschen funktioniert die Leberreinigung z.B. erst dann, wenn zunächst der Dickdarm gereinigt ist. Schlacken und Gase im Darm hindern die Öl-Saft-Mischung daran, den Intestinaltrakt leicht zu passieren. Die beste Zeit für eine Darmreinigung, oder eine alternative Methode, ist am Tag der Leberreinigung selbst.

Krankheitsgefühl während der Leberreinigung
Wenn Sie alle Anweisungen korrekt befolgt haben und sich trotzdem während der Leberreinigung krank fühlen, so ist das kein Grund zur Sorge. Es kommt - wenn auch selten - vor, dass manchen Menschen in der Nacht sehr übel wird oder sie sich sogar übergeben müssen. Dies wird durch die Kontraktionen der Gallenblase verursacht, wobei Gallenflüssigkeit und Gallensteine mit einer solchen Kraft ausgeschieden werden, dass die Öl-Saft-Mischung in den Magen zurückgepresst wird. Falls Ihnen so etwas passiert, denken Sie bitte daran, dass dies nur eine Nacht mit Beschwerden verursacht. Die Erholungsphase nach einer konventionellen Gallenblasen-OP dauert viele Monate länger, mit Schmerzen und Beschwerden, verursacht durch verletztes und vernarbtes Gewebe.

Wichtiger Hinweis: Unterstützen Sie Ihre Nieren während der Reinigung, indem Sie zusätzlich Wasser trinken, mindestens sechs bis acht Gläser täglich. Versuchen Sie während der Reinigung Folgendes zu vermeiden: Lebensmittel tierischen Ursprungs (kein Fleisch, keine Eier, keine Kuhmilch), Tee, Kaffee, Alkohol, kohlensäurehaltige Getränke, Schokolade und alle Getränke und Nahrungsmittel, die Konservierungs- und Süßstoffe, künstliche Farbstoffe usw. enthalten.

Für Menschen mit großen Nierensteinen kann es auch von Vorteil sein, für ca. zehn Tage, täglich den Saft von ein bis zwei Zitronen zu trinken.[40]

13. Infrarotkabine
Bei der Infrarotkabine wird die Wärme nicht wie bei der Sauna über heiße Luft direkt auf die Hautoberfläche übertragen, sondern per Wärmestrahlung. Dadurch gelangt die Wärme tiefer in das Körperinnere und erwärmt den Körper von innen heraus. Zwar ist die Luft in den Infrarotsaunen nicht so heiß wie in herkömmlichen Saunen, dennoch kann es sein, dass Sie noch heftiger ins Schwitzen kommen.

Infrarotsaunen wirken im Gegenzug zu Saunen stärker entgiftend. Bei den Infrarotkabinen werden vermehrt Fette, und damit auch die in Fette gelösten Substanzen herausgeschwitzt.

Der Schweiß enthält beim Ausschwitzen in Infrarotkabinen achtzig Prozent Wasser und zwanzig Prozent Fette, Proteine und Salze. Dagegen der Schweiß aus der Sauna: 97 Prozent Wasser und nur drei Prozent Fette, Proteine und Salze.[41]

Bereits nach den ersten fünf Minuten schwitzen werden die allermeisten Toxine aus dem Körperinneren über die Haut freigesetzt.

Der Ablauf in solch einer Kabine ist der gleiche wie beim klassischen Saunieren. Jedoch genügt hierbei ein Saunagang. Trinken Sie beim Saunieren mindestens ein großes Glas Wasser mit einer Prise Himalaya- oder Meersalz. Anschließend unbedingt kurz kalt abduschen, damit sich die Poren verschließen und die ausgeschwitzten Gifte nicht wieder ins Körperinnere eindringen können.

14. MSM (Methyl-Sulfonyl-Methan/organischer Schwefel)
Schwefel ist ein natürlicher Bestandteil unseres Körpers und befindet sich z.B. im Bindegewebe und im Knorpelgewebe. Vor allem Quecksilber wird im Organismus an Schwefel gebunden und kann in dieser Verbindung besser ausgeschieden werden. Bei einer Quecksilberbelastung wird mehr Schwefel verbraucht, daher ist eine Aufnahme von MSM ratsam. Zudem kann es freie Radikale fangen und inaktivieren und außerdem die Wirksamkeit von Vitaminen verstärken.

Wenn Schwefel in ausreichender Menge zur Verfügung steht, kann er den Körper von Schmerzen und Entzündungen befreien. Zusätzlich unterstützt MSM unsere Leber, da Schwefel ein Bestandteil der Gallensäure ist. Gallensäure benötigen wir nicht nur für die Fettverdauung sondern auch, um Gifte aus der Leber zu schleusen.

Die Vorstufe von MSM (Methylsulfonylmethan) ist schwefelhaltiges Gas, das von diversen Algen in den Weltmeeren gebildet wird. Dieses steigt mit den Wolken auf und verbreitet sich über den Regen auf der Erde. Hier reichert es sich im Boden an und wird von Pflanzen und Tieren aufgenommen. In natürlicher Form finden wir MSM z.B. in unbehandelter Milch von Weidekühen, in rohen Eiern von Freiland-Hühnern, in Fleisch von Weidetieren und in frischen, rohen Gemüsen, wie etwa in Brokkoli, Zwiebeln oder Knoblauch. Da die Tiere aber heutzutage fast alle überzüchtet werden, und auch grundsätzlich fast jedes Essen stark behandelt und erhitzt wird, bleibt vom empfindlichen MSM in unserer Nahrung nicht mehr wirklich viel übrig.

In den USA erfreut sich MSM äußerster Beliebtheit. Zumeist allerdings in der billigen synthetisierten Form. Per Dampfdestillation kann es aber in größter Reinheit aus Pflanzen (u. a. aus gentechnikfreiem Mais) gewonnen werden.

Wozu benötigen wir Schwefel?

- zur Entgiftung!
- für den Zellstoffwechsel
- für sämtliche Körperstrukturen: Bindegewebe, Muskulatur, Knochen, Sehnen, Bänder, Gelenkflüssigkeit

- Haut, Haare, Nägel und Schleimhäute
- außerdem benötigen unsere Zellen Schwefel, damit sie gut durchlässig und elastisch bleiben
- für ein optimal funktionierendes Immunsystem

Die natürliche Wirkung von MSM wird durch eine gute Vitamin C-Versorgung zusätzlich verstärkt!

Schwefel (MSM) entgiftet, weil...
MSM schützt die Schleimhaut gegen Parasiten und führt sogar zu deren Ausscheidung. Es wird vermutet, dass MSM Würmer daran hindert die Oberflächen der Schleimhautrezeptoren zu erreichen (Biofilm).

MSM unterstützt die allgemeine Zellentgiftung, da es die Zellmembranen durchlässiger macht. Schwermetalle und Umweltgifte können durch MSM ausgeschieden werden. Sogar aus unserem Gehirn, da MSM die Blut-Hirn-Schranke passieren kann. Es kann Schwermetalle wie Blei, Quecksilber und Cadmium an sich binden und ausscheiden. Hierzu sind bis zu 15 Gramm täglich über einen Zeitraum von drei Monaten oder länger notwendig.

Schwefel ist entzündungshemmend, antibakteriell, antimykotisch und leistungssteigernd... Schwefel befähigt die roten Blutkörperchen dazu, **mehr Sauerstoff** aufzunehmen. Daher ist er für Sportler wie ein natürliches Dopingmittel.

Bei **Verletzungen** (verknackster Knöchel, Tennisellenbogen, Bänderprobleme, Muskelverletzungen, Zahn(fleisch)schmerzen, usw.) aller Art ist MSM ein Mittel erster Wahl. Es fördert den Abtransport von Entzündungsstoffen und lindert somit Ödeme. MSM **entspannt** die Muskulatur, daher kann es bei Stress, Kopfschmerzen, Muskelverletzungen oder nach einer harten Trainingseinheit sehr unterstützend sein.

MSM ist ein nebenwirkungsfreies pharmazeutisches Antirheumatikum, Schmerzmittel und Kortison. Schwefel befindet sich sowohl in unserer Gelenkflüssigkeit, als auch in der Innenschicht unserer Gelenkkapsel. Durch Schwefel wird die Durchblutung erhöht; schmerzlindernde Substanzen werden vermehrt freigesetzt; entzündungshemmende Hormone am entsprechenden Areal werden verbessert; die Bildung von Fibroblasten, die zu starker Schwellung und zu Narben(wucherungen) führen, werden unterdrückt.

Auch bei Blasenentzündungen oder einer säurebedingten Gastritis kann MSM Soforthilfe leisten. Sparen Sie sich die Einnahme von Antibiotika und Kortison. Nebenhöhlen, Gehörgänge und Lungenfunktion profitieren ebenfalls durch die Einnahme von MSM. Es hilft auch bei Haut- und Fußpilz sowie bei Hautflechte.

In der Schmerzklinik in Portland (Oregon, USA) wird DMSO seit mehr als zwanzig Jahren untersucht und auch angewandt. MSM ist kein registriertes Arzneimittel. Auf eigene Verantwortung darf es aber eingenommen werden. DMSO hingegen ist ein registriertes Arzneimittel, dessen biochemischen Eigenschaften vielfältig wissenschaftlich untersucht wurden. Aus DMSO entsteht im Körper ca. fünfzehn Prozent MSM.

Professor Dr. Stanley Jacob verwendet für seine Patienten das registrierte Arzneimittel DMSO. Über 18.000 Schmerzpatienten hat er bereits damit behandelt. Er kam zu dem Ergebnis, dass bei durchschnittlich siebzig Prozent aller mit DMSO Behandelten die Schmerzen deutlich nachließen oder sogar komplett verschwanden.

MSM ist im Vergleich zu DMSO weniger gut untersucht, da der Rohstoff billig synthetisch nachzubauen ist - d. h. es macht teure Forschungen nicht lohnenswert und daher gibt es sehr wenige wissenschaftliche Studien zu MSM.

Die Ergebnisse der Anwender sprechen jedoch für sich. Seit vielen Jahrhunderten wird MSM erfolgreich bei der Behandlung von Schmerzen und Rheuma angewendet. Der Verein „Netzwerk Gesundheit, Natur & Therapie“ kann sämtliche sehr positive Beobachtungen bei der Anwendung von MSM bestätigen. Zum Beispiel konnte die Einnahme von MSM bei den Shipibo-Indianern im peruanischen Amazonas-Regenwald viele Kinder von Parasiten befreien.[42]

Schmerzpatienten, die MSM einnehmen möchten, sollten mindestens bis zu sechs Gramm täglich für einige Tage einnehmen, da erst ein gewisser Level erreicht werden muss, damit eine erfolgreiche Wirkung erzielt werden kann.

Ich verwende für mich reines MSM (ohne Begleitstoffe) in Kapselform, da es in loser Pulverform extrem bitter schmeckt. Meinem Sohn löse ich das Pulver (aus der Kapsel) in Wasser mit etwas Apfelsaft auf. So ist es auch angenehm trinkbar. Man kann es neben der innerlichen Anwendung auch äußerlich anwenden.

Äußerlich eignet es sich bei: Akne, Ekzemen, Verbrennungen, altersbedingten Hautveränderungen, überschießendem Narbengewebe und sogar bei Sklerodermie, einer Autoimmunerkrankung, bei der die Haut und das Bindegewebe extrem hart und steif werden. Durch MSM wird das betroffene Gewebe wieder elastischer und geschmeidiger.

15. Gut bewährte Kräuter gegen Parasiten

Es gibt viele Kräuter mit antiparasitären Eigenschaften. Nach Dr. Hulda Clark sind die folgenden drei besonders gut dazu imstande, Sie von über hundert verschiedenen Arten von Parasiten zu befreien.

Schwarzwalnussschalen (vom amerikanischen schwarzen Walnussbaum)
Sie wurden von den Indianern Amerikas als wurm-, bakterien-, viren- und pilztötendes Heilmittel verwendet. Ihre Wirkstoffgruppen sind Juglon, Tannine und Jod. Die Schwarzwalnusstinktur tötet die erwachsenen Stadien der Parasiten ab.

Wermut (vom Wermutstrauch)
Hat wurmtötende Eigenschaften und hilft bei schwacher und schlechter Verdauung. Er vermehrt die Säure im Magen und die Gallenflüssigkeitsproduktion. Er verringert Blähungen und beseitigt Parasitenlarven.

Nelken
Haben wurm-, pilz-, viren- und entzündungshemmende Eigenschaften. Sie beseitigen Schmerzen und Parasiteneier.

Es ist sinnvoll, die drei Kräuter - Schwarzwalnussschalen, Wermut und Nelken - im gleichen Zeitraum einzunehmen, aber nicht gleichzeitig, sondern jeweils einzeln. Denn töten Sie zum Beispiel nur die ausgewachsenen Parasiten ab, so wachsen die kleineren Stadien und Eier sehr bald zu neuen voll entwickelten Parasiten heran.

Ornithin und Arginin
Zu den Schwarzwalnussschalen, dem Wermut und den Nelken empfiehlt Frau Dr. Clark Ornithin und Arginin einzunehmen. Sterbende Parasiten geben Giftstoffe wie Ammoniak ab. Ornithin und Arginin sind zwei natürliche Aminosäuren, die Ammoniak entgiften. Sie helfen dem Körper, sich von überschüssigem Stickstoff zu befreien und die Immunabwehr zu stärken, da sie die Produktion von aktiveren und wirkungsvolleren weißen Blutzellen anregen. Arginin kann zudem die Freisetzung von verschiedenen wichtigen Hormonen auslösen.[43]

Knoblauch

Knoblauch, regelmäßig gegessen, verwandelt den Magen und Darm in ein tödliches Umfeld für Parasiten und bietet einen dauerhaften Schutz. Knoblauch ist somit das ultimative Hausmittel, um Darmparasiten natürlich zu beseitigen. Es kann frischer Knoblauch, sowie auch Knoblauchöl verwendet werden.

Die einfachste Behandlung ist diese Methode: *Essen Sie jeden Morgen drei Knoblauchzehen oder nehmen Sie einen Teelöffel Knoblauchöl zu sich.* Eine andere Möglichkeit: *Zerdrückten Knoblauch mit ein bisschen kaltem Wasser mischen und diese Mischung dann sofort trinken.*

Kürbiskerne

Kürbiskerne enthalten eine Substanz namens Piperazin. Seine Wirkung beruht auf der Lähmung der Parasiten, welche dem Wirtsorganismus dann hilft sich von diesen zu befreien. Diese traditionelle Methode der Entwurmung wird, seit man sich erinnern kann, auf der ganzen Welt angewendet. Es gibt mehrere wirksame traditionelle Anwendungen, z.B. diese hier:
Nehmen Sie eine Tasse Kürbiskerne (ca. 80 Samen) geschält und püriert. Vermischen Sie die Kürbiskerne mit dem Wasser aus einer Kokosnuss und zwei Esslöffeln Honig.

Am besten die Kürbiskerne für einige Stunden in dem Kokosnusswasser einweichen, um das Pürieren zu erleichtern. Nehmen Sie nun diesen matschigen Brei über einen Zeitraum von drei Stunden auf leeren Magen zu sich. Nach Abschluss findet eine Evakuierung mit Rizinusöl und/oder einem Einlauf statt, um die Parasiten schnell auszuscheiden.

Hinweis: *Wenn Sie Kürbiskerne oder andere pflanzliche Antiparasitika zu sich nehmen, dann sollten Sie nicht gleichzeitig das Breitband-Anthelminthikum Pyrantel einnehmen. Es neutralisiert die Wirkung von Piperazin.*[44]

Kürbiskerne sind übrigens einer der besten Eisenlieferanten! Außerdem enthalten sie auch Zink und sind daher heilsam bei Prostata-Erkrankungen.
Dreißig Gramm, also etwa eine Handvoll geschälte Kürbiskerne, liefern Ihnen fünfmal mehr Magnesium als ein Glas (240 Milliliter) Milch.

Karotten

Karotten sind gut geeignet zur Behandlung gegen Darmparasiten bei Kindern. Karotten attackieren die Schädlinge durch ihre chemische Zusammensetzung und hindern diese an ihrer Entwicklung. Als eine der effektivsten, natürlichen Behandlungen wird den Kindern jeden Morgen eine kleine Tasse fein geriebener Karotten gegeben - so lange, bis das Problem behoben ist.

Rote Bete

Rübensaft ist sehr wertvoll für die Bildung roter Blutkörperchen und zur Verbesserung des Blutes im Allgemeinen. Die reinigende Wirkung ist so stark, dass man von einem Glas Saft Schwindelgefühle oder Übelkeit bekommen kann. Daher, zu Beginn, besser eine Mischung aus Möhren- und Betensaft trinken. Ein bis eineinhalb Gläser zweimal pro Tag trinken.[45]

Ingwer - 10.000-mal stärker als Chemotherapie!

Eine Studie, die an der Georgia State University gemacht wurde, ergab, dass Ingwerextrakt in der Lage war die Größe eines Prostatatumors bei Mäusen um 56% zu reduzieren. Neben der positiven Wirkung bei Krebs wurde beobachtet, dass man mit Ingwer auch Entzündungen behandeln und die Mäuse zudem mit lebensfördernden Antioxidantien versorgen konnte. Eine weitere bekannte Studie ergab, dass eine bestimmte Komponente im Ingwer, die als 6-Shogaol bekannt ist, die Chemotherapie - besonders bei der Bekämpfung von Brustkrebs - bei weitem schlagen kann.

Außerdem entdeckten die Forscher, dass Ingwer nicht nur bei der Krebsbekämpfung funktionierte, sondern zudem auch noch die gesunden Zellen in Ruhe lies.[46]

Kurkuma

Zur Familie der Ingwergewächse gehört Kurkuma. Der Nutzen von Kurkuma - wegen seines aktiven Inhaltsstoffs Curcumin - ist sowohl durch die fortschrittliche medizinische Forschung als auch durch die jahrhundertlange erfolgreiche Anwendung in Indien und China belegt. Es gibt inzwischen über 3.000 Studien, die belegen, dass Kurkuma eine **eindeutig** krebsbekämpfende Wirkung hat.[47]

Leider kann das Curcumin aus dem Kurkuma den Magen nur schlecht passieren. Bevor Sie Kurkumapulver zu sich nehmen, sollten Sie dieses daher immer mit etwas Pfeffer und gesundem Öl vermischen. So kann sich das Kurkuma besser im Körper entfalten und besser aufgenommen werden.

Eine sehr leckere Aufnahmeform für gut absorbierbares Kurkuma ist daher zum Beispiel die „Goldene Milch“. Mischen Sie eine Vierteltasse hochwertiges Bio-Kurkumapulver mit einer guten halben Tasse Wasser und lassen Sie beides zusammen ein paar Minuten lang (ca. zehn Minuten) unter ständigem Rühren bei mittlerer Hitze köcheln bis eine dicke, leicht feuchte Paste entstanden ist.

Geben Sie die Paste nach dem Abkühlen in ein Glasgefäß. Im Kühlschrank bleibt sie ca. zwei Wochen haltbar. Diese Paste braucht man für die **„Goldene Milch“**.

Zubereitung:

- 1 Teelöffel der Kurkuma-Paste
- 1 Tasse Milch (KEINE Kuhmilch!)
- ca. ½ Teelöffel gesundes Öl (ich empfehle Kokosöl!)
- und etwas Pfeffer (das darin enthaltene Piperin verbessert die Nährstoffabsorption)

  → Alles in einen Topf geben und erwärmen. Fertig!

Dass der Wirkstoff Curcumin in der Wissenschaft definitiv zum Star geworden ist, zeigt eine kurze Recherche bei der *US National Library of Medicine*. Die Suche mit dem Stichwort „Curcumin“ ergibt über 5.000 Verweise auf wissenschaftliche Publikationen aus aller Welt, von denen mehr als 4.500 aus den letzten zwölf Jahren stammen. Dies ist ein deutlicher Hinweis auch auf die Intensität, mit der zu diesem Thema geforscht wird. Sieht man die lange Liste mit Studienergebnissen und Erfahrungsberichten, die von den Einsatzmöglichkeiten und Wirkungen von Curcumin erzählen, wird schnell klar, warum Kurkuma mittlerweile schon fast als Wundermittel gilt.

Hier die 10 Superwirkungen des Kurkumas:

1. Kurkuma lindert Arthritis-Schmerzen und erhöht die Beweglichkeit. Nachweislich hemmt es die Synthese der entzündungsauslösenden Prostaglandine (Gewebshormone). Es ist vergleichbar mit hochdosiertem Ibuprofen, jedoch ohne Nebenwirkungen!
2. Kurkuma kann bei der Behandlung von Osteoporose eingesetzt werden, denn Curcumin hemmt die Entwicklung von Osteoklasten, also von Zellen, die Knochensubstanz abbauen. Kurkuma-Wirkstoffe können zudem bei Frauen nach der Menopause Östrogendefizite teilweise ersetzen und dadurch einem Knochenschwund vorbeugen und ihn auch stoppen.
3. Es verzögert oder verhindert eine Leberschädigung, aus der sich eine Zirrhose entwickeln könnte.
4. Es ist ein starkes Antioxidans. Potenziell liefert es mehr Antioxidantien als die Vitamine C und E. Erstaunlicherweise wirkt es sogar stärker antioxidativ als

Traubenkern- oder Pinienrindenextrakt. All diese Vorzüge machen es quasi zu einem Anti-Aging-Wirkstoff, dessen direkte Wirkung sich nach einiger Zeit, bei täglicher Einnahme auf der Haut zeigt.

5. Kurkuma stimuliert die Produktion von Magensaft und Galle und hat dadurch eine positive Auswirkung auf Magen-Darm-Probleme, die auf einer gestörten Fettverdauung beruhen.
6. Kurkuma ist einer der wirkungsvollsten Fatburner der Natur. Eine ganze Reihe seiner Inhaltsstoffe hat fettreduzierende Eigenschaften, beispielsweise indem sie den Zellstoffwechsel anregen und Verdauungsprozesse beschleunigen oder die Wasserversorgung der Zellen optimieren. Sie unterdrücken außerdem die Entstehung und das Wachstum spezifischer Fettzellen, die für Übergewicht und Fettleibigkeit mit verantwortlich sind.
7. Kurkuma gilt als die Immunwaffe schlechthin. Der Wirkstoff Curcumin bzw. die Curcuminoide der Kurkuma-Wurzel unterstützen den Körper bei der Bildung von T-Zellen (weißen Blutkörperchen), die bei der Krankheitsbekämpfung unerlässlich sind. Curcumin beeinflusst zudem die sogenannten B-Zellen, die Immunzellen, die Antikörper bilden können. Auch Makrophagen - Fresszellen, die Viren oder Bakterien erkennen und abbauen - werden stimuliert.
8. Freies Curcumin, so wie es in der Natur vorkommt, passiert ungehindert die Blut-Hirn-Schranke, die für Fremdmoleküle normalerweise nahezu undurchdringbar ist. Damit sind natürliche Curcuminoide ausgezeichnete Wirkstoffe für die Behandlung von neurodegenerativen (Autoimmun-)Erkrankungen aller Art, wie beispielsweise Multiple Sklerose oder Alzheimer. Curcumin kann mithelfen, den vorzeitigen Abbau der Myelin-Schichten im Gehirn zu verhindern und so die Leistungsfähigkeit unseres Gehirns bis ins hohe Alter zu erhalten. Tatsächlich gibt es in Indien, wo Kurkuma als Gewürz fast täglich genossen wird, wenig Alzheimer-Erkrankungen. Von außerordentlich hoher Bedeutung ist in diesem Zusammenhang auch der Sauerstoffschub, den die Kurkuma-Substanzen im menschlichen Körper auslöst. Bereits eine Stunde nach der Aufnahme von Kurkuma sind die Sauerstoffwerte im Blut deutlich besser.
   Dass Kurkuma auch zur Quecksilberausleitung verwendet werden kann zeigt eine Studie aus dem Jahr 2010. Vermutlich kann es auch aus dem Gehirn Quecksilber ausleiten, da es ja, wie gesagt, auch die Blut-Hirn-Schranke passieren kann.
9. Da Kurkuma eine Menge „Psychohormone“ enthält, kann es - insbesondere bei der gemeinsamen Verwendung mit anderen Substanzen, wie beispielsweise Piperin (im Pfeffer) - auch unsere Stimmungslage verbessern. Curcumin und Piperin kombiniert gelten als wirksame natürliche Alternative zur Behandlung von Depressionen.

10. Und das Beste als letzter Punkt: Kurkuma kann Krebserreger im Dickdarm abtöten. In der chirurgischen Abteilung der Dalhousie University im kanadischen Halifax wurde Kurkuma mit seinem aktiven Inhaltsstoff Curcumin auf seine Wirksamkeit bei der Zerstörung von Darmkrebszellen getestet. Die Resultate waren beeindruckend.[48,49]

Zu jeder Entgiftung und zum jedem Leben gehört viel Wasser
Verzichten Sie auf süße Getränke, Milch, Alkohol und Kaffee. Trinken Sie stattdessen einfach nur Wasser. Unser Körper besteht zu dreiviertel aus Wasser. 75% befinden sich im Körper, im Gehirn sogar 85%. Viele Menschen sind stark dehydriert, insbesondere alte Menschen. Dehydration lässt die Haut austrocknen und macht Sie schrumpelig. Unser ganzes System benötigt Wasser, von den Gelenken bis hin zu Gehirn und Blut. Unser Blut besteht zu ca. 93% aus Wasser, unsere Knochen bestehen zu 13% bis 22% daraus.

Unsere Bandscheiben saugen sich wie ein Schwamm mit Wasser voll und schonen so unsere Wirbel, damit diese nicht aufeinander reiben. Durch Flüssigkeitsaufnahme und besonders nachts beim Liegen, wenn keine Belastungen auf der Wirbelsäule ruhen, saugen sich die Bandscheiben voll. Im Laufe des Tages wird der Schwamm (unsere Bandscheiben) durch Belastungen, wie Gehen, Stehen und Sitzen ausgedrückt. Aus diesem Grund ist man abends immer ca. einen Zentimeter kleiner als am Morgen. Durch eine ausreichende Wasseraufnahme könnten einige Rückenbeschwerden erspart bleiben.

Dehydrierung verursacht Stress und Stress verursacht Dehydrierung! Und dies wiederum sorgt für Depressionen und Bluthochdruck. Innerhalb und außerhalb der Zellen befinden sich Wasserspeicher. Diese sollten sowohl innerhalb, als auch außerhalb der Zelle, den gleichen Druck aufweisen. Ist dieser Druck nicht hoch genug, so wird Ihr Herz versuchen diesen Druck auszugleichen, indem es mit einem höheren Blutdruck reagiert.

- Dehydrierung kann Ihre DNA erwiesenermaßen schädigen.
- Dehydrierung kann Symptome anderer Krankheiten initiieren.
- Dehydrierung übersäuert Ihren Körper!
- Unsere Neurotransmitter im Gehirn benötigen Wasser.
- Steht dem Körper nicht genügend Flüssigkeit zur Verfügung, wird immer mehr Kalzium aus den Knochen gezogen → Osteoporose.

Viele dicke Menschen trinken fast nur Säfte und Limonade. Würden Sie diese durch Wasser ersetzen, könnten sie locker Gewicht verlieren. Der ganze Stoffwechsel kommt durch Wasserzufuhr besser in Schwung. Sie können davon ausgehen, je dunkler Ihr Urin ist, desto säurehaltiger ist er. Wasser ist wie ein Filtersystem für unseren Körper. Bringen wir Wasser in unser System, wollen wir das Meiste auch wieder ausscheiden, dazu aber auch noch einige Dinge die unser Körper nicht benötigt. Ist das Wasser gut strukturiert, wird es genau dieses tun.

Daher wäre das Allerbeste, das Wasser zuerst zu filtern. Das heißt, das Wasser fließt durch Filtermedien, wie beispielsweise Kohle. Somit befreit man es von Schadstoffen, wie Cadmium, Blei, Chlor, usw. Nicht zu vergessen, das ganze giftige Zytostatika-Zeug, das natürlich auch in unserem Trinkwasser landet. Tausende von Stoffen befinden sich in unserem Leitungswasser, bei denen es sich zum großen Teil um Medikamentenrückstände handelt. Man dreht den Wasserhahn auf und schon bekommt die Apotheke vor Ort große Konkurrenz. Häufig werden im Wasser Lipidsenker, Röntgenkontrastmittel, Bronchospasmolytika, Antiepileptika, Antibiotika und Chemotherapeutika gefunden.[50]

Ca. 30.000 Tonnen Gifte versprühen deutsche Landwirte Jahr für Jahr auf den Äckern. Genug, um Trinkwasser für zwei Millionen Menschen unbrauchbar zu machen. Diese Pestizide werden sogar in den Kläranlagen so gut wie nicht abgebaut. Tja, wer sät, der erntet!

Auch Kläranlagen nutzen wieder Chemie, um mit der Chemie fertig zu werden. Manche Mittel scheinen unbedenklich, von anderen hingegen kennt man die Nebenwirkungen und weiß, dass sie in die Umwelt gelangen. Zur Klärschlammentwässerung werden tonnenweise Polyacrylamide eingesetzt. Das sind starke Umweltgifte, die zudem nicht biologisch abbaubar sind und niemand weiß wohin sie verschwinden, da bis heute keine Messverfahren entwickelt wurden, mit dem sich dies überprüfen ließe.[51]

Sie als Verbraucher haben die Macht diese Giftwirtschaft abzustellen! Kaufen Sie Produkte aus recyceltem Papier, ungiftige Farben, ökologische Kosmetika, ökologische Reinigungsmittel, ökologische Lebensmittel.

Das gekaufte Wasser ist nicht wirklich besser. Entweder kommt es aus (Bisphenol A) Flaschen mit giftigen Weichmachern oder aus Glasflaschen, die zur Reinigung mit Chemikalien behandelt wurden.

Ich empfehle einen guten Wasserfilter. Er hat nur Vorteile:

- keine Kisten schleppen, keine Pfandrückgabe
- keine Weichmacher, Hormone oder sonstige Chemie
- auf die Dauer kostengünstiger und deutlich gesünder

Das beste Wasser ist gefiltertes und strukturiertes Wasser!
Strukturiertes Wasser[52] heißt, es hat elektrische und energetische Eigenschaften. Unser ganzer Körper ist elektrisch. In unserem Körper fließt eine Menge Elektrizität und Elektronen. Ohne Elektronen können unsere Zellen nicht funktionieren.

Bei guten Wasserfiltern sickert das Wasser der Natur nachempfunden, so wie bei einem Bachlauf, durch verschiedene Schichten (z.B. Quarzsand, Korallensand, Zeolith-Elementen, usw.) hindurch. Durch diesen Vorgang wird das Wasser neu strukturiert und erhält neue energetische Informationen.

Dass Wasser noch zu sehr viel mehr fähig ist, als den Durst zu löschen und den Körper zu reinigen, haben einige Wissenschaftler mit erstaunlichen Experimenten über strukturiertes Wasser herausgefunden.

Besonders bemerkenswerte und beeindruckende Erkenntnisse gewann Dr. Masaru Emoto bei seinen Untersuchungen. Der japanische Forscher nutzte strukturiertes Wasser für seine Experimente und fand dabei heraus, dass Wasser in der Lage ist, Informationen zu speichern. Er stellte fest, dass Wasser lebt und auf Emotionen, Worte, Gedanken, Gebete und Musik reagiert.

Strukturiertes Wasser heißt also auch, dass eine vermehrte Speicherung von Informationen möglich ist. Und aufgrund der Entdeckungen von Dr. Masaru Emoto weiß man, dass auch das Wasser im Körper Informationen jeglicher Art speichern kann. Positiv strukturiertes Wasser kann somit eine enorme Wirkung auf den menschlichen Organismus ausüben und einen heilenden Effekt erzielen.

Die Strukturierung bringt also eine bestimmte Ordnung der Wassermoleküle mit sich. Um die kristallinen Strukturen im Wasser zu veranschaulichen, lässt sich ein Vergleich zu Schneeflocken herstellen. Denn bei diesen kleinen Eiskristallen wird die Neigung der Wassermoleküle, sich in Sechsergruppen zu gliedern, besonders deutlich. Das Wasser im menschlichen Körper weist ebenso, wie lebendiges und natürliches Quellwasser die gleichen kristallinen Strukturen auf.

Da dieses Wasser, welches viele dieser Strukturen enthält, eine höhere Energie aufweist, haben Wissenschaftler einen direkten Zusammenhang zwischen dem Ordnungsgrad im Wasser und der Gesundheit des Menschen herstellen können.

Der Mensch besteht zu 70% aus Wasser. Trinken Sie daher drei bis vier Liter gefiltertes Wasser am Tag und fügen Sie pro Liter Wasser eine Prise Himalayasalz hinzu, um es zu strukturieren bzw. um Ihrem Körper zusätzlich wertvolle Mineralien zuzufügen. Keine Angst vor zu hohem Blutdruck durch das Salz. Ihre Arterien werden nur auf fluoridiertes Tafelsalz reagieren. Es hängt sich wie Sand an die Arterien, verengt den Blutdurchfluss in den Arterien und führt schließlich zu hohem Blutdruck. Mit Himalayasalz wird Ihnen dies nicht passieren. Es ist auch die beste Getränkewahl für Sportler, um Wadenkrämpfen vorzubeugen.

Tanken Sie also Energie durch gesundes, gutes Wasser!

Anmerkung: Kohlensäure ist nicht gut, da es die Nieren stark belastet.

16. Antioxidantien

Antioxidantien sind natürliche Inhaltsstoffe, die unsere Körperzellen und unser Immunsystem vor schädlichen Einflüssen schützen können. Wir finden Antioxidantien besonders in Gemüse, Früchten, Pflanzen, naturbelassenen Ölen und Fetten. Durch Atmen und v. a. Stress laufen in unserem Körper Vorgänge ab, die wir als Oxidation bezeichnen. Bei der Oxidation entstehen sogenannte freie Radikale.

Freie Radikale sind in einer gewissen Menge nicht schlecht für uns und werden daher sogar zweckmäßig von unserem Immunsystem gebildet. Beispielsweise können sie gezielt aggressive Bakterien zerstören. Wenn aber zu viele freie Radikale in uns herumschwirren, greifen sie die gesunden Körperzellen an und richten somit Schaden an. Die guten Antioxidantien helfen uns, mit einem Übermaß an freien Radikalen fertig zu werden.[53]

Das mag jetzt etwas verwirrend klingen, da ja MMS auch ein Oxidationsmittel ist. Wir dürfen jedoch hier nicht vergessen, dass Chlordioxid (MMS) nur pathogene Keime und Mikroben zerstören kann, die ein Oxidationspotential unter +0,96V aufweisen. Das Redoxpotential[2*] von MMS liegt nämlich nur bei +0,96 Volt →

---

2 Das Redoxpotential bezeichnet eine Messgröße der Chemie der Redoxreaktionen. Es ist das Reduktions-/Oxidationspotential eines Stoffes, gemessen unter Standardbedingungen. Es reagieren zwei Partner: Der eine wird reduziert, der andere oxidiert. Im Gegensatz zu Säure-Basen-Reaktionen, wo H+-Ionen (Protonen) von einem Partner

MMS ist ein schwacher Oxidator. Hingegen liegt das elektrische Potenzial der Körperzellen und gesunden Bakterien zwischen +1,2 bis +2,0 Volt. MMS greift also keine gesunden biologischen Strukturen an, die ein höheres Potential als +1(0,96)Volt haben.

Chlordioxid geht nie eine Verbindung mit einer Substanz ein. Es entsteht eine „saubere" Oxidation, wobei die Substanz vernichtet wird, ohne dass eine giftige Substanz hieraus entstehen kann. Das Cl-Ion, welches aus der Oxidation von ClO2 freigesetzt wird, verbindet sich mit Natrium (Na+) zu Speisesalz (NaCl).[54]

17. Kräuter

Sie wirken meist nicht nur antiparasitär, sondern sie sind auch besonders reich an Spurenelementen und fördern die Entgiftung. Zudem stärken gewisse Kräuter bestimmte Organe.

Die geschwächten Organe müssen unbedingt gestärkt werden. Wir können sonst noch so sehr versuchen uns zu entgiften, wenn die Organe in ihrer Funktion gestört sind, können Sie kaum Toxine ausscheiden. Wie Sie lesen konnten, wird der Darm durch Einläufe wunderbar entgiftet und durch gute Nahrungsmittel die Darmflora aufgebaut. Der Darm ist unser größtes Entgiftungsorgan. Für eine gute Nierenfunktion benötigen wir viel Wasser; auch Natriumbicarbonat kann heilsam für unsere Nieren sein. Für die Leber eignen sich besonders gut Kaffeeeinläufe oder Leberreinigungen (nach Dr. Moritz) mit Apfelsaft. Auch die Homöopathie kann uns und unseren Organen unterstützend zur Seite stehen, genau wie folgende Kräuter:

- leberunterstützende Kräuter sind: Brennnessel, Löwenzahn, Mariendistel, Labkraut, Odermennig (Leberklette), Salbei, Schöllkraut
- nierenaufbauende Kräuter sind: Brennnessel, Bärlapp, Goldrute, Schöllkraut, gelbe oder weiße Taubnessel, kleinblütiges Weidenröschen, Zinnkraut (Ackerschachtelhalm)
- für den Magen-Darm-Trakt: Kalmuswurzel, Labkraut, Salbei, Sauerklee
- für die Milz: Labkraut, Kalmuswurzel
- für die Bauchspeicheldrüse: Labkraut, Löwenzahn, Kalmuswurzel
- Herz-Kreislauf-Mittel: Mistel → sie senkt hohen Blutdruck und niedrigen hebt sie; auch ein geniales Mittel bei Beschwerden der Wechseljahre mit Herzklopfen und -jagen, Wallungen, Angstgefühlen und Atemnot
- Lunge: Kalmuswurzel, Schafgarbe

---

zum anderen wechseln, wechseln bei den Redox-Reaktionen Elektronen.

- blutreinigende und blutbildende Kräuter: Schöllkraut, Brennnessel
- Entzündungen der Schleimhäute: Malve (Käsepappel), Schafgarbe, Spitzwegerich, Thymian
- Koriander und Bärlauch gegen Schwermetalle. Koriander kann das Quecksilber aus dem Gehirn mobilisieren
- Schachtelhalm. Er eignet sich besonders zur Aluminium-Entgiftung, da er über Silicate (=Kieselsäure) verfügt
- gegen Borrelien helfen: Cistus-Incanus, Katzenkralle, die wilde Karde

Sehr empfehlenswert ist das Buch von Maria Treben „Gesundheit aus der Apotheke Gottes". Hier finden Sie detaillierte Ratschläge und Berichte zu Erfahrungen mit Heilkräutern. Das Buch wurde bereits über acht Millionen Mal verkauft.

„In einer Zeit, in der ein Großteil der Menschen sich von der natürlichen Lebensweise weitgehend entfernt hat und bedrohliche Krankheiten durch falsche Lebenseinstellungen auf sie zukommen, sollten wir zu den Heilkräutern zurückfinden, die Gott uns durch seine Güte seit urdenklichen Zeiten schenkt." (Maria Treben)[55]

Cistus-Incanus (Zistrose)

Eine der stärksten entzündungshemmenden Pflanzen ist die Zistrose. Im Englischen unter dem coolen Namen „Rock Rose" bekannt. Eine uralte Heilpflanze aus dem Mittelmeerraum, die sich durch einen extrem hohen Gehalt an Polyphenolen auszeichnet. Die Blätter und Zweige der Zistrose kann man als Tee trinken. Sie eignet sich nicht nur gut im „Kampf" gegen Krebs, sondern ist auch gegen Borrelien, bei Hautproblemen, Allergien und Infektionskrankheiten hilfreich.

Auch äußerlich kann man eine Zistrosenabkochung bei Hautproblemen als Waschung, Bad oder Umschlag einsetzen.[56]

Jiaogulan - Kraut der Unsterblichkeit

In China wird Jiaogulan (gesprochen „Dschiaugulan") mindestens seit dem 15. Jahrhundert als Heilpflanze verwendet. Innerhalb der letzten Jahre hat diese Pflanze auch in Europa immer mehr an Beliebtheit gewonnen. Für viele ist es aber immer noch ein vollkommen unbekanntes Kraut.

Jiaogulan ist eine widerstandsfähige Rankpflanze aus der Familie der Kürbisgewächse, die im heimischen Anbau sehr leicht zu ziehen und zu pflegen ist. Ihre Blätter und anderen Teile können frisch oder getrocknet als Tee, Salat oder auch als Gemüse verarbeitet und genossen werden.[57]

Bei mir gedeiht eine Jiaogulanpflanze im Haus und eine draußen. Ich verwende sie hauptsächlich im Salat. Man muss sie auch nicht jedes Jahr neu säen bzw. neu pflanzen, da sie winterhart ist.

Schon 1991 wurde Jiaogulan auf der internationalen Konferenz für Traditionelle Chinesische Medizin (TCM) in Peking als eines der zehn wertvollsten Kräuter eingestuft. Und diese Einstufung erfolgt nicht so ohne weiteres mit jedem Kraut aus der riesigen Fülle, die in der TCM Verwendung findet. Nein, es wurde zu einem der zehn wichtigsten Kräutern in der Naturheilkunde, aufgrund seiner vielen hervorragenden Eigenschaften.

Die chemische Zusammensetzung von Jiaogulan ähnelt der des Ginsengs.

Die identischen und spezifischen Saponine (Gypenosiden), die sowohl in Jiaogulan, als auch in Ginseng vorhanden sind, gehören chemisch strukturell beide dem Dammarantyp an, der ebenfalls beim chemischen Aufbau menschlicher Steroidhormone zu finden ist. Die Steroidhormone sind ausschlaggebend bei der Regulierung verschiedenster Körperfunktionen. Dies erklärt die Wirkung der Stoffe auf den menschlichen Körper und das sich dadurch einstellende hormonelle Gleichgewicht.

Jiaogulan ist viermal so reich an diesen bestimmten aktiven, Stress reduzierenden Gypenosiden wie Ginseng. Ohne jedoch zu einer Überreizung zu führen, wie das bei Ginseng oft der Fall ist.

Besonders wichtig ist die antioxidative Wirkung, mit der die Zellen vor vorzeitiger Alterung geschützt werden. Dabei regt Jiaogulan die Ausschüttung der Superoxidismutase (SOD) an, eines sehr starken körpereigenen Antioxidants, dessen Produktion abnimmt je älter man wird. Daher wird es auch das Kraut der Unsterblichkeit genannt. Mehrere im renommierten *„Journal of Traditional Chinese Medicine“* veröffentlichte Studien belegen, dass Jiaogulan unter anderem Schlaganfällen, Herzinfarkten und Arteriosklerose vorbeugt und eine **stark krebshemmende Wirkung** hat.

Kurzum: Jiaogulan verbessert die Nährstoffversorgung aller inneren Organe und die Herzleistung, und damit allgemein die Blutzirkulation. Es beeinflusst das Hormonsystem positiv und reguliert das zentrale Nervensystem. Insbesondere bei Stresssituationen kann die Pflanze Entgleisungen des Organismus und sexuelle Störungen wieder harmonisieren.

Voraussetzung: Die tägliche Einnahme von einem Liter Jiaogulan oder die tägliche Einnahme von 180mg Jiaogulan-Extrakt mit 95%igem Gehalt an Gypenosiden (entspricht oftmals dem Inhalt von drei Kapseln).

Bei Krebs erwies sich folgende Mischung effektiv: Jiaogulan in Kombination mit einer hohen täglichen Dosis von Camu Camu Pulver, ca. drei Teelöffel täglich oder alternativ Camu Camu-Extrakt Kapseln, ca. 3.000mg (entspricht oftmals dem Inhalt von sechs Kapseln). Camu Camu ist eine Frucht mit einem sehr hohen Vitamin-C-Gehalt aus dem Amazonas.[58]

Moringa oleifera (der Wunderbaum)

Die Pflanze **Moringa oleifera** ist ein Baum, dessen Wurzeln über 5.000 Jahre in der Menschheitsgeschichte zurückreichen und der bis heute in vielen Kulturen eingesetzt wird. Nahezu alle Bestandteile des Baumes können verwertet werden: Blätter, Samen, Wurzeln, Schoten und Blüten. Die höchste Nährstoffkonzentration befindet sich jedoch in den grünen Blättern. Viele bezeichnen den Moringa Baum aufgrund seiner Vielzahl an wichtigen Inhaltsstoffen als Baum des Lebens.

Hierzu ein paar Zahlen. Moringa enthält:

- doppelt so viel Eiweiß wie Soja
- 7-mal so viel Vitamin C wie Orangen
- 4-mal so viel Vitamin A wie Karotten
- 17-mal so viel Kalzium wie Milch
- 15-mal so viel Kalium wie Bananen
- 7-mal so viel Vitamin B1 und B2 wie Hefe
- 4-mal so viel Folsäure wie Rinderleber
- 4-mal so viel Vitamin E wie Weizenkeime
- 26 antientzündlich-wirkende Substanzen

Prof. Dr. Klaus Becker: *„Moringa ist die wichtigste Pflanze der Menschheitsgeschichte.“ „Der Moringa-Baum ist außerordentlich hilfreich gegen ernährungsbedingte Krankheiten - ein Phänomen unter den Nahrungs- und Heilpflanzen.“*.[59]

Enthalten sind in Moringa die Vitamine: A, B1, B2, B3, C, E und K. Zu den Mineralien in Moringa gehören: Eisen, Zink, Mangan, Phosphor, Calcium, Kalium und Eisen. Das pflanzliche Eiweiß in Moringa ist sehr hochwertig und enthält 18 von 20 bekannten Aminosäuren - darunter alle zehn essenziellen Aminosäuren, die der Körper nicht selbst herstellen kann.

Diese ausgewogene Zusammensetzung macht Moringa zu einem wahren Wunder für eine moderne und nachhaltige Ernährung.

Moringa oleifera ist ein kleines Wunder der Natur, da sie eine so extrem nährstoffreiche Pflanze ist. In vielen Entwicklungsländern kann sie der Schlüssel für eine nährstoffreiche Ernährung sein.

Auch viele lokale Regierungen - etwa Ägypten, Kuba, Haiti und andere Länder - haben den Nutzen von Moringa für eine nährstoffreiche Ernährung ihrer Bevölkerung entdeckt und haben damit begonnen Moringa Bäume großflächig anzubauen und die Bevölkerung über die Wirkung von Moringa zu informieren.

Neben einem sehr hohen Nährstoffgehalt, hat Moringa noch eine besonders coole Eigenschaft, die viele noch nicht kennen. Moringa kann nämlich nicht nur der hungernden Welt viele Nährstoffe zur Verfügung stellen, sondern auch den Durst der Welt nach sauberem Trinkwasser stillen. Die Samen der Moringa Pflanze können verschmutztes Wasser reinigen und trinkbares Wasser herstellen.

Man nimmt einfach eine Handvoll Moringa Samen und zerstößt sie etwas. Die aufgebrochenen Samen wirft man nun in ein Gefäß mit schmutzigem Wasser. Der gelöste Schmutz im Wasser verbindet sich mit den zermahlenen Bestandteilen der Moringa-Samen und sinkt zu Boden. Von oben kann man schließlich sauberes Wasser abschöpfen. Moringa wirkt zudem antibakteriell und das Wasser ist trinkbar. :-)

Prof. Walter Veith: *„Kreuzblütler (wie Moringa) enthalten mehr Krebshemmer, als jede andere Pflanzenfamilie zu bieten hat.“*[60]

18. Obst

Obst bei Krebs, Ja oder Nein? Immerhin enthält es eine Menge Zucker und die Krebserreger lieben ja Süßes. Einige Spezialisten, die auf Parasiten und Krebs behandeln, meinen, man solle möglichst überhaupt keinen Zucker essen, da diese Schmarotzer Zucker in jeglicher Form lieben - vor allem auch Fructose, also Fruchtzucker aus Obst.[61]

Andere Experten sind der Meinung, dass sich Obst (v.a. rotes Obst) im Kampf gegen Krebserreger als sehr hilfreich erwiesen hat. Es gibt hierzu also geteilte Expertenmeinungen.

Lieben Parasiten wirklich den Zucker aus Obst? Oder ist es ihnen hier zu basisch? Denn immerhin ist Obst ja basisch. Krebserreger bevorzugen ein saures Milieu, aber wie gesagt, sie lieben auch Zucker. Hier müsste die Forschung genauer nachsehen!

Ich würde Obst in die tägliche Nahrungsaufnahme mit einbauen, da Obst wertvolle und notwendige Vitamine liefert. Allerdings sollte die tägliche Aufnahme von Obst - mit nur ca. 10% - im Verhältnis zur Gemüse- bzw. Salataufnahme einen wesentlich geringeren Anteil ausmachen.

Da Obst in Zusammenhang mit anderen Nahrungsmitteln schnell zu gären anfängt und daraus giftige Gase entstehen die zu Blähungen, Unwohlsein, Müdigkeit und Schmerzen führen, sollte Obst immer morgens auf nüchternen Magen verzehrt werden. Da der Körper über Nacht gefastet hat, kann der Körper am Morgen den Fruchtzucker und die Vitamine am besten verwerten. Noch verdaulicher wird Obst wenn man sich dieses als einen Smoothie zubereitet. Ich füge zu meinem Smoothie gerne noch etwas Weizengraspulver, Jiaogulan, Moringa und Chlorellaalgen hinzu.

Moosbeeren

Gleich vorweg: Moosbeeren sind nicht das Gleiche wie Cranberries. Optisch sehen sie sehr ähnlich aus, sie sind aber nicht identisch. Grundsätzlich haben Pflanzen mit roten und purpurfarbigen Pigmenten (Anthocyane) eine tödliche Wirkung auf Darminfektionen, darunter auch auf Darmtrichomonaden (so T. Lebedewa). Die meisten solcher Pigmente sind in der Haut von dunklen Weintrauben, schwarzen Johannisbeeren, Roten Beten, Heidelbeeren und anderen Beeren, Früchten und Gemüsesorten mit roter Farbe enthalten. Untersuchungen haben ergeben, dass Trichomonaden sofort - oder innerhalb von zwanzig bis dreißig Sekunden - im Saft von Moosbeeren, wilden Trauben und Steinbrombeeren sterben.[45]

Erdbeeren gegen Quecksilber

Dr. Adams kann die Metallbindungskapazität von Lebensmitteln mithilfe eines synthetischen Verdauungssimulators, den er sich in seinem Labor gebaut hat, testen. Er untersucht dabei, wie viele Schadstoffe durch die Lebensmittel gebunden und so als unverdauliche Fasern aus dem Verdauungstrakt ausgeschieden werden - anstatt durch die Darmwände ins Blut zu gelangen.

Verarbeitete Lebensmittel haben eine sehr geringe Bindungskapazität, weil die Fasern fehlen. Außerdem sind sie durch die Verarbeitung strukturell beschädigt bzw. denaturiert und dies wiederum macht sie zu NICHT-Lebensmitteln. Nehmen

Sie also ein verarbeitetes Lebensmittel zu sich, das mit zehn Teilen pro Million (ppm) Quecksilber belastet ist, absorbieren sie wahrscheinlich den Großteil des Quecksilbers über ihre Darmwände, welches anschließend ins Blut übergeht.

Aufgrund physischer Absorptionsprozesse haben einige Lebensmittel eine selektive, ionische Affinität zu bestimmten Metallen. Frische Pflanzen, wie z.B. Erdbeeren, haben eine sehr hohe natürliche Metallbindungskapazität für Quecksilber. Erdbeeren binden mehr als 90% des Quecksilbers, das durch die Nahrung aufgenommen wird. Warum?

Erdbeeren sind die einzigen Früchte, bei denen die Samen außen liegen. Von der Mitte der Erdbeere, dort wo die Nährstoffe entstehen, gibt es Fasern, die diese Nährstoffe an die Samen weiterleiten. Die Samen sind sehr stark und werden von der Magensäure nicht verdaut (im Labor sichtbar). Sie überleben die menschliche Verdauung, binden sich an das Quecksilber und transportieren es letztendlich durch Darmbewegungen aus Ihrem Organismus.

Apfelkerne gegen Arsen

Obstbäume - insbesondere Apfelbäume - neigen dazu Arsen aus dem Boden aufzunehmen, dass sich dort durch die blei- und arsenhaltigen Pestizide angesammelt hat. Da die Apfelsamen eine natürliche Affinität zu Arsen haben, binden sie auch das in der Nahrung enthaltene Arsen und transportieren es aus dem Körper heraus. Für Sie bedeutet das, so oft es geht, immer die Obstkerne mitessen![62]

Führen Sie Nährstoffe zu, die Ihrem Körper fehlen

So gut wie jeder von uns hat in irgendeiner Form Vitalstoff-Mangeldefizite. Krebspatienten und andere Kranke haben diesen Mangel erwiesenermaßen deutlich stärker.

Früher war ich der Annahme, wenn man sich gut ernährt braucht man keinerlei Nahrungsergänzungsmittel. Diese Annahme mag theoretisch irgendwie richtig sein, ist aber in der heutigen Zeit ein Irrtum! Wir müssen uns eingestehen, dass unser Obst und Gemüse nicht mehr die Vitalstoffe aufweist, die noch vor ca. drei bis vier Jahrzehnten darin enthalten waren. Der Anteil an lebenswichtigen Mineralien ging seit dieser Zeit teilweise um weit mehr als fünfzig Prozent zurück, so der Wissenschaftler David Thomas.[63]

Wir würden mit viel weniger Nahrungsergänzungsprodukten auskommen, würden wir nicht selbst die Natur so massiv ruinieren! Außerdem sollten wir uns saisonal angepasst ernähren. Wir brauchen zur Weihnachtszeit keine Erdbeeren. Sehen Sie sich doch mal an, wie die heutigen Anbaumethoden ablaufen. Tonnenweise Kunstdünger und Pestizide. Und danke auch Mr. Monsanto, für Ihre unnütz erfundene Giftkeule! Mit Glyphosat wird die Natur, wie auch die Menschheit, zerstört!

Nicht zu vergessen die Tonnen von Abfall, wie Cadmium, Blei, Aluminium, Barium, usw., die bewusst über die Flugzeugabgase auf uns und unsere Natur abgefeuert werden. Glauben Sie mir, das ist sicher nicht nur Kondenswasser was da hinten aus den Flugzeugen herauskommt. Es sind Chemtrails, um unsere Wetterlage zu steuern. Chemtrails erzeugen eine künstliche Wolkenbildung, damit die Strahlen der Sonne wieder ins Universum reflektiert werden.[64,65,66]

Nehmen Sie Nährstoffe in Form von Nahrungsergänzungsmitteln zu sich...

Wenn man krank ist liegt oft ein Nährstoffmangel vor, weil zu wenige Mineralien aufgenommen wurden bzw. weil der Körper durch die Erkrankung einfach einen viel höheren Verbrauch hat.

Auch während der Dauer von Entgiftungsphasen werden nicht nur die unerwünschten Gifte aus dem Körper ausgeleitet, sondern auch lebenswichtige Stoffe - und dies in einem größeren Ausmaß, als man sie dem Körper durch eine natürliche Ernährung zuführen kann.

DMPS beispielsweise entgiftet Quecksilber, Cadmium und Blei. Aber es reduziert auch den Körperbestand an: Zink!, Kupfer, Mangan, Chrom und Molybdäen.

Lassen Sie ein Nährstoffbild machen, um zu sehen, welche Vitalstoffe Ihnen am meisten fehlen. Häufig hat unser Körper vor allem einen Mangel an Vitamin D, B-Vitaminen, Zink, Vitamin A+C, Selen, Kalzium, Glutathion, Magnesium und Eisen. Auf dem Markt gibt es viele untaugliche und ungesunde Nahrungsergänzungsmittel. Achten Sie beim Kauf darauf, dass so wenig wie möglich an Zusatzstoffen darin enthalten sind.

Keine Phthalate (giftige Kunststoffweichmacher) und **Parabene** (allergenisierend und krebserregend), **kein Titandioxid (E 171), kein Aspartam, kein Neotam, keine Sucralose, kein Sorbitol** (führt bei Menschen mit Fruktoseunverträglichkeit zu noch mehr Beschwerden).

Auch **Magnesiumstearat** (hemmt die Nähr- und Wirkstoffaufnahme) und **Siliziumdioxid** (kann in den Zellen zu Entzündungen führen) **haben sich als ungünstig erwiesen.**

- Der Preis sagt nichts über eine gute Qualität eines Mittels aus!
- Gute Präparate haben wenig bis keine Begleitstoffe!
- Besonders Mittel aus dem Super- oder Drogeriemarkt sind häufig zu teuer und enthalten zu wenige Inhaltsstoffe!

Wichtiger Hinweis: Nehmen Sie die Spurenelemente Chrom, Eisen, Jod, Kobalt, Kupfer, Lithium, Mangan, Molybdän, Selen, Silizium und Zink **nicht** zusammen mit anderen Mineralstoffpräparaten ein, da wechselseitig die Aufnahme beeinträchtigt werden kann. Schlucken Sie die Spurenelemente am besten zu einer Mahlzeit (Ausnahme: Selen).

Andere Vitalstoffe hingegen benötigen sich gegenseitig, um ihre Wirkung voll entfalten zu können. Z.B. Vitamin C und Vitamin E. Nur wenn genügend Vitamin C vorhanden ist, kann das im Körper verbrauchte Vitamin E im Zellplasma wieder in seine wirksame Form umgewandelt werden.

Vitamin B12 kann besser im Körper aufgenommen werden, wenn ausreichend Folsäure vorhanden ist. Vitamin D benötigt besonders Vitamin K.

Um Ihre Vitalstoffdepots aufzufüllen, genügt es, die Präparate zwei bis drei Monate einzunehmen.

Bei chronischen Erkrankungen sollten Sie Nahrungsergänzungsmittel solange einnehmen, bis es Ihnen besser geht, mindestens aber sechs bis zwölf Monate.

19. Mineralstoffe hochdosiert

Die orthomolekulare Medizin ist eine wissenschaftsbasierte Therapie mit hochdosierten Nahrungsergänzungsmitteln. Diese Hochdosierungen gehen manchmal weit über die Empfehlungen hinaus, die Ernährungswissenschaftler und Mediziner sonst geben.

In der EU ist seit 1.7.2010 der freie Verkauf solch hoch dosierter Präparate verboten. Man kann sie jedoch mit einem Arztrezept in der Apotheke erwerben.

Das Hauptargument der Nahrungsergänzungsmittelgegner lautet: Die Präparate gefährden die Gesundheit!

Beispielsweise wird Vitamin E als schädlich eingestuft, weil bei entsprechenden Versuchen nur eine von acht Vitamin-E-Formen verwendet wurde: alpha-Tocopherol. Dadurch entsteht automatisch ein relativer Mangel an den anderen sieben Vitamin-E-Arten (beta-Tocopherol, delta-Tocopherol, gamma-Tocopherol, alpha-Tocotrienol, beta-Tocotrienol, delta-Tocotrienol und gamma-Tocotrienol), die sich in anderen Studien allesamt als wichtiger erwiesen haben. Sie werden z.B. wirksam bei der Behandlung von Arterienverstopfung, Krebs, Alzheimer, Augen- und Herzschäden eingesetzt. In Studien über **vollwertige** Vitamin-E-Präparate konnten daher sehr erfreuliche Resultate nachgewiesen werden.

Trotzdem enthalten so gut wie alle bei uns erhältlichen Vitamin-E-Mittel ausschließlich alpha-Tocopherol. Unter anderem können Sie zu Vitamin C gleich noch lesen, dass sehr hohe, deutlich über der Verzehrsempfehlung liegende Einnahmen, hervorragende Resultate abliefern können.

Die US-Arzneimittelbehörde registriert seit über zwanzig Jahren auch die Nebenwirkungen von Vitaminpillen. Trotz intensiver Suche wurde nur bei zwei Todesfällen ein Zusammenhang mit der Einnahme von Vitamintabletten entdeckt. Dagegen weisen – auch laut US-Arzneimittelbehörde - die chemischen Arzneien jährlich eine Todesfallzahl von .... auf! Raten Sie mal, sind es: [67]
a) 5 Todesfälle?
b) 58.000 Todesfälle?
c) 108.000 Todesfälle?

Dem Gesetz nach dürfen Nahrungsergänzungsmittel nicht dazu dienen gesundheitliche Probleme zu behandeln, zu heilen oder zu verhindern.[68]
Lesen Sie sich diesen Satz bitte nochmals durch.

Und jetzt lesen Sie hier:
Chemische Kampfstoffe - in Form von Chemotherapien - und andere hochtoxische Mittel, die jährlich für 108.000 Todesfälle verantwortlich sind, werden zugelassen.

Dr. med. Reich behandelte seine Krebspatienten nur mit Kalzium, Magnesium und Vitamin D. Er hatte seinerzeit die höchste Krebsheilungsrate. Was machten die Pharmazeuten und Mediziner? Sie entzogen ihm die ärztliche Zulassung.[69]

Und auch heute noch haben wir dieses Problem. Selbst wenn moderne, intelligente Ärzte erkannt haben, dass sie an ihren Behandlungsstrategien etwas ändern müssen, können sie dies zumeist nicht, weil sie an gesetzliche Vorgaben gebunden sind und bei Zuwiderhandlung ihre Zulassung verlieren könnten.

Es ist mehr als eine unverschämte, kriminelle Machenschaft, dass die deutsche Regierung für Nahrungsergänzungsprodukte voll mit lebenswichtigen Vitaminen und Mineralstoffen, die aus unserer Natur stammen, frei erfundene, empfohlene Tagesmengen in einem Gesetz verankert! **Woher nimmt man diese Bedarfsstoffmengen, wenn sie niemals am Menschen getestet wurden?**

Vergleicht man die Bedarfswerte von diversen Landesregierungen, so zeigen sich fatale Unterschiede, die mit ihren Empfehlungen zwischen vierhundert und tausend Prozent variieren. Mit unserer Lebensqualität wird gespielt, wie bei einem Glücksspiel. Die Pharmaindustrie hat keinen Bock an der Erforschung von Heilmethoden oder -stoffen, weil sich diese nicht patentieren lassen und sich somit kein Geld damit verdienen lässt.

Bereits die Skorbut, die von Seefahrern so gefürchtet war, wurde durch Vitamin C beseitigt oder verhindert. Durch einen vernünftigen Nährstoffhaushalt könnten viele unnötige Leiden verhindert werden. Aber die vorgegebenen Empfehlungen sind teilweise ein vollkommen absurder Witz.

Woher kommen diese „Bedarfs-Empfehlungen“? Was kann man darunter verstehen?

Die Weltgesundheitsorganisation (WHO) bezeichnet den Bedarf als die kleinste Nährstoffmenge, die überhaupt zugeführt werden muss, um Mangelerscheinungen, die zu Krankheit oder Tod führen könnten, zu vermeiden.
Die vorgegebenen Mengen sind absolute Minimalwerte.

Bei der Verteilung der Bedarfswerte legte man allerdings keinen Wert auf Geschlecht, körperliche oder geistige Tätigkeit, usw., sondern machte die Verteilung dieser Werte lediglich davon abhängig, in welchem Land Sie leben und aus welcher Region Sie kommen.

So wird beispielsweise für Frankreich 10 Mikrogramm an Vitamin D täglich empfohlen, den Kanadiern 2,5 Mikrogramm und uns Deutschen 5 Mikrogramm. Laut Gesetz darf in Deutschland keine Werbung für die Empfehlung einer höheren Tagesdosierung gemacht werden! Sonst droht eine hohe Strafe.[70]

20. Vitamin D

Unser Sonnenhormon! Gehen Sie regelmäßig eine Weile Sonne auftanken. Vitamin D bewirkt eine Menge Gutes in unserem Körper. Verzichten Sie auf das Eincremen mit Sonnenschmutzmitteln. Ihr Körper kann sonst kein Vitamin D produzieren! Keine Pflanze und kein Gemüse dieser Welt kann ohne Luft und Licht wachsen. Auch wir benötigen Sauerstoff und Sonnenlicht, um vital zu gedeihen.

Ein Vitamin-D-Mangel ist vor allem in Zusammenhang mit Frakturen und Knochenbrüchen bekannt. Doch immer mehr Aufmerksamkeit bekommt der Vitamin-D-Mangel in Bezug auf diverse Krebsarten. Die jährliche Anzahl der Todesfälle durch Dickdarm-, Brust-, Eierstock- und Prostatakrebs könnte durch eine ausreichende Vitamin D-Zufuhr reduziert werden.[71] Vitamin D ist in der Lage, Gene zur DNA-Reparatur zu aktivieren.[72] Ausreichend Vitamin D lässt die Makrophagen (Fresszellen) effektiver arbeiten. Makrophagen sind enorm wichtig für unsere Immunabwehr. Nur in Verbindung mit Vitamin D können sie erst richtig loslegen.[64] Außerdem ist Vitamin D ein wirksamer Gegenspieler des Östrogens. Zu viel Östrogen ist ein wesentlicher Risikofaktor, der Brustkrebs begünstigt.[73]

Nicolai Krebs:
„Täglich wird in den Medien und in Fachkreisen diskutiert, wie man der Schreckenskrankheit Krebs vorbeugen kann. Kaum ein Zusammenhang aus dem Bereich Ernährung und aus dem Bereich Umwelt ist so gut belegt. Und kaum eine nachgewiesene wirkungsvolle Vorbeugemaßnahme ist so einfach verfügbar. „Yes it can!" - Vitamin D kann das Krebsrisiko senken. Wann fangen wir an?"[74]

Das Institute of Medicine gibt im Jahr 2009 an, dass eine „langfristige sichere obere Grenze" mit einer täglichen Dosis von 2.000 i.E. Vitamin D erreicht werden kann. Die Europäische Union mit ihrem „Scientific Committee on Food" beziffert diese 2.000 i.E. täglich als „obere tolerable Grenze". Auch das Bundesamt für Risikobewertung in Berlin gibt 2.000 i.E. als Obergrenze für die Zufuhr an.

Dr. Nicolai Worm: *„Ist das nicht irre? Dabei weiß jeder, der die Fachliteratur aufmerksam verfolgt, seit Jahren, dass Erwachsene mit einer täglichen Dosis von 2.000 i.E. im Winter-Halbjahr einen 25-D-Blutspiegel von 30ng/ml sicher nicht erreichen... Zunächst möchte ich diesen Empfehlungen der Gremien noch einmal unsere Mutter Natur gegenüberstellen: Je nach individueller Sonnenverträglichkeit täglich* ***10 bis 20 Minuten*** *mittags ungeschützt an der Sommersonne - und der Körper produziert* ***10.000 bis 20.000 i.E.*** *(!!!) Vitamin D. Ohne Probleme und ohne irgendwelche „giftigen" Nebenwirkungen. Mit solch kurzer, intensiver Son-*

*nenbestrahlung können wir Blutwerte von **40 bis 60ng/ml** an Vitamin D erreichen.“*[74]

Ich selbst nehme im Winter fast täglich mindestens 20.000 i.E. zu mir, um mich vor winterlichen Depressionen und grippalen Infekten fernzuhalten.

Wichtiger Hinweis: Ergänzen Sie zur noch besseren Aufnahme Ihre Vitamin-D-Supplementation mit etwas Öl, Vitamin-K2 und Magnesium.

21. Vitamin C

Vitamin C ist ein starker Entgifter, ein starkes Antioxidans. Über die orale Aufnahme kann der Körper nur eine kleine Menge Vitamin C aufnehmen. Eine hochdosierte und zeitversetzte Einnahme von Vitamin C ist ein hervorragendes Mittel, um gesund zu bleiben und Krankheiten vorzubeugen. Dazu eignen sich Zitronen, insbesondere die Schale der Zitronen. Kaufen Sie Bio-Zitronen, waschen diese gut und legen Sie diese dann in ihr Gefrierfach. So lässt sich bei der Verwendung der Zitronen, die Schale relativ handlich abraspeln.

Noch mehr Vitamin C wie in Zitronen befindet sich im Sauerkraut. Einer der besten natürlichen Vitamin-C-Lieferanten ist die Acerolakirsche. In ihr befindet sich etwa 30-mal mehr Vitamin C als in Zitronen.[75] Die geballte Ladung an Vitamin C erhalten Sie außerdem aus: Haritaki, Camu Camu und Moringa.

Bei der Behandlung von Krebs sollten Sie Vitamin C hochdosiert intravenös verabreicht bekommen oder per liposomaler Form zu sich nehmen. Da der Verdauungsprozess so komplett umgangen wird und das Vitamin C direkt zu den Zellen gelangt, also dahin, wo es benötigt wird, kann es fast vollständig vom Körper aufgenommen werden.

In verschiedenen wissenschaftlichen Studien wurden Krebspatienten im Endstadium mit hohen Dosen Vitamin C behandelt. Hierbei konnte sowohl eine Verbesserung der Lebensqualität, als auch eine Steigerung der Überlebenszeit beobachtet werden. In einigen Fällen bildeten sich die Tumore sogar zurück.

Eine Hochdosis-Vitamin-C-Therapie bedeutet, dass eine ungefähr 1.000-mal höhere Menge des Vitamins verwendet wird, als es die offiziellen Empfehlungsrichtlinien (Recommended Dietary Allowance; RDA) vorsehen. Nur solch hohe Dosen erwiesen sich in seriösen klinischen Studien als wirksam eine ganze Anzahl von Krankheiten zu heilen.[76]

Ich bin ein großer Fan von liposomal verabreichten Vitaminen. Denn bei der liposomalen Form handelt es sich um kleine Fettbällchen, die die geballte Nährstoffladung versteckt und unverdaut bis ins Blut transportieren und ihre Ladung direkt an die Zellen abgeben können. Das heißt also, dass das Vitamin C genau dort wirken kann wo es am effektivsten ist. Die weiteren positiven Effekte der liposomalen Form, gegenüber der Aufnahme von Vitamin C als Pulver oder in Tablettenform, sind:

- Der Darm wird durch die liposomale Form nicht gereizt!
- Lipo-Vitamin C kann mehr als viermal so gut vom Körper aufgenommen werden im Vergleich zu „normalem" Vitamin C. Ähnlich wie bei einer Infusion liegt die **liposomale Bioverfügbarkeit** bei ca. **90 Prozent**. Tabletten oder Pulver hingegen können gerade einmal zu max. 20 Prozent aufgenommen werden.[77]
- Ohne größeren Aufwand kann liposomales Vitamin C, wie übrigens auch weitere Lipo-Produkte, ziemlich leicht selbst hergestellt werden. Es ist deutlich kostengünstiger als eine Infusion beim Arzt. Und da es einfach über den Mund getrunken wird, entfällt zudem das unangenehme Stechen einer Nadel.

Liposomales Vitamin C - 400 bis 500ml - selbst herstellen.[78]

Sie benötigen:

- **30 Gramm Vitamin-C-Extrakt** → ich verwende hier eine natürliche Quelle aus der Acerolakirsche (ohne Maltodextrin und sonstigen Schnick-Schnack!) und keine künstlich hergestellte Ascorbinsäure
- **30 Gramm Lecithin-Pulver** → Lecithin verkapselt das Vitamin C. Ich benutze hier am liebsten ein Lecithin aus Sonnenblumenkernen, da Lecithin aus Soja meist genmanipuliert ist.
- ca. **400ml** destilliertes oder gefiltertes **Wasser**
- ein **Ultraschallgerät** von mindestens 400ml Fassungsvermögen
- einen **Mixer** oder einen Mixstab
- einen **Holzlöffel**

Zubereitung:

1. Die 30 Gramm Lecithin werden mit 200ml Wasser für 1 Minute auf der niedrigsten Stufe im Mixer gemixt. Sie können gerne auch einen Mixstab verwenden. Wichtig: Niedrigste Stufe, damit die Flüssigkeit nicht zu warm wird und durch die Erwärmung keine wichtigen Nährstoffe verloren gehen.
2. Die 30 Gramm Vitamin C, mit ebenfalls 200ml Wasser, für 1 Minute mixen.
3. Nun schütten Sie die beiden gemixten Flüssigkeiten zusammen in einen Be-

cher/Mixer und mischen das Ganze nochmals kurz auf niedrigster Stufe durch.

4. Geben Sie die komplette Flüssigkeit in Ihr Ultraschallgerät (ein einfacher Schmuckreiniger) und stellen Sie Ihren Timer auf 3 Minuten. Rühren Sie das Ganze nach 3 Minuten mit einem Holzkochlöffel (ein Metalllöffel irritiert die Liposome) durch. Lassen Sie das Ultraschallgerät mit der Flüssigkeit insgesamt 5-mal à 3 Minuten laufen. Nach den 3 Minuten immer kurz umrühren.
5. Schütten Sie Ihr fertiges liposomales Vitamin C in ein Glasgefäß. Im Kühlschrank bleibt es für 1-2 Wochen frisch. Der Geschmack ist leicht säuerlich.

Anmerkung: Setzt sich Ihr Lipo-Vitamin C im Glasgefäß nicht nach unten ab, so können Sie davon ausgehen, dass es optimal eingekapselt wurde und Ihnen somit in bester Aufnahmeform zur Verfügung steht. Bei einem hohen Verkapselungsgrad dürfte sich auch kein bzw. kaum Schaum bilden.

22. Bittere Aprikosenkerne (Amygdalin/Vitamin B17)

Bittere Aprikosenkerne bestehen zur Hälfte aus wertvollem Aprikosenkernöl. Sie enthalten zahlreiche Vitamine (A, B, C, E), Mineralstoffe (Kalium, Calcium, Magnesium, Phosphor) und Spurenelemente (Eisen, Zink, Mangan). Zudem enthalten sie die Aminosäuren Leucin, Arginin und Glutaminsäure.

Leucin ist wichtig für den Erhalt und Aufbau von Muskelgewebe und zur Unterstützung von Heilungsprozessen.

Arginin beeinflusst positiv die unterdrückte Immunantwort bei schweren Verletzungen, Mangelernährung und Sepsis sowie nach Operationen

Glutaminsäure ist ein wichtiger Neurotransmitter im zentralen Nervensystem.

Amygdalin, der Name stammt aus dem Griechischen und bedeutet Mandelkern. Ein deutschstämmiger Pharmazeut aus den USA, der passenderweise Dr. Krebs heißt, erkannte in den 50er Jahren des 20. Jahrhunderts die Wirkung der bitteren Aprikosenkerne gegen Krebs und nannte es B17 - mit Handelsnamen *Laetrile*.

Amygdalin ist ein seit langer Zeit bekannter Naturstoff, der zum Beispiel das Volk der Hunzukuc ("Hunza") in Pakistan vor Krebs bewahrt.[79] Dieses Volk kennt keine Krebserkrankungen, weil die Menschen den inneren Kern der Aprikosen zerkauen. Leider galten und gelten diese Mandeln auch heute noch als giftig, was aber bewiesenermaßen nicht der Wahrheit entspricht.

Die Verpackungen der Kerne enthalten daher einen aufgedruckten Warnhinweis: Enthält Cyanid, Verzehrempfehlung: maximal 1-2 Kerne pro Tag.

Man darf das Amygdalin nicht mit Blausäure oder Zyankali gleichsetzen. Zwar enthalten Aprikosenkerne Cyanid (Blausäure), aber: die Blausäure in den Aprikosenkernen liegt nicht in isolierter Form vor. Und das macht den drastischen Unterschied! Ich aß zwanzig Kerne auf einmal und es schadete mir nicht.

Wie verhält sich das Cyanid aus den Aprikosenkernen in unserem Körper?
Erläuterung des Dipl. Chemikers Gernot Homes:
„Chemisch gesehen besteht Vitamin B17/Amygdalin aus zwei Zuckermolekülen, einem Benzyl-Molekül und einem Cyanid-Molekül. Dass B17 ist NICHT giftig, da das Cyanid in B17 durch eine stabile Atombindung gebunden ist. Dieses Cyanid befindet sich im Übrigen auch im ungiftigen Vitamin B12.“[80]

Wie wirkt das B17/Amygdalin auf Tumorzellen?
Tumorzellen enthalten das Enzym **Beta-Glucosidase**. Gelangt das B17 in das Blut des Körpers und erreicht eine Tumorzelle, dann löst das Enzym Beta-Glucosidase die B17-Verbindung auf und die Tumorzelle wird durch die nun freigewordenen Gifte Cyanid und Benzaldehyd vernichtet. Zudem hat das B17 eine schmerzstillende Wirkung, so dass Krebspatienten oft ohne bewusstseinstrübende Schmerzmittel auskommen.

Was passiert bei der Aufnahme von freiem Cyanid und freiem Benzaldehyd in gesunden Körperzellen?
Im Gegensatz zu Tumorzellen enthalten **gesunde Körperzellen** nicht das Enzym Beta-Glucosidase, sondern das Enzym **Rhodanase**. Dieses Enzym Rhodanase kann Cyanid (Blausäure) in **Thiocyanat** umwandeln, das positiv auf unseren Organismus wirkt.

Thiocyanat ist blutdrucksenkend und außerdem produziert unser Körper daraus, das für unsere Nerven wichtige Vitamin B12!

Das giftige **freie Benzaldehyd** wird im Körper **von gesunden Zellen** mit Hilfe von Sauerstoff umgewandelt - in die **schmerzstillende Benzosäure**. Daher eignen sich bittere Aprikosenkerne auch sehr gut bei Gelenk- und Rückenschmerzen.

Der Hauptweg der Cyanid-Entgiftung bzw. die Verstoffwechselung erfolgt überwiegend durch die Überführung von Cyanid unter Mitwirkung des Enzyms Rhodanase mit Thiosulfat in Thiocyanat, das harngängig ist. Das restliche Cyanid wird ebenfalls über den Urin, sowie auch über die Haut ausgeschieden. In der Leber eines Erwachsenen können problemlos pro Tag 20 bis 30mg Blausäure entgiftet werden.

Die metabolische Entgiftungskapazität für Blausäure beim Menschen wird mit **0,1-1mg/kg KG/h** angegeben (z.B. Ludewig, 1999). Das durchschnittliche Körpergewicht wird mit 60 kg angegeben.

Ein richtig bitterer (türkischer) Aprikosenkern beinhaltet etwa 0,82mg Cyanid.

0,1mg = 0,82mg : 1mg x 60 kg = ca. **7,3** Aprikosenkerne/Stunde
1mg = ca. **73** Kerne pro Stunde

Bei einem gesunden Menschen wird die Menge von 7,3-73 Kernen pro Stunde über den Urin und über die Haut ausgeschieden. Das bedeutet, dass nach ca. einer Stunde von 7,3-73 Kernen so gut wie keine Blausäure mehr im Körper vorhanden ist.

Wie alle Lebensmittel können auch Aprikosenkerne Allergien auslösen. Daher ist es sinnvoll immer erst mit ein bis zwei Kernen das allergische Potenzial zu testen. Es gibt einige wenige Menschen, die einen gestörten Cyanid-Stoffwechsel aufweisen. Dies zeigt sich nach dem Verzehr der Kerne mit Übelkeit, Erbrechen und Schwindelgefühl. Wer so reagiert, sollte diese Kerne nicht essen!

Dr. Burk: *„Über die chemischen und pharmakologischen Eigenschaften von Amygdalin ist mehr bekannt, als über die meisten anderen allgemein gebräuchlichen Arzneimittel.“*[62]

Zur Bereitstellung von genügend Thiocyanat (Rhodanid) wird Cyanid benötigt!

Dr. K. Hohlfeld und Dr. D. Hübner:
„In physiologisch angepasster Dosierung werden Wachstums- und Regenerationsprozesse gefördert, die tumorale Immunantwort stimuliert und die unspezifische Resistenz erhöht. Trotz körpereigener Bildung des Thiocyanats ist aber auch noch eine Zufuhr über die Nahrung nötig. Beim Gesunden wäre eine tägliche Aufnahme von bis zu 6mg empfehlenswert.‘[80]

Amygdalin kommt - allerdings nicht in dem Ausmaß wie in Aprikosenkernen - in unterschiedlicher Menge auch in den Samen von Fruchtkernen, wie zum Beispiel von Äpfeln, Nektarinen, Birnen, Pflaumen und Kirschen vor. Besonders Apfelkerne verfügen auch über einen höheren Anteil von B17. Daher immer schön die Kerne des Apfels mit verzehren!

Phillip Day schreibt zudem in seinem Buch (Krebs: Stahl, Strahl, Chemo und Co), dass die Wirkung der Kerne optimiert werden kann, wenn zugleich Früchte, wie Aprikosen, Ananas und Papaya aufgenommen werden. Außerdem empfiehlt er die Kerne mit Aprikosen gut zu kauen und einzuspeicheln, da die Aufnahme über die Mundschleimhaut der effektivere Weg ist, als über den Magen und Darm.

In den Anfangsjahren der Entwicklung von Laetrile wurde bekannt, dass die Menschen dadurch gesund wurden. Doch verständlicherweise wollte die Pharmaindustrie dem Ganzen ein Ende bereiten und somit trafen sie die Abmachung dieses Produkt testen zu lassen. Allerdings sollten nur GEGNER von Laetril diesen Test durchführen. So wurde die kalifornische Zweigstelle des amerikanischen Medizinverbandes AMA mit der Durchführung des Tests von Laetrile beauftragt. Die dafür Verantwortlichen arbeiteten in der Krebsbranche.

Zwei der sieben Verfasser des Berichts sind bekannt. Es handelte sich um Dr. Ian MacDonald, der die Kommission geleitet hat und Dr. Henry Garland, den Kommissionssekretär. Beide zählten damals zu den wichtigsten Vertretern der AMA (American Medical Association - Amerikanische Medizin-Gesellschaft).

Das komplette Gremium bestand zum Großteil aus Radiologen. Jeder von ihnen hatte also ein Interesse daran nichts zu finden, denn es hätte ja ihre Geschäfte beeinträchtigen können.

Dr. MacDonald und Dr. Garland verkündeten, dass es keinerlei Beweise dafür gäbe, dass Laetrile auch nur den geringsten Einfluss auf die Kontrolle von Krebs hätte.

Doch auch Folgendes meinten diese zwei Spaßvögel und leider meinten sie es ernst und nicht im Spaße... Sie meinten, es gebe auch keinerlei Zusammenhang zwischen Zigaretten und Lungenkrebs. MacDonald setzte dem Ganzen noch die Krone auf und sagte im US-Magazin „News & World Report", abgelichtet mit einer Zigarette in der Hand: *„Das Rauchen von 24 Zigaretten täglich sei ein völlig harmloser Zeitvertreib."* Und als würde diese dämliche Aussage nicht reichen, fügte er dem Ganzen noch hinzu: *„Eine Packung Zigaretten pro Tag und du brauchst keinen Arzt gegen Lungenkrebs."*

Dr. MacDonald starb eines Tages an einem Feuer, das er aus Versehen durch eine seiner Zigaretten ausgelöst hatte. Ja, hoppla! Was soll man sagen... blöd gelaufen!

Und an was starb Dr. Garland? Raten Sie mal! Er starb an Lungenkrebs! Haha... Meine lieben zwei Verstorbenen, das ist Ironie des Schicksals!

Insgesamt sollte man hierzu noch wissen, dass diese innovativen, „menschenfreundlichen" Testergebnisse über Laetrile exakt zu dem Zeitpunkt veröffentlicht wurden, als die Tabakindustrie aufgrund erster Aufklärung zum Thema Rauchen und Lungenkrebs enorme Umsatzeinbußen zu verzeichnen hatte und die Tabakindustrie der AMA die ersten zehn von insgesamt achtzehn Millionen Dollar für „Forschungszwecke" zur Verfügung gestellt hatte.

Diese zwei Herrschaften wurden vor der Laetrile-Studie von der Tabakindustrie gekauft. Jetzt können Sie sich selbst ein Bild zu deren wissenschaftlicher Kompetenz machen.

Leider wurden diese Berichte von vielen anderen Ärzten geglaubt.

Dr. Edward Griffin, der übrigens das sehr gute Buch „Eine Welt ohne Krebs" geschrieben hat, spricht in dem Film "Die Wahrheit über Krebs" darüber, dass er den ausführlichen Bericht der Laetrile-Studie vorliegen hatte. Es wurde jedoch immer nur ein Ausschnitt, eine kurze Zusammenfassung des Berichts vorgelegt. Liest man tatsächlich den gesamten Bericht, erweist sich die Zusammenfassung als Lüge.[81,82]

23. Magnesium

Magnesium stellt meiner Meinung nach eines der wichtigsten Mineralien in unserem Körper dar. Sehen Sie hier die Arbeitsleistung des Magnesiums in unserem Organismus:

- es aktiviert an die 300 Enzyme, die alle für den menschlichen Stoffwechsel wichtig sind
- wir brauchen es für unsere Knochen, für die Härtung des Zahnbeins, zur Stärkung des Herzens und für unser Nervensystem
- für die Muskeln aktiviert Magnesium u. a. Enzyme für eine bessere Funktionsfähigkeit und eine bessere Energieversorgung
- ein ausreichender Magnesiumspiegel hält das Blut fließfähiger und hilft somit, Thrombosen zu verhindern und den Blutdruck zu senken
- Magnesium ist stark an der mitochondrialen Energieproduktion beteiligt
- damit unser Körper Vitamin C verwerten kann, benötigt er Magnesium

Besonders bei einer Entgiftung ist Magnesium unverzichtbar, denn neben einem Magnesiummangel kommt es in der Folge zu einem übermäßigen Glutathionverlust. Glutathion ist eines unserer wichtigsten körpereigenen Antioxidantien und auch ein hervorragender Quecksilberausleiter.

Leidet man an Magnesiummangel, kann es zu einer ganzen Palette von Symptomen kommen:
Muskelkrämpfe, Erschöpfung, Depressionen, gesteigerter Parasitenbefall, Pilzinfektionen, Schlaflosigkeit, Angstzustände, Herzrhythmusstörungen, Durchblutungsstörungen, Durchfälle, aber auch Verstopfung sowie vielen weiteren unangenehmen Symptomen.

Der tägliche Bedarf von ca. 400mg für einen Erwachsenen lässt sich nur abdecken, wenn man sich von qualitativ hochwertigen Lebensmitteln ernährt, die aus nachhaltiger, bodenschonender Produktion stammen und wir zudem über ein gesundes, kräftiges Verdauungssystem verfügen.

Dadurch, dass unsere Ernährungsweise leider viel zu oft aus verarbeiteter Nahrung, Fastfood, Tiefkühlkost, Farbstoffen usw. besteht, entstehen Säuren. Diese werden im Darm zu Mineralstoff-Räubern.

Leiden wir zu alledem noch an Stress oder bereits bestehende Magen- Darm-Erkrankungen, konsumieren wir Alkohol oder nehmen Medikamente ein, gehen wichtige lebensnotwendige Mineralstoffe verloren. Darunter vor allem das Magnesium, da bei einer vorhandenen chronischen Übersäuerung oder bei chronischen Darmerkrankungen die Resorption erschwert oder sogar komplett blockiert wird. Daher macht es hier nur Sinn Magnesium transdermal, also über die Haut, aufzunehmen.

Auch besteht ein höherer Verbrauch an Magnesium (also mehr als 400mg), wenn Sie viel Sport treiben, dauerhaft bestimmte Medikamente einnehmen, schwanger sind, stillen oder chronisch krank sind (Asthma, Fibromyalgie, Diabetes, Nierenerkrankungen, Borreliose oder Krebs!).

Die beste Aufnahmeform von Magnesium ist transdermal
Grundsätzlich ist die Magnesiumaufnahme über die Haut (transdermal) mit Magnesiumöl zu empfehlen, da diese Aufnahmeform am effektivsten, kostengünstigsten und am besten berechenbar ist. Die transdermale Aufnahme hat den großen Vorteil, dass der gesamte Verdauungstrakt umgangen wird und das Magnesium

über die Haut direkt ins Blut gelangen kann. Würde man das Magnesium oral einnehmen, würde es bei einer täglichen Einnahme mindestens ein halbes Jahr dauern bis der intrazelluläre Magnesiumspiegel wieder ausgeglichen ist. Wird Magnesium täglich transdermal verabreicht, erreicht man dies nach ungefähr sechs Wochen.

Für Ihren Magnesiumgebrauch versorgen Sie sich bitte mit Magnesiumchlorid (Hexahydrat)! Kaufen Sie kein Magnesium aus Drogerie- oder Supermärkten. In diesen ist kaum Magnesium enthalten - dafür zumeist andere unnötige Chemie.

Magnesiumchlorid deshalb, weil Magnesium bei der Aufnahme über die Nahrung in ionischer Form vorkommt und anschließend im Magen zu Magnesiumchlorid umgewandelt wird. Zum Teil verbindet es sich auch mit Eiweiß oder Chlorophyll, daraufhin wird es in Magnesiumchlorid oder Magnesium-Chelat aufgespalten und gelangt anschließend in unseren Körper. Als Nahrungsergänzung empfiehlt sich daher direkt Magnesiumchlorid.

Magnesiumchlorid besteht aus weißen, kristallinen Flocken und ist der Grundstoff für unser Magnesiumöl! Zu dem Grundstoff füge man noch etwas Wasser hinzu, und fertig ist das Magnesiumöl. Das Gemisch wird daher Magnesiumöl genannt, weil es sich wie ein leicht öliger, salzartiger Film auf der Haut anfühlt, wenn man sich damit einsprüht. Es ist jedoch nicht ölig im klassischen Sinne und zieht rasch ein. Über die Haut ist Magnesium zu 100% resorbierbar!

In Magnesiumchlorid sind 11,95% reines Magnesium enthalten, 34,87% Chlorid und 53,17% Kristallwasser. Will man also die tatsächliche, reine Menge an Magnesium ermitteln, muss man die Menge an Magnesiumchlorid durch den Faktor 8,368 teilen.

Ich mache Ihnen dies anhand von zwei einfachen Beispielen anschaulich:
Magnesiumöl selbst gemacht - für eine tägliche Aufnahme von gut 350mg
Man nehme 300 Gramm Magnesiumchlorid-Flocken und gebe diese in einen Liter Wasser; diese Mischung füllt man dann in eine Sprühflasche. Hieraus ergibt sich ein 30%iges Magnesiumöl. Nimmt man hiervon 10 Milliliter täglich per Sprühflasche über die Haut auf, ergibt das 358mg Magnesium. (3.000mg : 8,368 = 358mg) Dies entspricht also fast der empfohlenen täglichen Dosis von 400mg für einen Erwachsenen.

5 Sprühstöße entsprechen ca. 1ml Magnesiumöl à 35mg Magnesium. Sprühen Sie also täglich 50-mal und sie kommen auf gut 350mg.

In der Praxis hat sich gezeigt, dass 25 Sprühstöße am Morgen und 25 Sprühstöße am Abend vor dem Schlafengehen, die beste und unkomplizierteste Vorgehensweise darstellen.

Möchten Sie noch mehr Magnesium über die Haut aufnehmen, dann lässt sich die Wirkung ganz einfach steigern, indem Sie mehr als die 10ml des Magnesiumchlorids aufsprühen (14ml entsprechen 490mg) oder indem Sie den Anteil an Magnesiumchlorid im Wasser erhöhen.
Und zwar wie folgt...

Magnesiumöl selbst gemacht - für eine tägliche Aufnahme von 600mg
Man nehme 500 Gramm Magnesiumchlorid-Flocken, gebe diese in einen Liter Wasser und die Mischung wiederum in eine Sprühflasche. Jetzt handelt es sich um ein 50%-iges Magnesiumöl.

Wie viel reines Magnesium ist tatsächlich in der Sprühflasche?
Dazu brauchen wir wieder den Faktor von 8,368...
5.000mg : 8,368 = 597,5mg

D. h. bei 50 Sprühstößen (= 10ml) am Tag, entspricht dies fast 600mg reinem Magnesium, das der Körper wunderbar über die Haut aufnehmen kann.

Fußbäder mit Magnesiumöl
Mit den Magnesiumchlorid-Flocken können Sie Badewasser anreichern oder wirksame Fußbäder machen. Für eine 1%ige Fußbadlösung benötigen Sie auf 5 Liter Wasser 50 Gramm Flocken, bei einer 2%igen Lösung 100 Gramm Flocken.

Aber wie Sie merken, wird hier schon wesentlich mehr Magnesiumchlorid benötigt, um eine wirksame Dosis über die Haut aufzunehmen. Für die, wie oben beschriebene 30%ige Lösung, die Ihnen einen Magnesiumanteil von ca. 350mg spendet, benötigen Sie für ein Fußbad 1,5 Kilogramm der Magnesiumflocken auf 5 Liter Wasser.

Wenn ich mich ab und zu in Magnesium bade, gebe ich gerne auch noch eine Tasse Backpulver hinzu, so kann der Körper zusätzlich noch besser entgiften.

Lassen Sie warmes, nicht zu heißes Wasser in die Wanne einlaufen. Achten Sie auf die Wassertemperatur, wenn Sie an Diabetes leiden, denn das Bad erweitert alle Blutgefäße an der Hautoberfläche und es könnte Ihnen bei zu heißem Wasser schwindelig werden, wenn Sie die Wanne wieder verlassen. Der oben aufgeführte Badezusatz zieht Ihnen saure Giftstoffe aus dem Körper und per Osmose dringt das sehr alkalische Magnesium in den Körper ein.

Die orale Einnahme von Magnesiumöl

Eine 3%ige Lösung zur oralen Einnahme von Magnesiumöl ist gerade noch akzeptabel, eine höhere Konzentration schmeckt wirklich abscheulich. Für mich ist der Geschmack dann nicht nur bitter, sondern wie Seife.

Stellt man also eine 3%ige Magnesiumöl-Lösung her, benötigt man 30 g Magnesiumflocken auf einen Liter Wasser. Trinkt man 100ml dieser Lösung, kommt man auf 358mg reines Magnesium. Die empfohlene Tagesdosis von 400mg Magnesium entspricht dann also 111ml der Magnesiumöl-Lösung.

Man könnte es aber auch ganz anders berechnen...
Ein Gramm Magnesiumchloridflocken enthalten 119,5mg reines Magnesium.
Bei einem Teelöffel (= 4-5 Gramm) Magnesiumflocken kommen wir also auf 480mg bis 600mg reines Magnesium.

Das klingt einfach, aber es ergibt sich folgendes Problem. Bei der oralen Einnahme über den Magen-Darm-Trakt wird das Magnesium nur zu etwa fünfzig Prozent aufgenommen. Der Rest muss über die Nieren ausgeschieden werden, da es nicht gespeichert werden kann. Der resorbierte Magnesiumanteil fällt noch geringer aus, wenn Darmstörungen, Darmpilzinfektionen oder Parasitenbefall vorliegen.

Mit dem Wissen, dass nur sehr unterschiedliche Mengen des oral aufgenommenen Magnesiums resorbiert werden können, ist es von großem Vorteil sich für die transdermale Anwendung zu entscheiden. Sowohl das Sprühen auf die Haut, als auch die Fußbäder sind sehr effektiv. Transdermal werden hundert Prozent des Magnesiums aufgenommen! Möchte man Magnesium dennoch oral einnehmen, sollte man die Tagesration nicht auf einmal einnehmen, sondern auf mehrere kleinere Dosierungen über den Tag verteilen.

Beachte:

- Kaufen Sie kein Magnesium aus Drogerie- oder Supermärkten. In diesen ist kaum Magnesium enthalten.

- Magnesium bitte immer unter dem Namen MAGNESIUMCHLORID - Hexahydrat kaufen.
- Bei der transdermalen Anwendung entzündete bzw. empfindliche Hautpartien aussparen.
- Der amerikanische Arzt und Forscher auf diesem Gebiet, Dr. Mark Sircus, empfiehlt für die genannten Risikogruppen (Pilzinfektionen, Parasitenbefall, etc.) eine doppelte bis dreifache Tagesdosis, ca. 1.000 bis 1500mg Magnesium pro Tag.
- Da Magnesium weitgehend über die Nieren ausgeschieden wird, besteht bei eingeschränkter Nierenfunktion, was beispielsweise in höherem Alter die Regel ist, die Gefahr, dass die Magnesiumkonzentration im Blut ansteigt oder es eventuell sogar zu einer Magnesiumvergiftung kommen kann.
- Hat man gesunde, funktionierende Nieren sind orale Überdosierungen kaum möglich. Da der Körper Magnesium nicht auf Vorrat speichern kann, wird ein Überschuss einfach wieder ausgeschieden.[83]

24. Kalzium

Eventuell kennen Sie dieses seltsame Verhalten, wenn schwangere Frauen oder kleine Kinder mit Vergnügen Kreide essen. Wundern Sie sich nicht, es handelt sich lediglich um einen gesunden Instinkt, der in der Schwangerschaft wieder zutage tritt um die Kalziumvorräte aufzufüllen. Wir brauchen dieses Makroelement für die Knochen, das Gewebe und das Blut. Es ist entzündungshemmend, ein Faktor der Blutgerinnung und es steigert die Fähigkeit von Leukozyten, krankmachende Mikroorganismen zu verschlingen.

Es ist also nicht verwunderlich, dass ein Kalziummangel oder Kalziumverlust während einer Krankheit oder einer Schwangerschaft zu einer Schwächung der körpereigenen Abwehrkräfte führt.

Die beste Quelle für leicht aufnehmbares Kalzium ist aber nicht Kreide, sondern sind Eierschalen. Gründlich gewaschen und mit kochendem Wasser überbrüht, werden sie im Mörser zerkleinert und entweder der Nahrung zugefügt oder einfach so zerkaut und geschluckt. Ehrlich gesagt, es ist nicht wesentlich verlockender statt Kreide zermörserte Eierschalen zu essen!

Viel Kalzium, und meist mehr als in tierischen Produkten, finden wir in dunkelgrünem Gemüse (Brokkoli!), Wildpflanzen, Nüssen und Samen.

Der Tagesbedarf an Kalzium liegt bei mindestens 1.000mg. 100 Gramm **Sesamsamen** enthalten 780mg.[84]

In unserem Körper befinden sich ca. 1.200g Kalzium und nur ca. 42g Magnesium, trotzdem ist unser täglicher Bedarf an beiden Elementen fast identisch.

Damit wir Kalzium perfekt aufnehmen können, benötigen wir unterstützend gewisse Mengen an Magnesium. Zum Beispiel bei Milchkalzium kann unser Körper nur fünfundzwanzig Prozent des verfügbaren Kalziums aufnehmen, da hier kaum Magnesium vorhanden ist. Ohne Magnesium kann der Körper jedoch das wichtige Kalzium nicht verwenden und der Körper verwertet dieses überschüssige Kalzium in schädlicher Weise. Zum Beispiel, um Ablagerungen an den Arterienwänden zu bilden.

Des Weiteren werden die Blutgefäße durch Kalziumablagerungen verengt, wodurch der Sauerstoff langsamer und in geringerer Menge zu den lebenswichtigen Organen transportiert wird. Dies kann zu diversen Herzerkrankungen führen.

Ohne Magnesium kann kein Kalzium verwertet werden!
Erhält der Körper sein Kalzium nicht aus der Nahrung, entzieht er es den Knochen. Zieht man den Wasser- und Gasgehalt unseres Körpers ab, bestehen wir zu fünfzig Prozent aus Kalzium.

Dr. Leonard Coldwell und Jürgen A. Kettner empfehlen in ihrem Buch „Korallen-Kalzium" eine tägliche Tagesdosis von mindestens 1.500mg Kalzium und 750mg Magnesium. Wissenschaftler haben ein optimales Verhältnis von 2:1 errechnet, das dazu führt, dass ein perfektes Kalzium-Magnesium-Gleichgewicht aufrecht erhalten werden kann. Diese exzellente 2:1 Mischung wird, wie es der Buchtitel schon sagt, im Korallen-Kalzium vorgefunden, das aus den Korallenriffen vor den Inseln von Okinawa stammt.

Hier findet eine hundertprozentige Resorption statt, die Bioverfügbarkeit bleibt bestehen und es kommt nicht zu negativen Ablagerungen in den Blutgefäßen.
Auf der Korallensüdspitze von Okinawa (Japan) leben Millionen von Japanern, die die höchste Lebenserwartung der ganzen Welt haben.

Der durchschnittliche Japaner wird ca. 77 Jahre alt. Die Lebenserwartung auf Okinawa hingegen liegt dreißig Jahre oder mehr darüber, im Durchschnitt liegt sie bei 105 Jahren.

Auch gibt es dort zahlreiche Menschen, die 120 Jahre oder sogar noch älter werden. Woran liegt das? Auf Okinawa gibt es weder Krankheiten noch Ärzte.

1950 entdeckte Dr. med Carl Reich, dass die Aufnahme von gutem, voll verwertbaren Kalzium, Magnesium und Vitamin D (Sonne!), die Einwohner von Okinawa so lange und so gesund am Leben erhält.

Streuten die Einwohner dieser Inselgruppe „Kalzium-Salz" auf ihre Felder, erhielten sie eine um zweihundert Prozent höhere Ernte. Hühner legten durch Kalziumfutter doppelt so viele Eier wie zuvor und Kühe gaben die doppelte Menge an Milch. Der Ernteertrag der Reisfelder war sogar um vierhundert Prozent höher als normal!

Robert R. Barefoot weist auf 19.000 Patienten hin, die von ihm bzw. durch seine Kalzium-Vitamin-Mineralstoff-Kur von Krebs, sogar im Endstadium, nach sechs Monaten vollkommen geheilt waren.[85]

Das Korallen-Kalzium kann zu hundert Prozent vom Körper genutzt werden, weil es das optimale Verhältnis von Kalzium und Magnesium (2:1) aufweist!

Auf dem Markt werden einige Produkte angeboten, die sehr minderwertig bzw. unverwertbar sind.

Bevor Sie Geld in Ihre Gesundheit investieren, wenden Sie sich bitte an einen Experten, wo Sie ein geeignetes (Korallen-)Kalzium herbekommen können.

25. Glutathion

Glutathion (γ-L-Glutamyl-L-cysteinylglycin) ist ein Tripeptid, das aus den drei Aminosäuren Glutaminsäure, Cystein und Glycin gebildet wird. In hoher Konzentration befindet es sich in fast allen Zellen. Glutathion ist eines der stärksten körpereigenen Antioxidantien.[86]

Legen Sie bei einer Schwermetallausleitung mit DMPS/DMSA unbedingt besonderen Wert auf einen angemessenen Glutathion-Spiegel. Es hilft bei Entgiftungsprozessen und wird beim Vorhandensein v. a. von Quecksilber, Aluminium und anderen toxischen Belastungen vermehrt verbraucht bzw. benötigt.

Eine Reihe von Obst und Gemüsen enthalten natürliches Glutathion. Dazu gehören Avocados, Wassermelonen, Spargel, Kartoffeln, Orangen, Tomaten, Broccoli, Zucchini und Spinat. Bei einer ausgewogenen Ernährung wird der Bedarf an Glutathion normalerweise gedeckt, wenn dessen Bestandteile Cystein, Glutaminsäure und Selen ausreichend verfügbar sind.

Zudem sollte ein ausreichendes Angebot an Magnesium vorliegen, damit genügend Glutathion gebildet werden kann.

Da wir immer irgendwelchen toxischen Belastungen ausgesetzt sind, besteht immer ein großer Bedarf an Glutathion. Auch bei emotionalem oder körperlichem Stress, bei Erschöpfung oder bereits bei leichter sportlicher Betätigung ist es schnell verbraucht.

Der Verbrauch/Bedarf steigt bei:
- säureüberschüssiger Ernährungsweise
- Medikamenten
- Verletzungen, Traumata, Verbrennungen
- Schwermetallen
- radioaktiven Bestrahlungen
- Zigarettenrauch
- Elektrosmog von Computern, Handys, Stromleitungen, usw.
- Chemischen Reinigungsmitteln
- Autoabgasen
- allem, was im Körper freie Radikale erzeugt

Glutathion ist das zentrale Molekül im antioxidativen Stoffwechsel! **Es besteht ein klarer Zusammenhang zwischen einem hohen Glutathionspiegel und einem besseren Gesundheitsstatus.** Denn Glutathion sorgt für optimale Arbeitsbedingungen in unserem Organismus:

- Es sorgt dafür, dass von außen zugeführte Antioxidantien (z.B. Vitamin C oder E) in einer reduzierten, sprich aktiven Form vorliegen.
- Es bewirkt eine Entgiftung von krebserzeugenden Substanzen, Medikamenten, Chemikalien, Schwermetallen, etc. Sie können durch Glutathion gebunden und neutralisiert bzw. eliminiert werden. Der Leber hilft es bei der Entgiftung des Blutes.
- Es ist beteiligt an der DNA-Synthese und deren Reparatur.
  Es ist beteiligt an der Proteinbiosynthese, der Prostaglandinsynthese, dem Aminosäurentransport und der Enzymaktivierung.

- Es dient als Steuermolekül bei den Zellteilungen (für gesundes Wachstum, regelmäßige Gewebserneuerung).
- Es dient der Zelle als Transportmolekül, um u. a. Nährstoffe in die Zelle zu schleusen.
- Es ermöglicht sämtliche biochemische Stoffwechselvorgänge.
- Es unterstützt die Bildung wichtiger Fettsäuren für Zellwände und Nervenschutzhüllen.
- Es versorgt das Blut mit Sauerstoff.
- Es hat einen großen Anteil daran, dass die Mitochondrien (die „Kraftwerke" der Zellen) genügend Energie abfeuern können.
- Es wirkt antibiotisch und antiviral.
- Es wirkt entzündungshemmend.
- Es stärkt die Immunfunktionen.
- Es wirkt der Zellalterung entgegen (Anti-Aging-Effekt).
- Es trägt zur Festigung von Muskeln, Knochen und Bindegewebe bei.
- Es fördert die Heilung von Verletzungen.
- Es verbessert die Spermienproduktion, die Spermienmobilität und normalisiert die Potenz.
- Es fördert die Gehirndurchblutung.

Mit Glutathion können Entzündungsprozesse effektiv gelindert oder vermieden werden.[87]

Glutathion zur Entgiftung

Durch die ständig wachsenden Umweltverschmutzungen nehmen die Glutathion-Speicher im Körper immer schneller ab. Studien haben gezeigt, dass niedrige Glutathion-Spiegel zu einer unzureichenden Arbeitsweise des lymphatischen Systems und der Leber führen - eines unserer wichtigsten Entgiftungssysteme - sodass es durch die Giftstoffe, die in immer größerer Zahl im Körper zirkulieren und nicht ausgeschieden werden können, letztendlich zu Schäden an den einzelnen Zellen bzw. Organen kommt.

Ein Mangel an Glutathion wird mit vielen Arten von Krebs in Verbindung gebracht. Ein erhöhter Glutathion-Spiegel kann:

- die Ausbildung von kanzerösem Gewebe verhindern
- das Tumorwachstum unterdrücken
- die Nebenwirkungen von Chemo- und Strahlentherapie mindern

Achtung: Es konnte gezeigt werden, dass das Medikament Paracetamol die Glutathionproduktion reduziert. Dies wiederum führt dazu, dass im Stoffwechsel übermäßig Säuren anfallen, was eine Zerstörung des Gehirns bewirken kann.[88,89]

Die Lyme-Erkrankung (Borreliose) ist eine multisystemische Erkrankung, die durch bakterielle Endotoxine ausgelöst wird. Glutathion hilft diese Endotoxine zu beseitigen, indem es mit diesen Substanzen eine lösliche Verbindung eingeht, die dann über den Darm bzw. den Urin ausgeschieden werden kann.

Ein Artikel aus der Fachzeitschrift Medical Hypotheses[90] schreibt, dass beim chronischen Erschöpfungssyndrom vermutlich die Glutathionreserven stark aufgebraucht sind.

Die Folge ist, dass die Mitochondrien nicht mehr ausreichend ATP produzieren können. ATP ist jedoch der wichtigste Energielieferant in unserem Stoffwechsel. Es wird praktisch bei allen energieverbrauchenden Reaktionen in den Zellen benötigt, vor allem auch zur Herstellung von Glutathion. Kann nicht mehr genügend ATP von den Mitochondrien hergestellt werden, so führt dies zwangsläufig zu einer muskulären Erschöpfung und Muskelschmerzen.

Das Körperprotein Glutathion spielt bei sämtlichen Prozessen im Körper eine zentrale Rolle. Es geht im Körper eine Verbindung mit dem Enzym Peroxidase ein, wodurch das Enzym Glutathion-Peroxidase entsteht, das nach bisherigen wissenschaftlichen Erkenntnissen in allen Körperzellen enthalten ist. Es regelt den Stoffaustausch der Zellen und schützt sie vor schädlichen Einflüssen. Außer den drei Aminosäuren (Glutaminsäure, Cystein, Glycin) enthält es auch vier Atome Selen, was sowohl die Bedeutung von Selen für die Entgiftung verdeutlicht, als auch den bei Amalgamvergiftungen nachgewiesenen Selenmangel erklärt.

Wird über einen Glutathionmangel gesprochen, so ist korrekterweise ein Mangel der Bausteine Glutaminsäure, Cystein und Glycin, aus denen dieses Protein zusammengesetzt ist, gemeint. Zur Entgiftung müssen dem Körper diese drei Aminosäuren, plus Selen, zugeführt werden. Zu einer noch effektiveren Bildung trägt ein ausreichend vorliegendes Angebot an Magnesium bei.

Die Entgiftung mit Glutathion verläuft meistens kontinuierlich, ab und zu kommt es aber auch zu typischen Entgiftungsschüben; offensichtlich vor allem bei Frauen zur Zeit der Periode.

Bei vielen Erkrankungen ist ein deutlich verminderter Glutathion-Spiegel messbar. Dieser Glutathion-Mangel ist einer der wichtigsten Prognosemarker für fast alle Immunerkrankungen.[91] Die enorm wichtige Bedeutung von Glutathion zur Entgiftung ist bisher in Deutschland noch erstaunlich wenig bekannt.

Hinweis: In Verbindung mit Melatonin kann der Glutathionspiegel noch stärker beeinflusst werden.[92,93] Ebenso erhöht Magnesium den Glutathionspiegel.[94]

Empfehlung: Kaufen Sie sich gutes Glutathion in reduzierter Form - ohne Hilfsstoffe, ohne Farbstoffe, ohne Konservierungsstoffe und ohne sonstige Zusatzstoffe - und stellen Sie es sich in liposomaler Aufnahmeform, selbst her.

Liegt es nicht in liposomaler Form vor, so ist Glutathion in reduzierter Form nicht zu empfehlen, da es im Verdauungstrakt fast gänzlich zerstört wird. Verwenden Sie stattdessen S-Acethylglutathion. In dieser Form kann es vom Blut aufgenommen werden und unversehrt in die Körperzellen gelangen.[95]

26. Selen

Für einen gut funktionierenden Stoffwechsel und auch zur Anregung der Glutathionproduktion benötigen wir Selen. Selen ist z.B. in Paranüssen enthalten. Zweihundert Mikrogramm (entspricht 0,2mg) täglich werden als Mindestmenge empfohlen. Die Anti-Krebs-Profis meinen, dass vierhundert bis tausend Milligramm aus Nahrungsmitteln gewonnenes generiertes Selen täglich Krebs rückgängig machen kann - besser als jedes andere Spurenelement.

Die FDA verbreitet fragwürdige Studien, die aufzeigen, dass Selen giftig sei. Und hierbei handelt es sich nicht um synthetisch hergestelltes, sondern um aus Nahrungsmitteln gewonnenes Selen.Selen gilt als Substanz, die insbesondere Quecksilber binden und auch ausleiten kann. Je größer der Mangel an Selen, desto mehr kann sich das Quecksilber in uns ausbreiten.

Bei einem Mangel empfiehlt sich chelatiertes Selen, also ein organisches Selenpräparat, bei dem das Selen an eine Aminosäure gebunden ist. Somit ist eine Aufnahme in der Zelle gesichert.[96]

27. Zink

Ist der Körper mit Schwermetallen belastet, fehlt höchstwahrscheinlich vermehrt auch dieses Spurenelement.

Zink spielt in einer Vielzahl von Stoffwechselreaktionen eine Rolle: Es ist an der Funktion von etwa 300 Enzymen des Zellstoffwechsels beteiligt und in 50 Enzymen enthalten. Zink ist wichtig für das Wachstum, die Haut, die Insulinspeicherung und die Eiweißsynthese, die Spermienproduktion und das Immunsystem.

Zink findet sich auch in bestimmten körpereigenen Proteinen, die sich Metallothioneine nennen und die anscheinend die Aufgabe haben, Schwermetalle zu binden und aus dem Körper zu schleusen.

Achten Sie bei DMPS/DMSA-Ausleitungen auf einen guten Zinkwert, da bei diesen Ausleitungen vor allem Zink verstärkt mit verloren geht.

28. Eisen

Der Tagesbedarf an Eisen liegt bei 12-15mg. Eisenmangel ist weit verbreitet, besonders bei Frauen, da sie während ihrer Menstruationsblutung zusätzlich Eisen verlieren. Ein zerstörtes Darmmilieu, durch z.B. häufige Antibiotikaeinnahmen, kann außerdem dazu führen, dass Bakterien nicht genügend Eisen bilden können. Hier sollte unbedingt zuerst der Darm saniert werden.

Eisen reguliert sehr viele Körperfunktionen. Es ist ein wichtiger Bestandteil des Blutes. Fehlt Eisen, kann das Blut nicht ausreichend Sauerstoff transportieren. Ohne Sauerstoff fördern wir jedoch die Entstehung von Krankheiten, Bakterien und Parasiten.

Eisen ist an der Energiegewinnung der Zellen beteiligt. Fehlt Eisen, kann nicht ausreichend Energie produziert werden und der Körper wird kraftlos und erschöpft. Auch in der Leber unterstützt Eisen Entgiftungsprozesse jeglicher Art. Zudem arbeitet es Hand in Hand mit manchen Abwehrzellen unseres Immunsystems. Gängige Eisenpräparate werden oft nicht gut vertragen und lassen Magen-Darm-Beschwerden entstehen. Weichen Sie aus auf chelatiertes Eisen. Dieses ist an Aminosäuren gebunden und kann leicht und ohne jegliche Nebenwirkungen resorbiert werden. Leiden Sie nur unter leichtem Eisenmangel genügt oft eine verstärkt eisenhaltige Ernährungsweise.

Sehr gute Eisenlieferanten sind: [97]

(Eisengehalt auf je 100 Gramm bezogen)

Chlorella-Alge	225 Milligramm
Moringa oleifera	28 Milligramm
Spirulina-Alge	20 Milligramm

Weizenkleie	16 Milligramm
Kürbiskerne	12,1 Milligramm
Sesam	10 Milligramm
Sojabohnen	8,6 Milligramm
Leinsamen	8 Milligramm
Quinoa und Amaranth	7-8 Milligramm
Pistazien	7,5 Milligramm
Pfifferlinge	6,5 Milligramm
Bohnen und Erbsen	5-6 Milligramm

In **10g** Weizengras- oder Dinkelgraspulver sind 4-7 mg Eisen, in **10g** Haferflocken 4,5 mg Eisen enthalten.

Gemessen an einem Eisenanteil von je 100 Gramm haben Kräuter und Gewürze den Lebensmitteln einiges mehr voraus. Da man sie meist nur in kleineren Mengen zu sich nimmt, fallen Sie dennoch nicht so stark ins Gewicht. Je 100 Gramm weisen sie folgende Eisenwerte auf:

Kräuter und Gewürze 100 Gramm	Eisenanteil in Milligramm
Kardamon	100
Petersilie (getrocknet)	98
Grüne Minze (getrocknet)	87,5
Zimt	38
Brennnesseln (getrocknet)	32

29. Treiben Sie, wenn möglich, Sport

Natürlich nur, wenn es Ihr Zustand ermöglicht. Belasten Sie sich nur in dem Ausmaß, wie es der Wohlfühlbereich Ihres Körpers - im aeroben Bereich - zulässt. Aerob heißt, dass die Stoffwechselvorgänge im Organismus mithilfe von Sauerstoff ablaufen.

Das können auch einfach nur zehn Minuten Spazierengehen oder zehn Minuten Staubsaugen sein. Oder noch besser: Wippen (nicht hüpfen) Sie für ein paar Minuten auf einem (Mini-)Trampolin.

Wenn Sie in der Lage sind Sport auszuüben, so betreiben Sie am besten Ausdauersportarten, wie z.B. Schwimmen, Radfahren oder zügiges Spazierengehen. Joggen ist auch OK, für bereits Trainierte, Anfänger geraten beim Joggen sehr schnell in den anaeroben Bereich (Sauerstoff wird mit verbraucht).

Daher sollte man, bevor man mit dem Joggen anfängt, vorerst die anderen oben genannten sportlichen Betätigungen bevorzugen.

Wenn Sie Krebs oder eine andere chronische Erkrankung haben, dann überanstrengen Sie sich dabei nicht, sondern trainieren Sie in Ihrem persönlichen aeroben Bereich. Wem es zu aufwendig ist seine genauen Pulswerte zu erfassen, der sollte so trainieren, sodass sich die sportliche Betätigung locker anfühlt, Spaß macht, nicht zur Quälerei wird und man noch ein Liedchen dabei trällern könnte.

Sport mit noch besserer Lymphsystemaktivierung

In unserem Körper gibt es zwei Gefäßsysteme. Das Blutgefäßsystem, das mit seinen Arterien und Venen einen Kreislauf bildet und das Lymphgefäßsystem, das ein sogenanntes Einbahnsystem ist.

Die Hauptaufgabe des Blutes ist die Ver- und Entsorgung des Gewebes durch den ständigen Austausch von Flüssigkeit und der darin gelösten Stoffe. Da die Menge der filtrierten Stoffe aber größer ist als die Menge der reabsorbierten Stoffe, verbleiben die restlichen Stoffe (normal 10%) im Gewebe. Für deren Abtransport ist das Lymphgefäßsystem zuständig.

Unser Lymphgefäßsystem ist dafür verantwortlich, die sogenannten lymphpflichtigen Lasten aus unserem Gewebe abzutransportieren. Zu den lymphpflichtigen Lasten gehören alle physiologisch anfallenden Substanzen:
Wasser, Eiweiße, Zellen oder Zelltrümmer, Fettmoleküle aus dem Darm, proteingebundene Hormone und Enzyme, Hyaluronsäure.

Zudem scheidet unser Lymphsystem auch pathologische Dinge aus, die wir nicht benötigen:
Fremdkörper (z.B. Rußpartikel durch Zigarettenrauch), Farbpigmente (z.B. bei Tätowierungen), Viren, Bakterien, Pilze, Parasiten.

Damit das Lymphsystem noch optimaler arbeiten kann, empfiehlt sich vor allem das (Mini-)Trampolin oder Bewegung im Wasser.

Trampolin: Hierbei soll zur Schwingungsmatte immer Bodenkontakt gehalten werden. Nur wippen - nicht hüpfen!

Schwimmen im Wasser oder leichte Wassergymnastik: Durch den Druck des Wassers, sowie durch den Druck der Füße auf dem Trampolin, haben wir zusätzlich eine Kompressionstherapie, die den interstitiellen Druck (im Gewebe) erhöht und zugleich den venösen Rückfluss fördert. Da das lymphatische System keinen einzigen Muskel hat, wie das Herz oder die Arterien, kann der Lymphdruck verändert werden, indem man die Muskeln anspannt und wieder locker lässt. So erzielen wir durch das Trampolinwippen oder den Druck des Wassers eine Art Lymphdrainage und unsere lymphpflichtigen Lasten können schneller und besser über die Nieren ausgeschieden werden.

Im Krankheitsfall haben Sie angeschwollene Lymphknoten, weil Ihr Lymphsystem vermehrt arbeitet und die anfallenden Bakterien, Pilze o. ä. abtransportieren möchte. Die Lymphknoten sammeln auch bestehende Krebszellen ein und bilden, je nach Größe, schließlich den Tumor.

Leider werden bei sehr vielen Krebs-OPs auch jede Menge lebenswichtiger Lymphknoten mit entfernt, damit diese keinen Schaden anrichten können.

Auch hier zeigt sich einmal mehr, dass die Schulmedizin nur eine kurzfristige oberflächliche Schadensbegrenzung betreibt.

Unser Lymphsystem mit jedem einzelnen Lymphknoten ist ein Geschenk. Sie sind sehr wichtige Arbeiter in unserem Körper, denn sie sammeln dessen Müll ein. Sie sind unsere Hauptentgifter! Die Giftausscheidung verläuft zuerst über die Lymphe und dann über das Blut in die Nieren. Aber genau diese kraftvollen Lymphknoten werden einfach herausgeschnitten und somit die Lymphbahnen unterbrochen. Die Lymphe schafft die nötige Ausleitung an Giftstoffen nicht mehr und es entstehen Schwellungen. Der Mensch ist verstümmelt!

Die Medizin ist oft kompliziert. Aber wieso begreift man solch logische, einfach, verständliche Dinge nicht und tut etwas so Unüberlegtes und schneidet einfach einen Teil unserer Immunabwehr heraus!?

Es gibt und wird auch keine alleinige Therapieoption bei Krebs geben

Eine Krebsbeseitigung muss über das Individuum erfolgen. Jeder Krebsbetroffene sollte sich als Allererstes fragen: Was hat zu der jetzigen Situation geführt? Denn jeder kann nur selbst wissen, was er hat und was er braucht. Ist es möglich, die Ursache zu finden kann der Krebs manchmal sehr schnell wieder verschwinden.

Da Krebs aber nicht von heute auf morgen entsteht und es in der Regel auch mehrere Faktoren sind, die zusammenkommen und den Körper schwächen, muss man sich dieser Schwachstellen bewusst werden und hier zu Lösungskonzepten gelangen. Nur so kann eine langfristige Heilung erfolgen. Gönnen Sie sich Ruhe und versuchen Sie sich diesem/n Auslöser/n bewusst zu werden.

30. Reden

Reden ist Silber - Schweigen ist Gold! Diesen Satz denke ich mir zum Beispiel häufig bei Politikern. Bei Krebspatienten und anderen erkrankten Menschen sollte dieser Satz jedoch genau anders herum lauten. Nämlich, dass Reden Gold ist und Schweigen Silber. Es ist mit das Wichtigste überhaupt, dass kranke Menschen, liebe Menschen oder zumindest EINEN lieben Menschen um sich haben, mit dem Sie über ihre Ängste und Sorgen sprechen können.

Ängste und Wut sollten Sie nicht in sich hineinfressen. Das macht die Sache nur noch schlimmer. Es staut sich nur mehr und mehr Druck in Ihrem Inneren an und irgendwann rasten Sie vollkommen aus. Sobald Stresshormone entstanden sind, müssen diese herausgelassen werden, damit Sie Ihren Körper nicht vergiften.

Die meisten Frauen sind in der Lage über Ihre Probleme zu sprechen und so Druck abzubauen. Männer meinen stattdessen, sie müssten die Coolen, Harten geben und fressen daher öfter ihre Schwierigkeiten in sich hinein. Es gibt hierzu auch Statistiken die belegen, dass doppelt so viele Männer an Stressreaktionen sterben wie Frauen. [107]

Und jetzt mal so unter uns Frauen... Welcher Frau wäre es nicht auch lieber, ihr Mann würde offen über seine Gefühle und Probleme sprechen und weinen, anstatt seinen Ärger hinunterzuschlucken. Liebe Männer! Reden Sie über Ihre Krisen und Gefühle, denn das zeigt echte Coolness und wahre Größe und hält Sie zudem länger am Leben.

Vielleicht gibt es tatsächlich ein paar wenige Ausnahmen, die nicht über ihren Seelenschmerz sprechen müssen, aber die sich anderweitig davon befreien, sei es beispielsweise durch Musik, Sport oder diverse Atemübungen.

Pfeifen Sie auf alle Menschen, die Sie nerven und Sie zu viel Energie kosten

Was Sie für einen optimalen Heilungsverlauf brauchen sind Menschen, die Sie verstehen, die Ihnen Mut und Hoffnung schenken und die an Sie glauben.

Tun Sie Dinge, die Ihnen gut tun

Für mich und meinen Heilungsverlauf ist es unheimlich wichtig, mit meinem Partner immer wieder über mein Befinden zu sprechen. Vielleicht hilft es Ihnen auch, die Gefühle über ihre Krankheit, wie auch sonstigen Gefühle, in einem Tagebuch festzuhalten.

Ich bin kein Tagebuchschreiber, aber mir brachte und bringt es immer sehr viel, wenn ich meine Emotionen in Gedichte und Songs niederschreiben kann.

Sagen Sie öfter „Nein“. Gehen Sie nicht zu viele Kompromisse ein, denn Sie tun dabei etwas, was Sie nicht wirklich möchten. Dies führt nur dazu, dass Sie sich genervt und gestresst fühlen.

Nehmen Sie sich stattdessen die Zeit, um Ihre eigenen Bedürfnisse, Träume und Ziele zu erfüllen.

31. Atmen

Die meisten Menschen atmen gerade so viel Luft ein, dass sie nicht ersticken. Sie atmen sehr oberflächlich, nur bis in den Brustbereich hinein. Damit unser Körper jedoch mit mehr Sauerstoff im ganzen Körper gesättigt wird, benötigen wir eine Atmung, die bis hin in den Bauchbereich reicht. So kann der Körper mit mehr Energie versorgt werden und auch Stress abbauen, bzw. Stress vermeiden.

Es gibt nicht wenige Menschen, die sogar zu einer paradoxen Atmung neigen. Das heißt, bei der Einatmung zieht sich der Bauch ein und bei der Ausatmung wölbt er sich.

Es sollte jedoch genau andersherum sein.

- Fokussieren Sie sich mindestens dreimal am Tag auf Ihre Atmung.
- Atmen Sie durch die Nase bis tief in den Bauch hinein, so, dass er sich maximal aufbläht.
- Atmen Sie wieder ganz entspannt durch Mund und Nase aus.
  Wenn mögliche, legen Sie sich dazu entspannt auf den Rücken und Ihre Hände auf den Bauch, um genau nachzufühlen. Machen Sie dies für ca. 1 Minute in Ihrem individuellen Atemtempo.

Machen Sie diese Übung mehrmals täglich und so lange, bis Sie ein tiefes Atmen automatisiert haben. Wer sich für weitere Atemübungen begeistern lässt - die allerdings etwas komplexer sind - dem empfehle ich, sich mit den Atemtechniken von

Wim Hof auseinanderzusetzen. Wim Hof, auch der „Iceman“ genannt, kombiniert in seinem Training spezielle Atemtechniken und Kälte.[98]

Er hält achtzehn internationale Rekorde im Ertragen von extremer Kälte. 1999 lief er einen Halbmarathon nördlich des Polarkreises - in kurzer Laufhose und barfuß. 2002 tauchte er unter arktischem Eis eine Strecke von achtzig Metern. 2009 bestieg er den Kilimandscharo innerhalb von zwei Tagen - natürlich auch wieder nur in kurzen Hosen. Im Jahre 2009 lief er nochmals in kurzen Hosen, nördlich des Polarkreises, einen kompletten Marathon bei -20°C. 2011 brach er seinen eigenen Rekord im Eiswasserbaden von 1 Std. 53 Min.

Wim Hof verträgt Hitze ebenso wie Kälte. Im Jahr 2011 lief er einen Marathon durch die Wüste Namibia - ohne Wasser.

Wim Hof sagt, dass er nicht über übernatürliche Kräfte verfügt: *„Alles, wozu ich fähig bin, kann jeder erlernen.“*[99]

Die Wim Hof-Methode lehrt, den Körper per Atemübungen bis in die letzte Faser des Körpers mit Sauerstoff zu sättigen. Man kann es ein kontrolliertes Hyperventilieren nennen. Wichtig ist das ständige Bewusstsein des eigenen Körpers und des Geistes. Danach kann mit kalten Duschen und später mit Eisbädern begonnen werden. Die Methode gibt keinen Zwang und keinen Druck vor. Der Körper soll sich von selbst anpassen. Dies geschieht manchmal schneller, manchmal langsamer. Man wird fähig, die Luft länger anzuhalten und länger kalte Temperaturen zu ertragen, später sogar zu genießen. Wim Hof warnt jedoch davor, ohne Betreuung eines Experten Tauchübungen im Schwimmbad zu absolvieren oder gar zu versuchen, so lange wie möglich im eisigen Wasser auszuhalten.[100]

Sie müssen sich natürlich nicht so extremer Kälte aussetzen, genauer gesagt, sollen Sie dies ohnehin nur dann tun, wenn Sie gesund sind. Ich habe die Kälte bei seinen Übungen komplett weggelassen und nur seine Atemübungen praktiziert.

Mir geht es hier vielmehr darum, dass Sie merken, wie wichtig unsere Atmung für uns ist und was man damit erreichen kann. Wim Hof ist nicht übermenschlich. Er trainiert lediglich täglich. Seine unglaubliche Leistung basiert hauptsächlich auf seiner speziell antrainierten Atemtechnik.

Wenn Sie daran interessiert sind, schauen Sie bitte hier auf seine Homepage: http://www.wimhofmethod.com/

Achten Sie also darauf, dass Sie sich öfter auf Ihre Atmung konzentrieren und bis tief in den Bauch atmen und nicht nur oberflächlich. All Ihre Zellen wollen mit Sauerstoff gesättigt werden!

32. Cannabis/Hanf

In der heutigen Schulmedizin gäbe es eine Reihe von Anwendungsmöglichkeiten für Cannabisprodukte. Leider ist die Einnahme von natürlichen Cannabisprodukten zu medizinischen Zwecken in Mitteleuropa, mit Ausnahme von Holland, weiterhin nicht legal. Stattdessen werden unter hohem Aufwand synthetische Cannabinoid-Präparate, wie etwa Dronabinol, hergestellt, die unter strenger ärztlicher Aufsicht verschrieben werden dürfen. Viele Patienten geben allerdings an, dass geräuchtes Cannabis deutlich besser als die synthetischen bzw. halbsynthetischen Präparate wirkt. Dies liegt wohl an der einzigartigen Wirkstoffkombination der Cannabispflanze, die den synthetischen Präparaten, die nur THC enthalten, fehlt. Vor allem das Fehlen von Cannabidiol (CBD) dürfte sich nachteilig auswirken.

Cannabidiol (CBD) wirkt unter anderem entzündungshemmend und somit schmerzlindernd, angstlösend, leicht beruhigend, Augeninnendruck senkend, antiepileptisch und antibiotisch. Das weitreichende Potential von Cannabis reicht von der Indikation Übelkeit und Schmerzen bis hin zur Behandlung von Krebs und anderen chronischen Erkrankungen.

Im Jahr 1974 fanden Forscher aus Virginia heraus, dass THC (Tetrahydrocannabinol), Tumore bei Mäusen schrumpfen ließ oder gar zerstörte. Die DEA spielte die Studie herunter und zerstört deren Ergebnisse, die nie publiziert wurden.

Marihuana erlangte jedoch spätestens ab dem Jahr 2000 eine weitere neue Bedeutung, als in Madrid erneut tumorigen Ratten Marihuana verabreicht wurde. Die Ergebnisse zeigten das Gleiche, wie bereits im Jahre 1974: die Tumore schrumpften und verschwanden. Spanische Forscher haben unter der Leitung von Dr. Manuel Guzman belegt, dass die Gehirne von gesunden Ratten keinerlei biochemische und neurologische Ausfälle aufweisen, wenn sie für sieben Tage mit hohen Dosen THC gefüttert werden.[101]

Die Molekularbiologin Christina Sanchez untersuchte die molekularen Aktivitäten der Cannabinoide mehr als zehn Jahren lang. Sie und Ihre Kollegen erkannten dabei, dass der wirkstärkste psychoaktive Bestandteil von Cannabis - Tetrahydrocannabinol (THC) - Tumorerreger dazu bringt, „Selbstmord" zu begehen, während gesunde Zellen keinen Schaden davontragen.[102]

Bis vor gut hundert Jahren wurden Hanf-Medikamente weit verbreitet auf der ganzen Welt genutzt. Von 1800 bis 1900 produzierten viele Arzneifirmen Hanf-Medikamente.[103] Aber auch hier besteht das Problem der Pharmamafias darin, dass Hanf eine Pflanze ist, die nicht patentierbar ist und sich somit kein Geld damit verdienen lässt.

Für viele chronisch kranke Patienten wäre eine Behandlung mit Hanf sehr wirksam. Leider ist es für diese Betroffenen nicht leicht an Cannabis zu gelangen.

Die medizinische Versorgung mit Cannabisprodukten zeigte in Deutschland kürzlich einen kleinen Fortschritt:
Am 28. September 2016 erteilte das Bundesinstitut für Arzneimittel und Medizinprodukte (BfArM) dem ersten Patienten die Erlaubnis (nach § 3 Abs 2 BtmG) zum Anbau von Cannabis für den eigenen medizinischen Bedarf.

Solch eine Genehmigung zu bekommen ist jedoch nicht leicht. Und da nicht jeder chronisch Kranke (bei dem Cannabis sehr hilfreich wäre) eine Bewilligung für den Anbau von Hanf erhält oder auch nicht dazu befähigt ist Hanf in größeren Mengen selbst anzubauen - was ja auch illegal ist -, dem empfehle ich das Selbsthilfenetzwerk: Cannabis als Medizin.[104]

Zweck dieses Netzwerkes ist es, eine legale Selbstversorgung der betroffenen Patienten mit schad- und fremdstofffreiem Cannabis zum Selbstkostenpreis zu ermöglichen. Hier kann jeder chronisch Kranke (bei dessen Erkrankung ein Wirkungserfolg von THC nicht ausgeschlossen ist), der ein Gutachten durch einen Vertrauensarzt des Selbsthilfenetzwerkes aus der Arbeitsgemeinschaft Cannabis als Medizin (ACM) vorweist, Mitglied werden.[105]

Wer sich genauer von der Wirkungskraft des Cannabis überzeugen möchte, dem lege ich nahe, unbedingt Einsicht in diese Hunderte von Studien zu nehmen:[106]
https://www.cannabis-med.org/studies/study.php, Sie reichen von Parkinson über epileptische Anfälle, multiple Sklerose, Schmerzzustände, bis hin zu Krebs und vielen anderen Erkrankungen.

Außerdem möchte ich Sie noch auf einen Film über die Geschichte von Rick Simpson hinweisen: „Run from the cure". (Auf YouTube kann man sich den Film kostenlos ansehen.) Rick Simpson besiegte mit seinem selbst hergestellten Cannabisöl (Rick-Simpson-Oil) seinen Hautkrebs.[107]

33. Frequenzgeneratoren nach Royal Rife

In den 30er-Jahren des 20. Jahrhunderts fand Royal Rife (ein Mikrobiologe) im Inneren von Krebszellen Mikroben. Über Jahrzehnte hinweg untersuchte Mr. Rife mit seinem Spezial-Mikroskop die für jede Krankheit typischen Erreger. Er entdeckte, dass jeder Erreger in seinem ureigenen Frequenzmuster oszillierte. So entwickelte er ein elektrisches Gerät, mit dem er Krankheitserreger einer nur für sie zerstörerischen Resonanz aussetzte, die er von deren eigenem unverwechselbaren Oszillationsmuster („Schwingungsmuster") herleitete.

Aufgrund der bis heute damit gesammelten Erfahrungen wurde ein bedienerfreundliches Gerät mit Clark-Zapp-Frequenz, Zielzappen und Rife-Frequenzen entwickelt. Man sollte grundsätzlich **mit der höchsten Frequenz (10.000 Hz) beginnen** und anschließend die tieferen Frequenzen anwenden. Jede Frequenz wird 3-5 Minuten eingesetzt.

10.000 Hz: Diese sehr wichtige Frequenz harmonisiert das Nervensystem und den Organismus. Sie wird bei fast allen Indikationen gemeinsam mit anderen Frequenzen verwendet.

5.000 Hz: Diese häufig benutzte Frequenz wirkt schmerzlindernd und blutreinigend. Rife verwendete sie bei sehr vielen Indikationen gemeinsam mit anderen Frequenzen.

2.008 Hz: Sie werden von Rife für Sarkome empfohlen.
Sarkome sind Krebsarten, die nicht vom Deckgewebe (Epithel), sondern vom Bindegewebe, von den Knochen, von den Knorpeln sowie vom Muskel- oder Fettgewebe ausgehen.

2.127 Hz: werden für bzw. gegen Karzinome empfohlen. Karzinome sind epithelialen Ursprungs und machen ungefähr 80% aller Krebsarten aus: Brust-, Prostata-, Lungen-, Magen-, Darmkrebs, etc.

880 Hz: eine der wichtigsten anti-entzündlichen Rife-Frequenzen, die Rife den Streptokokken zugeordnet hat. Streptokokken verursachen verschiedenste Infektionskrankheiten wie Scharlach, Mandelentzündungen, Fieber, Erysipel, rheumatisches Fieber, Endokarditis, Glomerulonephritis (Nierenkörperentzündung), Lungenentzündung, Hirnhautentzündung, Rachenentzündung, Lymphknotenentzündungen und Wundinfektionen. Streptococcus pneumoniae erzeugt die meisten Entzündungen des Atemtraktes.

787 Hz: eine der wichtigsten anti-entzündlichen Rife-Frequenzen.

728 Hz: eine der wichtigsten anti-entzündlichen Rife-Frequenzen, die Rife den Staphylokokken zugeordnet hat. Staphylokokken sind extrem häufige, oft multiresistente Krankheitserreger, die alle Arten von eitrigen Infektionen, wie Lungenentzündung, Nebenhöhlenentzündung oder Endokarditis erzeugen und Wunden infizieren.

Die hier angegebenen Frequenzen haben sich auch in der praktischen Anwendung im Therapeuten-Netz des Naturheilvereins „Hilfe zur Selbsthilfe" bewährt.[108]

So effektiv diese Behandlungsverfahren z.B. nach Rife oder mit Cannabis sein mögen. Ich möchte daran erinnern, dass auch diese nur eine Symptomenbehandlung darstellen. Das Gute hierbei ist aber, dass sie alle - im Vergleich zu Chemotherapie, Bestrahlung und anderen heftigen Medikamenten - keine gefährlichen Nebenwirkungen haben. Wäre allerdings das Milieu im Körper ausgeglichen, könnte der Körper alle vorliegenden Mikroben und Pilze von selbst vernichten. Wir müssen also immer an der Ursache arbeiten, denn nur so können wir dauerhafte Gesundheit beibehalten/erlangen.

34. Ionisches Fußbad und Koriander[109,110]

Die derzeit beste, erfolgreichste Entgiftungstherapie kann mit einem ionischen Fußbad in Kombination mit Koriander erzielt werden.

Diese Entgiftungsmethode erweist sich als wesentlich effektiver als eine Ausleitung mit DMPS, DMSA, EDTA oder als irgendeine andere Methode.
Die Neurologin Dr. Margarita Griesz-Brisson suchte nach der besten Möglichkeit - sowohl im schulmedizinischen als auch im alternativmedizinischen Bereich - um den Körper zu entgiften. Durch eine Bestimmung des Schwermetallgehalts im Urin hat sie herausgefunden, dass die stärkste Wirkung durch ein Fußbad mit Platinspule in Kombination mit der Einnahme einer Koriandertinktur, erzielt wird.

Dr. Griesz-Brisson musste die Skala der Ergebnisdarstellung für Aluminium neu anpassen, da die ausgeschiedenen Mengen so hoch waren, dass die alte Skalierung gesprengt worden wäre.

Neben Aluminium werden zudem auch Quecksilber, Blei, Kadmium und Nickel ausgeschieden.

Folgende Anwendungsweise hat sich bewährt:
Vor dem Abendessen die Koriandertinktur in Wasser einnehmen. Ich gieße die Koriandertinktur mit heißem Wasser auf, dies entzieht den Alkohol. Nach dem Abendessen folgt dann das Fußbad.

Bei Schwangeren und Patientinnen mit Kinderwunsch werden Koriander und Koriandersamen aufgrund ihrer abtreibenden Wirkung nicht verwendet.

Achtung: Von den Herstellern des Fußbades wird gerne behauptet, dass eine Verfärbung des Wassers von den entgifteten Substanzen aus dem Körper herrührt, was die Effektivität des Fußbades beweisen soll.

Wie sich herausgestellt hat, darf sich das Wasser bei einer guten Spule aber nicht verfärben! Braunes Wasser nach einem Fußbad sind nicht die Gifte des Patienten, sondern ganz einfach Metall-Ionen, die sich von den meist minderwertigen Spulen lösen. Hier besteht sogar die Gefahr, dass Sie sich zurückvergiften können.

Funktionsweise: Die Füße werden in ein Wasserbad gestellt, das mit Salz angereichert und somit leitfähig gemacht wird. In dem Bad befindet sich die Spule, durch die mit einem pulsierenden Impuls Strom fließt. Durch diesen Vorgang werden die Füße und der ganze Körper des Patienten mit Ionen versorgt.

Über die Haut ist somit ein elektrischer Austausch möglich. Der Körper kann Ladungen aufnehmen und abgeben. Im Wasserbad werden Ladungen erzeugt.

„Hohe Ladungskonzentrationen in der Luft oder im Wasser ermöglichen eine Beschleunigung von Regulationsvorgängen. Die Regulationsstärke hängt in jedem Einzelfall vom Informationsfeld und den ablaufenden Austauschprozessen ab. Scheinbar befindet sich der Körper auf einem höheren Energielevel und kann schneller regulieren, wenn mehr verfügbare Ladungen vorhanden sind. Eine erhöhte Anzahl an Ionen lässt uns schneller regulieren.“ Dr. med. Franz Sperlich.[111]

Unser Organismus reguliert Säuren und Basen mit enormer Genauigkeit. In unserem Körper laufen ständig Entsäuerungsvorgänge ab.

Säuren ziehen Elektronen magisch an, weil ihnen Elektronen fehlen. Wenn also Säuren die Möglichkeit haben an Elektronen zu kommen, dann machen sie das auch. Haben sie schließlich ihre Elektronen, dann werden die Anziehungskräfte schwächer, bis sie letztlich „neutral“ sind und keine Ladungen mehr aufnehmen.

Wasser bietet einen Überschuss an Ladungen. Diese stellen für den Körper eine direkt verwertbare Energie dar. Wasser dient somit als Austauschmedium. Je mehr Elektronen sich im Wasser befinden, umso größer wird der Spannungsunterschied zwischen Wasser und Körper. Nach wenigen Minuten im Wasser sinkt der Hautwiderstand und die Durchlässigkeit der Haut ermöglicht Austauschprozesse zwischen Körperwasser und Badewasser.

Kurz gesagt: Im Körper verbliebene bzw. eingelagerte Säuren können durch die Aufnahme von Elektronen neutralisiert und über die Ausscheidungsorgane ausgeleitet werden.

Gemäß den Studienergebnissen von Frau Dr. Griesz-Brisson erfolgt der größte Schub der Schwermetallentgiftung am dritten Tag nach dem Fußbad. Demzufolge sollte das Fußbad nur ein- bis maximal zweimal pro Woche durchgeführt werden. Dazwischen sollten unbedingt 3-4 Tage Pause liegen.

Denken Sie bitte daran, unterstützend zur Entgiftung viel Wasser zu trinken und all die mobilisierten Schwermetalle durch Chlorella und/oder Zeolith zu binden. Auch Einläufe sind in dieser Zeit sehr hilfreich.

Kontraindikationen für die Anwendung des Fußbades sind: Elektronische Implantate (Herzschrittmacher), Organtransplantate, Schwangerschaft, Stillzeit, Epilepsie, akute Virusinfektion, Verhütung mit Kupferspirale.

Verweise:

1. http://www.atemglueck.de/kaffee-einlauf-zur-entgiftung-deiner-leber-und-koerpers/
2. http://www.dr-gonzalez.com/books.htm
3. Ty Bollinger, Die Wahrheit über Krebs, DVD
4. www.chlordioxid-academic.com
5. http://www.army.mil/article/136641/Natick_plays_key_role_in_helping_to_fight_spread_of_Ebola/
6. http://josef-stocker.de/gesund11.htm
7. Das MMS-Handbuch, Dr. med. Antje Oswald
8. http://www.ralf-kollinger.de/wp/wp-content/uploads/2014/02/MMS-und-die-Medien-Chlordioxid.pdf
9. http://quer-denken.tv/757-autismus-erfolgreich-behandeln/
10. http://www.mms-seminar.com/chlordioxid-als-wunddesinfektion-bei-tieren-zugelassen/

11. https://www.produktqualitaet.com/de/301-deutsch/informationen-service/newsletter/newsletter-archiv/newsletter-mai_2014/579-chlorh%C3%A4hnchen_nl_05_2014-4.html
12. https://kulturstudio.wordpress.com/2013/05/10/studie-rotes-kreuz-uganda-mms-heilt-malaria-innerhalb-von-48h-bei-154-erkrankten/
13. http://www.jim-humble-mms.de/
14. https://www.gesetze-im-internet.de/amg_1976/__5.html
15. http://www.augsburger-allgemeine.de/wissenschaft/Paracetamol-und-Aspirin-koennen-toedlich-sein-id18414386.html
16. http://www.sueddeutsche.de/wissen/medikamente-und-nebenwirkungen-bis-zu-todesfaelle-durch-medikamente-1.793240
17. http://www.sueddeutsche.de/gesundheit/schmerzmittel-wirksam-und-zugleich-gefaehrlich-1.1046014
18. http://www.bfr.bund.de/cm/343/bfr-raet-von-der-einnahme-des-produkts-miracle-mineral-supplement-mms-ab.pdf
19. https://www.youtube.com/watch?v=SP8JeSnsUv8 Teresa Forcades
20. http://gestis.itrust.de/nxt/gateway.dll?f=templates$fn=default.htm$vid=gestisdeu:sdbdeu$3.0
21. http://www.russische-heilgeheimnisse.com/heilgeheimnisse/wasserstoffperoxid-guenstig-und-sehr-wirksam-nicht-nur-beim-bleichen-der-haare/
22. Dr. Leonard Coldwell, Stress - die Hauptursache aller Krankheiten, 2015
23. http://blog.paracelsus.at/29-allgemeines-ueber-kolloidales-silizium
24. https://www.juvalis.de/apotheke/aluminium-ausleiten/
25. http://zeolith.com/zeolith/
26. https://www.ndr.de/ratgeber/verbraucher/Giftiges-Blei-in-Nahrungsergaenzungsmitteln,blei100.html
27. Dr. Joachim Mutter - Lass dich nicht vergiften, S. 95
28. http://articles.mercola.com/sites/articles/archive/2013/01/13/mercury-detoxification-protocol.aspx
29. http://www.life-enhancement.com/magazine/article/585-lipoic-acid-the-antioxidants-antioxidant
30. http://www.vitalstoffmedizin.com/vitaminoide/alpha-liponsaeure.html
31. https://www.ncbi.nlm.nih.gov/pubmed/15035828
32. https://www.ncbi.nlm.nih.gov/pmc/articles/PMC3921613/
33. https://www.ncbi.nlm.nih.gov/pubmed/17065669
34. http://www.schallers-gesundheitsbriefe.de/archiv-der-gesundheitsbriefe/archiv- 12/alpha-liponsaeure-multitalent-mit-nuetzlichen-eigenschaften-4/
35. http://www.life-enhancement.com/magazine/article/585-lipoic-acid-the-antioxidants-antioxidant

36. http://www.zentrum-der-gesundheit.de/amalgam-entfernen-ia.html
37. David Wolfe – Superfoods, 2. Aufl. 2015
38. Dr. Mark Sircus, Natriumbicarbonat – Krebstherapie für Jedermann
39. Raum&Zeit 201/2016 S. 27-30
40. http://web.utanet.at/sanousus/die%20lebcrrcinigung%20nach%20moritz.pdf
41. Dr. Joachim Mutter – Lass Dich nicht vergiften, S. 142
42. www.Natursubstanzen.com und Raum&Zeit, Ausgabe 201/2016
43. http://www.drclark.net/de/cleanses/beginners/herbal-parasite-cleanse/parasite-chart-for-adults
44. http://www.pronatu.com/images/De/Infoblatt_Parasitosen.pdf
45. T. Lebedewa – Krebserreger entdeckt, 7. Auflg. 2015
46. http://www.healthy-holistic-living.com/ginger-kills-cancer-cells.html
47. http://www.postswitch.de/wissenswertes/kurkumin-stellt-dein-gehirn-wieder-her.htm
48. http://bewusst-vegan-froh.de/kurkuma-laesst-den-ueberlasteten-koerper-auf-siebenfache-weise-gesunden-und-veranlasst-darmkrebszellen-zur-selbstzerstoe rung/
49. https://www.uniklinik-freiburg.de/fileadmin/mediapool/08_institute/rechtsmedizin/pdf/Addenda/2016/Kurkuma_-_Wissenschaftliche_Zusammenfassung_2015.pdf
50. http://www.hilp.de/am-oekologie-literatur.pdf
51. Die Lösung des Krebsproblems – Mündige Bürger, Erika Herbst, S.167
52. https://strukturiertes-wasser.com/
53. http://www.zentrum-der-gesundheit.de/antioxidantien-ia.html
54. http://josef-stocker.de/mms_redoxpotential.pdf
55. Maria Treben – Gesundheit aus der Hand Gottes
56. http://www.heilkraeuter.de/lexikon/zistrose.htm
57. http://www.zeitung.de/gesundheit/ernaehrung/superfoods/jiaogulan/
58. http://www.spiritofhealthmagazin.com/2015/11/13/jiaogulan-der-verbotene-tee/
59. https://pura-moringa.de/moringa-oleifera
60. http://www.theo-hodapp.de/moringa.htm
61. http://www.biomedizin-blog.de/de/fructose-das-beste-futter-fuer-krebszellen-und-der-grosse-feind-unserer-gesundheit-wp261-212.html
62. Die Wahrheit über Krebs, Ty Bollinger, DVD
63. http://www.nbv-online.de/brn/brn01/10/brn-story4.htm
64. http://prepforthat.com/weather-events/harvard-scientists-announce-bill-gates-funded-chemtrail-plan/
65. http://www.anonews.co/geo-engineering-experiment/
66. http://saga4ever.blogspot.de/2016/11/bayern-katastrophale-konzentration-von-aluminium-barium-und-arsen-in-der-atemluft-amtlich-bestaetigt.html?m=1

67. Dr. Joachim Mutter – Lass Dich nicht vergiften
68. https://de.wikipedia.org/wiki/Nahrungserg%C3%A4nzungsmittel
69. http://gesundheitszustand.blogspot.de/2013/09/alternative-behandlung-fur.html
70. Dr. Leonard Coldwell, Jürgen Kettner – Korallen-Kalzium, S.88
71. https://www.ncbi.nlm.nih.gov/pmc/articles/PMC1470481/
72. https://www.ncbi.nlm.nih.gov/pubmed/22366026
73. https://www.uk-erlangen.de/presse-und-oeffentlichkeit/newsroom/ pressemitteilungen/ansicht/detail/mit-vitamin-d-gegen-krebs/
74. https://www.naturepower.de/vitalstoff-journal/aus-der-forschung/vitamine/die-heilkraft-von-vitamin-d/
75. https://ab-heute-gesund.com/acerola-kirsche/
76. http://www.zentrum-der-gesundheit.de/vitamin-c-bei-krebs-ia.html
77. http://lipos-c.com/was-ist-liposomales-vitamin-c/
78. https://www.youtube.com/watch?v=q_x65rOiRGo
79. http://www.aprikosenkerne-gegen-krebs.de/lexikon_alternative_medizin/b17/
80. http://www.bittere-aprikosenkerne.de/seite_118.html
81. https://archive.org/stream/WorldWithoutCancerTheStoryOfVitaminB17G.EdwardGriffin/World%20Without%20Cancer_The%20Story%20of%20Vitamin%20B17%20-%20G.%20Edward%20Griffin_djvu.txt
82. http://www.aprikosenkerne-vitamin-b17.com/studien.html
83. http://gesundwege.com/der-effektivste-weg-um-dein-magnesiumlevel-auszugleichen/
84. http://www.peta.de/kalzium#.VuBCB0kwfVI
85. Dr. Leonard Coldwell, Jürgen Kettner – Korallen-Kalzium
86. https://de.wikipedia.org/wiki/Glutathion
87. http://www.j-lorber.de/gesund/ernaehrung/glutathion.htm
88. https://www.youtube.com/watch?v=8uGVvNZJcG0 Dr. Klinghardt
89. http://www.gifte.de/Medikamente/paracetamol.htm
90. https://www.ncbi.nlm.nih.gov/pubmed/10608272
91. http://www.paramedica.de/glutathion-mangel/s-acetylglutathion-bei-erschoepfung.html
92. https://www.ncbi.nlm.nih.gov/pubmed/16816830
93. https://www.ncbi.nlm.nih.gov/pubmed/10709970
94. http://www.pharmazeutische-zeitung.de/index.php?id=18523
95. http://www.glutathion.de/de/glutathion_s-acetylglutathion-rezeptur-arzneimittel- pulver-kapseln-tabletten.html
96. http://www.ncbi.nlm.nih.gov/pmc/articles/PMC3425867/
97. http://www.gesundheit.de/ernaehrung/rund-ums-lebensmittel/viel-eisen
98. http://www.wimhofmethod.com/

99. http://schweizer-illustrierte.ch/stars/international/frieren-kalte-jahreszeit-tipps-wim-hof-iceman-method-mount-everest
100. http://www.pulstreiber.de/interviews-lesen/interview-wim-hof.html
101. http://www.cureyourowncancer.org/cannabis-shrinks-tumors-government-has-known-since-1974.html
102. http://liebeisstleben.com/2016/06/11/cannabisoel-rezept-von-rick-simpson-er-heilte-damit-seinen-krebs-und-empfiehlt-es-weiter/
103. https://www.youtube.com/watch?v=khkEpKM93k8
104. http://selbsthilfenetzwerk-cannabis-medizin.de/
105. http://www.cannabis-med.org/german/membership.htm
106. http://www.cannabis-med.org/studies/study.php
107. https://www.youtube.com/watch?v=hmYNLNF7NBw
108. http://www.dr-neidert.de/biomed/290-therapie-mit-rife-frequenzen
109. https://www.die-praxis-bamberg.com/kopie-von-oligoscan
110. https://www.sophiahealth.de/therapieverfahren/fussbad
111. https://www.biopure.eu/umwelttechnik/fussbad/304349/fussbad-am500?c=30504

5. NAGALASE/GcMAF

Was ist Nagalase?

Der wissenschaftlich korrekte Name lautet „N-Acteylgalaktosaminidase".

Dieses Enzym spielt eine Rolle im Zuckerstoffwechsel, denn es kann das Zuckermolekül N-Acetylgalaktosamin von der Zuckerkette abspalten. Und dies sollte nicht sein!

Nagalase ist ein essentielles körpereigenes Enzym, das in den Glycan-Katabolismus involviert ist, dort jedoch nur in ganz winzigen Mengen vorhanden ist. Wird das für unser Immunsystem hochwichtige GcMAF nicht mehr benötigt, so kann das Enzym Nagalase das GcMAF in eine inaktive Form überführen, die nicht mehr als Signalsubstanz benötigt wird.

In der Literatur finden wir in einigen Angaben, dass zu geringe Nagalasewerte auf die sogenannte Schindler-Krankheit hindeuten - eine sehr selten verbreitete, neurodegenerative Erkrankung des Nervensystems. Die genaue Prävalenz dieser Erkrankung ist sehr ungenau. Wikipedia schreibt, dass weltweit bisher nur zwölf Patienten daran erkrankt sind. Ein extrem niedriger Nagalasewert scheint ausschlaggebend für die sogenannte Schindler-Krankheit zu sein. Solch niedrige Nagalsewerte finden wir jedoch eigentlich „nie" vor. Wie gesagt, bisher sind weltweit nur zwölf Fälle bekannt.

In vielen wissenschaftlichen Abhandlungen finden wir hingegen, dass es viel, viel häufiger vorkommt, dass zu hohe Nagalasewerte große Probleme bereiten, dass sie zu einer immununterdrückten Antwort führen und mit sämtlichen Krankheitsbildern verbunden sind.[1]

Dr. Yamamoto und seine Kollegen berichteten, dass Tumore vermehrt Nagalase ausschütten (Yamamoto et al. 2008a, 2008b, 2008c, Rehdi et al. 2.000). Entsprechend wurde auch berichtet, dass Tumorerkrankungen mit einem erhöhten Nagalasewerte im Serum verknüpft sind.

Neuere wissenschaftliche Abhandlungen, z.B. aus dem Jahr 2012 (M. Ruggiero et al.[2]) und 2014 (Emma Ward et al.[3]) bestätigen dies nochmals.

Das Problem (siehe Bild): Das Enzym „Nagalase“ (N-Acetylgalaktosaminidase) schneidet das Zuckermolekül N-Acetylgalaktosamin ab. Dadurch macht es unseren Makrophagen-aktivierenden Faktor (GcMAF), der für unsere Immunabwehr enorm wichtig ist, unwirksam.

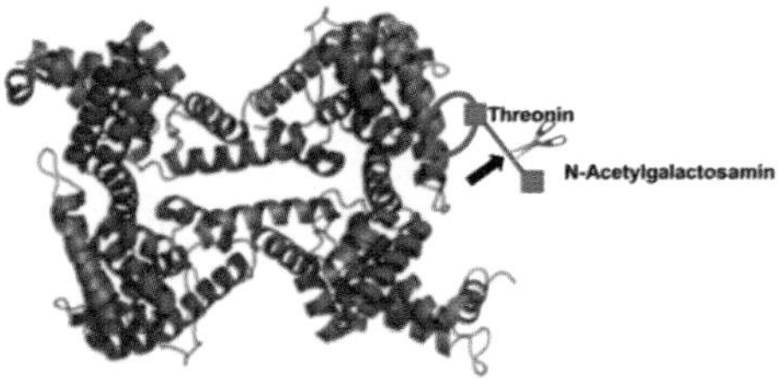

GcMAF ist ein Makrophagen-aktivierender Faktor, der natürlich enzymatisch im menschlichen Körper aus dem Glykoprotein **Gc** bzw. **DBP** (Human-**G**roup-specific-**c**omponent bzw. Vitamin-**D**-**B**inde-**P**rotein) hergestellt wird und die Fresszellen (Makrophagen) in unserem Körper aktiviert. Glykoproteine sind Makromoleküle, die aus einem Protein und einer oder mehreren gebundenen Kohlenhydratgruppen (Zuckergruppen) bestehen.

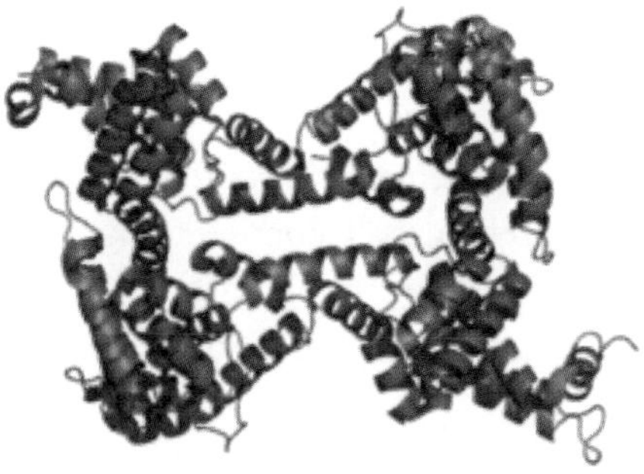

Das DBP (s. Bild 2) besteht aus 458 Aminosäuren, die sich in Form von Ketten und Helices zu einem dreidimensionalen Gebilde anordnen. Bei Glykoproteinen hängen an den Aminosäuren der Aminosäurenkette Zuckermoleküle, wie z.B. die bekannte Glukose.

Mit Gc bzw. DBP ist das Gleiche gemeint. Gc-Protein ist lediglich die alte Bezeichnung.

Normalerweise - im gesunden Organismus - ist beim Gc/DBP Glykoprotein in der Aminosäurekette, die Aminosäure Threonin über N-Acetylgalactosamin mit Sialinsäure und D-Galactose verbunden. Und normalerweise produzieren B- und T-Zellen die entsprechenden Enzyme namens Sialidase und Galactosidase, die schließlich dafür sorgen, die Zucker D-Galactose und Sialinsäure zu entfernen.

So wie auf dem Bild wäre der normale, physiologische, gesunde Ablauf.

Die Zuckerreste D-Galactose und Sialinsäure werden „abgeschnitten“ und es verbleibt ein Gc/DBP-N-Actetylgalactosamin, also unser hochwertiges GcMAF.

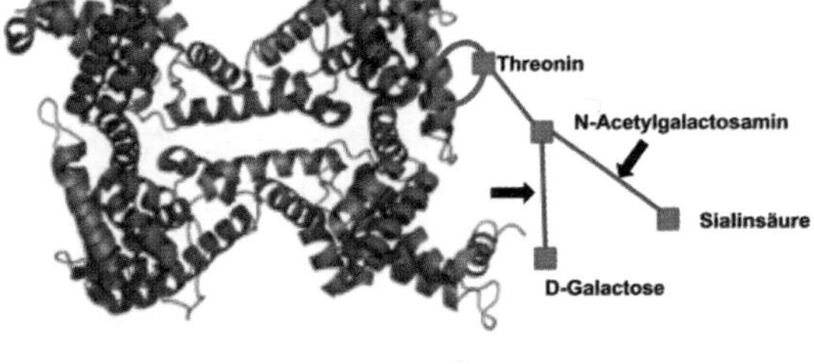

Wird allerdings in der Zuckerkette das N-Acetylgalactosamin durch das Enzym **N-Acetylgalak**tosaminid**ase** (Abkürzung **Nagalase**) entfernt, so haben wir ein Problem und eine schlechte Immunabwehr vorliegen. Fast immer findet bei Krankheiten, oder zum Schutz vor Krankheiten, nur eine Orientierung an den Antikörpertitern statt.

Unser Immunsystem bietet jedoch weitaus mehr als nur Antikörpertiter, die uns schützen - oder eben nicht. Eine der wichtigsten Arbeitsleistungen für unser Immunsystem bilden unsere Makrophagen. Unser Körper weist ca. 100.000 Makrophagen pro Milliliter auf. Es ist bekannt, dass, wenn keine oder nur sehr wenige Makrophagen-aktivierende Faktoren gebildet werden, eine immunsupprimierende Antwort resultiert!

Bei welchen Erkrankungen kann man eine mangelnde Makrophagen-aktivierende Tätigkeit und stattdessen vermehrt das Enzym „Nagalase“ vorfinden?

Erhöhte Nagalasewerte wurden im Blut u.a. bei CFS-Patienten (Chronic Fatigue Syndrom = chronische Erschöpfung), bei Autismus, Krebs und Autoimmunerkrankungen vorgefunden. Und: Nagalase befindet sich in unseren Impfstoffen! Mehr und mehr Ärzte brechen ihr Schweigen und berichten sehr emotional darüber.

Unter anderem äußerte sich Dr. Ted Broer in einem Radiointerview (Hagman & Hagman, 25 Juli 2015) darüber, dass den Impfungen das schädliche Enzym Nagalase beigefügt wird.[4]

Das Enzymprotein Nagalase sorgt für eine Deaktivierung unseres Immunsystems!

Lange haderte ich damit, diese Information in diesem Buch überhaupt zu erwähnen. Denn im Sommer, zwischen Juni und Juli 2015, wurden innerhalb weniger Wochen vierzehn Ärzte, die alle in diesem Forschungsgebiet - bezüglich Nagalase und auch mit der diesbezüglichen erfolgreichen Gegenmedikation - tätig waren, schlicht und einfach umgebracht. Ich bin hier nicht der Ansicht, dass es sich um eine Verschwörungstheorie handelt. Ich glaube auch nicht, dass es sich mal wieder um die Suizide verrückter Ärzte handelt, die keinen Bock mehr auf ihr Leben hatten. Schließlich wussten alle über die passende Medikation gegen dieses krankmachende Enzym Nagalase Bescheid. Also bestand der Sachverhalt eines Riesenerfolgs in der Geschichte der Medizin.

Jeder dieser Ärzte wurde als sehr gesund, ohne große gesundheitliche Probleme und ohne irgendwelche Anzeichen einer Depression beschrieben.[5]

Da alle vierzehn Ärzte auch mit Impfstoffen geforscht haben, besteht die Wahrscheinlichkeit, dass sie auch herausgefunden hatten, dass in den gängigen Impfungen Nagalase enthalten ist. Ein Neugeborenes hat keine hohen Anteile an Nagalase im Blut, erst nach Impfungen lässt sich ein erhöhter Wert nachweisen.[6,7,8,9]

Entweder wird Impfungen explizit das Enzym Nagalase beigefügt oder es entsteht aus anderen Substanzen zu diesem unnötigen, krankmachenden Enzym.

Wie würden Sie reagieren, wenn Sie endlich ein Mittel gefunden hätten, das sämtlichen an Krebs und diversen anderen chronisch Erkrankten das Leben retten könnte?

Ganz klar, Sie würden sich nicht darüber freuen – weil Sie weiterhin lieber nicht so erfolgreich in Ihrem Job wären. Also holen Sie sich lieber eine Knarre und erschießen sich, anstatt sich darüber zu erfreuen, dass Sie anderen Menschen das Leben retten können.

Sollte mich jemand früher oder später plötzlich tot auffinden... Denn es könnte sein, dass die FDA oder andere Pharmamafiosi etwas dagegen haben, dass ich hier Dinge ausspreche, von denen sie nicht gerade profitieren. ... Dann sei dazu gesagt: Leute, es war kein Selbstmord - so etwas würde ich nie tun.

Dr. Bradstreet, der selbst unter Autismus litt, ebenso wie sein Sohn und sein Stiefsohn, konnte bei 1.100 Patienten mit Autismus, bei 15% einen kompletten Heilerfolg und bei 85% eine starke Verbesserung erzielen. Auch er wurde umgebracht, anstatt den Nobelpreis zu bekommen![10] Zudem fand er, besonders nach der MMR Impfung (Masern-Mumps-Röteln), einen sehr stark erhöhten Nagalasewert im Blut der Kinder vor. Er maß diesen Wert vor der Impfung (nahezu Null) und unmittelbar nach der Impfung (deutlich erhöhte Werte). Nochmals: ein erhöhter Nagalasewert im Körper ist nicht normal. Und vor allem nicht gesund. Nagalase verhindert nämlich die Bildung des immun-stimulierenden Faktors GcMAF.[11]

GcMAF nochmals genau erklärt!

Das GcMAF entwickelt sich natürlich, enzymatisch in unserem Körper aus dem Gc-Protein (auch DBP-Protein genannt) und trägt zu einer sehr großen Leistungsfähigkeit der Immunabwehr bei. Das Gc/DBP-Protein ist ein Glykoprotein aus der

Gruppe der Eiweißalbumine. GcMAF steht für „Human Group-specific component Makrophage-Aktivating Factor“. Oder nach neuem Namen DBP-MAF (Vitamin-D-Binde-Protein Makrophagen-aktivierender Faktor). DBP und Gc - es ist das Gleiche gemeint.

Das Vitamin-D-Binde-Protein (DBP/Gc) ist der Haupttransporter von Vitamin D im Blut. Wir benötigen es als Ausgangsmolekül für die Herstellung unseres hocheffektiven DPB/GcMAF.

Die Makrophagen sind Fresszellen im Dienste unserer Immunabwehr. Also gut für unser Immunsystem. Diese spezielle Form der Makrophagen, das GcMAF, weist in sämtlichen Studien, die mit Tieren und Menschen durchgeführt wurden, hervorragende Resultate auf. Diese Studien dokumentieren Fälle von Lungenkrebs, Brustkrebs, Prostatakrebs, Multiple Sklerose, etc., bei denen es teilweise zu vollständiger Genesung kam.

Auf dieser Homepage können Sie Einsicht in diese Studien nehmen:
http://www.vitaminb17.es/studien-zu-gcmaf.html

Durch Nagalase wird das wichtige, für die Gesundheit notwendige GcMAF inaktiviert. Die Zuckerseitenkette des Gc-Proteins wird komplett abgespalten. Dieses derart veränderte Gc-Protein kann kein GcMAF mehr bilden.
Die Folge davon: eine unterdrückte Immunantwort!

Die Nagalase-vermittelnde Immunsupression bei Tumorerkrankungen trägt vermutlich dazu bei, das Wachstum des bestehenden Tumors und die Ausbildung von Metastasen zu fördern. Auch konnten diese erhöhten Nagalasewerte bei CFS, Fibromyalgie, Autismus, multiple Sklerose und diversen anderen Autoimmunerkrankungen diagnostiziert werden.

Dies hier wäre normalerweise der gesunde Ablauf (siehe Bild):

Beim Glykoprotein Gc/DBP ist in der Aminosäurekette die Aminosäure Threonin über N-Acetylgalactosamin mit Sialinsäure und D-Galactose verbunden.

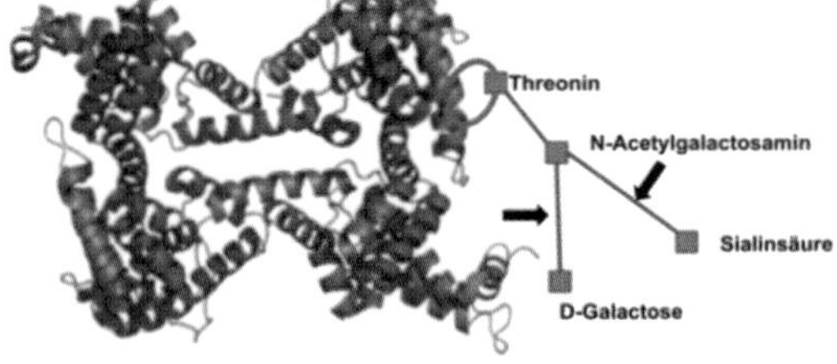

Die B- und T-Zellen produzieren die entsprechenden Enzyme (Sialidase und Galactosidase), die aus dem Vitamin-D-Binde-Protein (Gc/DBP) die Zucker D-Galactose und Sialinsäure beseitigen.

Was übrig bleibt ist Gc/DBP-N-Acetylgalactosamin, ein hochwertiges GcMAF.

Das Problem!

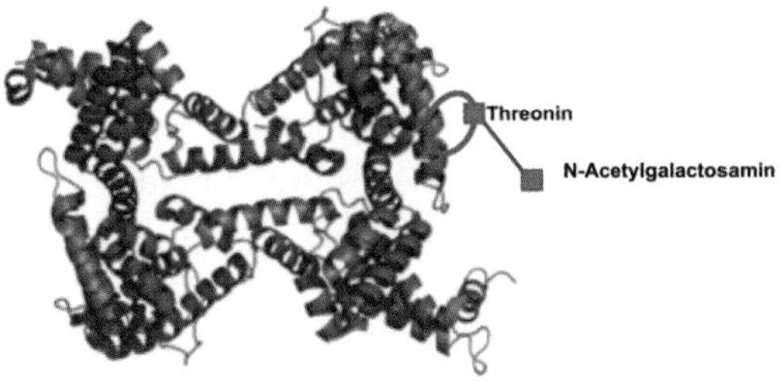

Wenn von der Zuckerkette zu viel abgespalten wird:
Der eigentlich benötigte Aminozucker N-Acetylgalactosamin wird durch das Übeltäter-Enyzm N-Acetylgalactosaminidase (Nagalase) zusätzlich mit „abgeschnitten". Dieses Zuckermolekül ist jedoch wichtig, damit das GcMAF wirksam bleiben kann.

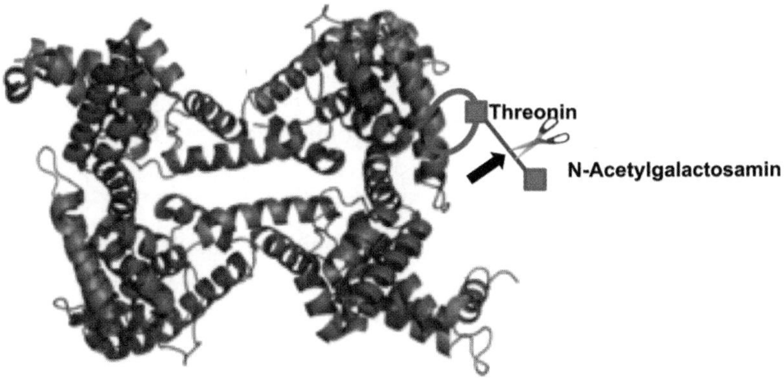

Das Nagalase-Enzym wird sicher nicht immer der alleinige Auslöser für Autoimmun- und Krebserkrankungen sein. Darauf möchte ich mich nicht festlegen.

Aber: Nagalase sorgt definitiv für eine immunsupprimierende Antwort.
Was hat dieses Enzym also in unseren Impfstoffen zu suchen?

Eine alleinige Therapie mit GcMAF kann bei manchen Patientenfällen einzigartige Ergebnisse aufzeigen und alleine zur Heilung führen. Oft sind Krankheiten aber multikausale Geschehnisse.

Folgende Punkte sollten wir daher bedenken:

Wie sollte durch eine GcMAF Anwendung...

- ...Aluminium, Blei, Cadmium, Quecksilber verschwinden?
- ...ein z.B. tuberkulinisches Miasma aufgelöst werden?
- ...das Problem hormonpositiver Rezeptoren aufgelöst werden?
- ...das Problem von Brücken, toten Zähnen und Osteonekrosen im Kiefer gelöst werden?
- ...Erkrankungen der Nebennieren oder der Leber beseitigt werden?
- ...Ihr seelisches Problem überwunden werden?
- ...eine nährstoffreiche Ernährungsweise kompensiert werden?

Alle diese Faktoren können durch eine GcMAF-Kur nicht wirklich beseitigt werden.

Fakt ist, dass, wenn nach der Einnahme von GcMAF der Tumor zurückging, auch der Nagalasewert sank. Verschwand der Tumor, war auch der Nagalasewert verschwunden oder nur noch sehr geringfügig vorhanden. Es scheint, als könne GcMAF Trichomonaden (und sogar weitere kleinere Parasiten) vernichten. Ein Nagalasewert von einem Stand unter 0.65nmol/min/mg entspricht einem gesundem Wert.[12] Bei kranken Personen sind mir persönlich Fälle bekannt, die einen Nagalasewert von über 4nmol/min/mg aufwiesen.

Ich meine, zu einer erfolgreichen Genesung gehören immer verschiedene Behandlungsansätze. Chronische Erkrankungen weisen in der Regel meist multikausale Geschehnisse auf. Wenn man auf diese eingeht - in Verbindung mit GcMAF - dann kann man sehr Großes erreichen! Ohne zu schaden!

GcMAF ist imstande eine Menge zu leisten:

- es produziert Vitamin D
- es bringt das Vitamin D zum Rezeptor
- es aktiviert unsere Makrophagen (Fresszellen zur Immunabwehr)
- und es kann Neuronen erneuern

Es kann Neuronen erneuern! Kennt man so etwas bereits von irgendeinem anderen Protein? Mir ist jedenfalls kein weiteres bekannt.

GcMAF ist indiziert bei:

- Depressionen
- chronischem Erschöpfungssyndrom

- Autismus
- Morbus Parkinson
- Morbus Alzheimer
- Multiple Sklerose
- Polyarthritis rheumatica
- allen neurologisch, degenerativen Erkrankungen.

Hat GcMAF Nebenwirkungen?
Da es sich um ein körpereigenes Protein handelt gibt es, wenn überhaupt, nur geringe Nebeneffekte.
Folgende Nebenwirkungen konnten beobachtet werden:
- Durchfall
- Gliederschmerzen
- Schwäche
- Schüttelfrost
- leicht erhöhte Temperatur
- depressive Verstimmung

Meistens kommt es nach der erstmaligen Einnahme zu einer leichten Erstverschlimmerung der bestehenden Symptome.

Wo wird GcMAF normalerweise in unserem Körper hergestellt?
Hauptsächlich in der Leber, der Niere und dem Darm. Aber es wird davon ausgegangen, dass es so ziemlich überall im Körper in kleineren bis größeren Mengen hergestellt wird. In einer geringen Dosis ist es sogar im Kolostrum („Vormilch") enthalten.

Wie wird GcMAF im Labor hergestellt?
Im Labor wurde ein Verfahren entwickelt, um GcMAF per Spenderblut aufzubereiten. Bei diesem Ansatz profitiert man davon, dass das so hergestellte GcMAF nicht von der Serum-Nagalase abgebaut werden kann.

Wie sieht eine Behandlung mit GcMAF aus?
Eine Therapieindikation für GcMAF KANN ein erhöhter Nagalasewert im Blut sein.

Die derzeit möglichen Einnahmeformen sind per:
- Cremes
- Tropfen

- Zäpfchen
- Joghurt
- Spritzen
- Infusion

Um genau sagen zu können, für welche Erkrankung, welche GcMAF-Aufnahme am besten geeignet ist, müssen noch viele Erfahrungswerte gesammelt werden. Vielleicht wird man, da jeder Mensch anders ist und dementsprechend anders reagiert, auch nie genaue Daten zur entsprechenden Therapieform und -dosierung erhalten. Manche Hersteller schwören einzig auf die intravenöse Darreichungsform, da bei allen anderen Aufnahmeformen das GcMAF zu schwach aufgenommen und/oder gleich zum größten Teil wieder über den Magen-Darmtrakt abgebaut wird.

Ich kenne Heilungsberichte, bei denen das GcMAF beim chronischen Fatigue Syndrom und der Lyme Borreliose in Form von Creme oder als Tropfen zum Erfolg führte.

Ich persönlich würde aber, wenn möglich, zu einer intravenösen Darreichungsform greifen, da hier das Mittel die größtmögliche Wirkung im gesamten Organismus entfalten kann.

Seit wann gibt es GcMAF?

Die Entdeckung des GcMAFs geht auf Dr. Nobuto Yamamoto zurück.[13] Die ersten Untersuchungen dazu begannen 1992 an der Universität von Tokushima. Weitere Japaner, wie Dr. Hitoshi Hori und Dr. Yoshihiro Uto haben GcMAF über zwanzig Jahre lang studiert.

GcMAF ist in Japan als Heilmittel erwerbbar. Auch in Deutschland kann man es erhalten. In Amerika dagegen wollen es die FDA und CDC nicht genehmigen. Hochaggressive Chemotherapeutika und Impfungen werden von der FDA und der CDC zugelassen. Dieses Mittel hingegen, welches wirksam ist, kaum Nebenwirkungen zeigt, zudem ein körpereigenes Protein ist und auch schon seit über zwanzig Jahren untersucht wurde, soll nicht zur Genesung von Krebs, Autismus und diversen anderen Erkrankungen mit beitragen, da es für die FDA und die CDC angeblich zu unsicher ist.[14]

Dr. Yamamoto (Studien aus 2008 und 2009) berichtete über spektakuläre Heilerfolge bei unterschiedlichen Tumoren. Es wurden Remissionsraten von hundert Prozent in Studien zur Behandlung von Prostatatumoren, Brusttumoren und sogar von AIDS beschrieben. Für den wissenschaftlich interessierten Laien mag es unglaublich klingen, dass es in Studien mit vielen Probanden Heilerfolge von hundert Prozent gibt. Man wäre ja schon froh, wenn man langfristig eine Erfolgsquote von vielleicht fünfzig Prozent bei allen Teilnehmern erreicht. So kam es, dass die Ergebnisse der klinischen Studien von Yamamoto mit einer gewissen Unseriosität behaftet waren. Doch seine molekularbiologisch-wissenschaftlichen Ergebnisse ließen sich überwiegend reproduzieren und sind somit wohl begründet.[15] Er injizierte GcMAF wöchentlich 100ng intramuskulär und berichtete von einer hundertprozentigen Heilungsrate bei all seinen Patienten - ohne Rückfälle - auch nach einer Beobachtungszeit von sieben Jahren kam es zu keinen Tumorrückfällen.

Andere Wissenschaftler (Fannon 2003 und Rehder 2009)[16,17], die sich noch einmal ausgiebig mit GcMAF beschäftigt haben, konnten bestätigen, dass GcMAF eine Substanz ist, die vom körpereigenen Immunsystem hergestellt wird und tatsächlich in der Lage ist Makrophagen zu stimulieren und einen Tumor zu attackieren.

Auf was sollte man bei einer Einnahme von GcMAF achten?

Auf einen ordentlich hohen Vitamin-D-Spiegel! Vitamin D ist ein Bindungsfaktor des Gc/DBP-Proteins. Daher auch der Name: Vitamin-D-Bindeprotein. Eine optimale Wirkung kommt also erst dann zustande, wenn eine hohe Vitamin-D-Versorgung vorliegt. Ist der Vitamin-D-Spiegel nicht ausreichend oder liegt ein Rezeptor-Antagonismus vor, der einen Anstieg des Vitamin-D-Spiegels verhindert, kann das GcMAF gar nicht oder nur sehr geringfügig wirken.

Die beste Vitamin-D-Einnahmequelle wäre die Sonne (ohne Sonnencreme!). Wenn dies nicht möglich ist, dann unbedingt supplementieren.

Die Mindestwerte von Vitamin D, um diversen Gesundheitsrisiken zu entgehen, lagen in den letzten Jahren nach unzähligen wissenschaftlichen Untersuchungen bei 30ng/ml.

Welche Werte als „optimal" bezeichnet werden können, ist noch nicht geklärt. Nach der am häufigsten vertretenen Expertenmeinung läge der Wert im Bereich zwischen 60 bis 90ng/ml - das entspricht so viel wie 150-225nmol/l.[18]

Um allerdings die beste Wirkungskraft von GcMAF ausschöpfen zu können, sollte der Vitamin-D-Spiegel ENORM ansteigen. Ich durfte wunderbare Ärzte auf einem wunderbaren GcMAF-Kongress in Bad Reichenhall kennenlernen, die bei Ihren Patienten einen kurzzeitigen Anstieg des Vitamin-D-Spiegels bis auf 700ng/ml erzeugen und solch einen Wert für die Behandlung mit GcMAF auch so weiterempfehlen.

Es ist sinnvoll seinen Vitamin-D-Spiegel im Serum kontrollieren zu lassen, bevor man mit der Einnahme von GcMAF startet. Vor allem dann, wenn es nicht gerade Hochsommer ist. Eine bis zu 2,5-mal bessere Wirkung kann das GcMAF entfachen, wenn der Vitamin-D-Wert stark erhöht ist. Also ran an die 700ng/ml.[19]

Wie kann ich erfahren, ob ich Nagalase in mir habe?
Es gibt Testverfahren, mit denen man die Nagalase-Aktivität im Serum bestimmen kann. Mittels einer Blutprobe kann man das Enzym isolieren und dessen Aktivität messen. So einen Test kann man z.B. in Heidelberg durchführen lassen bzw. über den Hausarzt eine Blutprobe dorthin einsenden. Für Privatpatienten erfolgt die Abrechnung nach der amtlichen Gebührenordnung für Ärzte. Der gesetzlich Versicherte muss die Kosten von ca. 75,- € selbst tragen.[20]

Fazit: Wie so ziemlich alles in diesem Buch habe ich natürlich auch GcMAF (in Form der Creme und intravenös) getestet. Damit es eine gute Wirkung zeigen kann, ist es unbedingt nötig, dass der Vitamin-D-Spiegel sehr hoch ist. Sonst werden Sie nur enttäuscht sein - von einem Mittel, das sowieso nicht gerade ein Schnäppchen ist. Und wir sprechen hier wirklich von Vitamin-D-Werten, die an die 700ng/ml heranreichen. Also seien Sie hier nicht zögerlich!

Bei mir hat GcMAF nicht das bewirkt, was ich mir erhofft habe. Aber da ich weiß, dass bei mir das Hauptproblem in einer starken Schwermetallbelastung liegt, kann GcMAF dieses Problem ja auch nicht wirklich beheben. Allerdings ist es auch nicht so, dass mir das GcMAF gar nicht geholfen hat. Es hat mich gesundheitlich weiter unterstützt und etwas vorangebracht. Vielleicht hätte ich es auch langfristiger einnehmen müssen. Aber da über dieses Mittel nicht viele Ärzte oder Heilpraktiker Bescheid wissen, ist es auch nicht leicht kilometerweit von A nach B zu fahren, um sich dieses Mittel zu besorgen, das zudem auch noch recht teuer ist.

Wer vor Ort leicht an dieses Mittel kommen kann, dem kann ich es durchaus empfehlen. Zumindest wäre es einige Versuche durchaus wert. Wenn man nach fünf bis sechs Infusionen (bei mir waren es ca. zehn) keine Besserung verspürt, sollte man meiner Meinung nach hier nicht unnötig Geld ausgeben, die Krankheitsursache nochmals überdenken und zu anderen, preiswerteren Möglichkeiten greifen.

Leider gibt es derzeit noch keine Möglichkeit GcMAF billiger zu produzieren, da es sehr aufwendig ist, aus dem DPB/GC-Protein ein wirksames GcMAF zu bilden. Zwar sind beim Gc-Protein im humanen Serum derzeit mindestens sechzehn Isoformen bekannt. Von diesen lässt sich allerdings nur eine zum GcMAF umsetzen.

Der Anteil der Isoform, die für die Herstellung von GcMAF benötigt wird, ist je nach Spender unterschiedlich. Der Herstellungsprozess ist sehr arbeitsintensiv, da je nach Spender eine entsprechende essentielle Analytik erfolgen muss und alle Isoformen voneinander getrennt werden müssen, weil nur eine der Isoform sich zu GcMAF umsetzen lässt.

Leider haben die CDC, die FDA und auch weitere große Pharmainstitute kein Interesse daran, die Entwicklung dieses Produktes fortzuführen.

Es ist immer das Gleiche: In wirksame Mittel wird seitens der Pharmaindustrie nicht investiert, sie werden nicht weiterentwickelt und erst recht nicht beworben. Chemotherapien und andere giftige Cocktails könnten durch GcMAF verdrängt werden und viele Menschen gesunden lassen. Genau dies wollen die Pharmakonzerne aber nicht! Denn ihr tagtäglicher Profit würde dadurch ins Wanken geraten, wenn es mehr und mehr gesunde statt kranke Menschen geben würde!

Dr. Bradstreet konnte bei autistischen Kindern anhand von GcMAF deutliche Erfolge erzielen! Dr. Dietrich Klinghardt, der Entgiftungsexperte aller Entgiftungsexperten, sagt: *„Mit GcMAF könnt ihr 80% aller Krebspatienten heilen.“*[21]

Verweise:

1. http://www.metavectum.de/de/gc-maf.html
2. https://www.ncbi.nlm.nih.gov/pubmed/22213287
3. https://www.ncbi.nlm.nih.gov/pubmed/24179708
4. http://www.thebigriddle.com/2015/12/murdered-holistic-doctors-discovered.html
5. www.disinfo.com
6. https://pro.inhresearch.com/THC-VANISHING-2COL-THL-PRO-LIFE-0115/LTHCS707?h=true
7. http://www.pravda-tv.com/2015/09/alternative-heilung-gcmaf-und-der-mysterioese- tod-von-14-aerzten-videos/
8. www.youtube.com/watch?v=oPv2tFEN5ss
9. https://politicalvelcraft.org/2015/07/25/gcmaf-8-dead-doctors-anti-vaccine-healing-you-may-call-me-a-conspiracy-theorist-if-i-may-call-you-a-coincidence-theorist/
10. https://www.washingtonpost.com/news/morning-mix/wp/2015/06/29/anti-vaccine-doctor-behind-dangerous-autism-therapy-found-dead-family-cries-foul/
11. http://www.vaccinetruth.org/dr-bradstreet.html
12. www.gcmaf.se/nagalase-blood-test/
13. http://gcmaf.timsmithmd.com/book/chapter/65/
14. http://healthyprotocols.com/2_nagalase.htm
15. http://www.cosomed.com/gcmaf/
16. https://www.ncbi.nlm.nih.gov/pubmed/12659668
17. https://www.ncbi.nlm.nih.gov/pmc/articles/PMC2786967/
18. http://www.vitamind.net/spiegel/
19. https://www.cosomed.com/
20. http://nagalase-test.de/fragen-und-antworten-nagalase-test/
21. http://docplayer.org/11348610-Gcmaf-human-group-specific-component-dbp- makrophagen-aktivierender-faktor-dr-martin-stoeppler-kaiserplatz-1-d-83435-badreichenhall.html

Alle weiteren Informationen stammen aus dem Fortbildungsseminar C3M (Consilium Dritte Meinung), vom 10. bis 11.Oktober 2015 in Bad Reichenhall

ZUM SCHLUSS

Die teure Krebsmittelvermarktung

Dr. Simoncini, der Begründer der Krebsbehandlung mit Bicarbonat, verwendet zur Behandlung der allermeisten Krebsfälle die von der US-Gesundheitsbehörde FDA für Herzinfarktfälle zugelassenen Laborverfahren und Behandlungsvorschriften für die intravenöse Verabreichung von Natriumbicarbonat. Angesichts der Tatsache, dass in den USA die fünfjährige Überlebensrate bei den von der medizinischen Zunft angewendeten Verfahren weniger als drei Prozent beträgt - während Dr. Simoncini eine Remissionsrate von neunzig Prozent, mitunter sogar für zwanzig Jahre für sich in Anspruch nehmen kann - sollten einige der fixen Ideen über die Behandlung von Krebs, die die „moderne“ Medizin pflegt, endlich auf der Müllhalde landen.

Warum also ändert man die Behandlungsweise nicht?

Backpulver, MMS, bittere Aprikosenkerne und andere natürliche Behandlungsmethoden sind kostengünstig. Dagegen lagen die Ausgaben der Krebsmedikamente im Jahr 2009 bei 75 Milliarden US Dollar und im Jahre 2014 bei 100 Milliarden US-Dollar. Dies ist im Fünfjahreszeitraum ein Anstieg um 33 Prozent. Experten rechnen bis 2018 mit einem Anstieg auf 147 Milliarden.

JA, was soll man sagen... es ist sehr traurig, dass das Geschäft mit der Hoffnung so lukrativ ist. Wie oft schon kamen Arzneimittel auf den Markt, wurden als Wundermittel angepriesen und wurden kurze Zeit später, aufgrund ihrer massiven Nebenwirkungen, wieder vom Markt genommen.

Mit jedem neu herausgebrachten (Krebs)Medikament weckt die Pharmaindustrie neue Hoffnungen im Patienten. Doch in keiner Weise korrelieren die Utopiepreise mit dem Nutzen dieser Arzneien. Die Preise spiegeln in den meisten Fällen lediglich das wider, was der Anbieter glaubt aus dem Markt herausholen zu können. Als Beispiel sei das Medikament Daraprim (Standardarznei u. a. bei Toxoplasmose) genannt. Es wurde über Nacht um 5.000 Prozent teurer. Martin Shkreli, einst als Hedge-Fonds-Manager hinter dem großen Geld her, hat sich als Chef der Firma „Turing Pharmaceuticals“ über Nacht landesweit den Zorn von Patienten, Ärzten, Krankenhäusern, Versicherungen und Präsidentschaftskandidaten zugezogen.

Sein Unternehmen erwarb im August die Lizenz für das seit 63 Jahren erhältliche Mittel „Daraprim“. Bis vor kurzem schlug es mit 13,50 Dollar zu Buche. Der 32-jährige Shkreli hat den Preis innerhalb kurzer Zeit auf 750 Dollar angehoben - pro

Pille. Den Preisaufschlag von über 5.000 Prozent „entschuldigte" er bei Fernseh-Auftritten im Schnodderton so: *„Daraprim sei eben viel zu billig gewesen. Seine Firma wolle sich am Markt für Biomedizin etablieren und neue Medikamente entwickeln. Dafür braucht man nun mal Geld."*[4]

Der New Yorker Onkologe Prof. Leonard Saltz sagt, dass ein Milligramm eines neuen Krebspräparates viertausendmal mehr kostet als die gleiche Menge Gold.

Diejenigen, die sowieso schon Geld ohne Ende haben, bekommen mehr und mehr. Die Kohle fließt in unnütze Medis. Und dort wo es tatsächlich benötigt wird, wie z.B. für Krankenhauspersonal und ambulante Versorgung, da muss dann eingespart werden.

Was FDA, CDC und sonstige Pharmaindustrien zu ihren Gunsten benötigen, sind Sie als kranker Mensch. Ja, genau Sie, lieber einzelner Leser! Wo bleibt für die Pharmakonzerne der Anreiz Gesundheit zu fördern? Meistens wird die Forschung ja von der Pharmaindustrie unterstützt, mit dem Ziel, viel Profit für ihre Aktionäre herauszuholen. Das heißt, es ist auch Ziel, viele patentierte Mittel zu produzieren und schließlich auch wieder loszuwerden. Wenn die Pharmaindustrie also die Forschung finanziert, ist es kein Wunder, dass die Medizin dieser Forschung Glauben schenkt und denkt, es wären die einzigen Möglichkeiten.

Ich möchte darauf hinweisen, dass alle hier im Buch genannten Therapieoptionen kein Heilversprechen abliefern. Ist jemand durch bittere Aprikosenkerne vom Krebs genesen, muss dies nicht für Sie gelten! Mit all den, in diesem Buch, aufgezeigten Behandlungsmöglichkeiten bei Krebs, geht es mir vor allem darum, dass Sie sehen können, wie viele Methoden zu einer Befreiung von Krebs möglich sind - ohne, dass Sie sich mit einer Chemo Ihr eigenes Grab schaufeln. Und hier sind auch nur ein paar Therapieoptionen aufgelistet - diejenigen, die mir eben am Wichtigsten erschienen. Es gibt aber auch noch viele weitere Möglichkeiten, wie Sie sich vom Krebs befreien können. Mit weit mehr als fünf Jahren Überlebenszeit und ohne chemotherapeutische Mittel und dementsprechend auch ohne diese starken, ekelhaften Nebenwirkungen.

Krebs muss individuell betrachtet werden! Suchen Sie für eine Behandlung einen ganzheitlichen Arzt oder Heilpraktiker auf. Und das Wichtigste: Suchen Sie sich selbst auf.

Was benötigen Sie, damit es Ihnen besser geht? Was stresst Sie? Was sind Ihre Träume und Ziele? Sie selbst kennen sich am besten! Fangen Sie an, die Verantwortung für Ihre Gesundheit - für ihr Leben zu übernehmen. Der primäre Entstehungsfaktor für Krebs ist Stress. Besonders emotionaler und geistiger Stress! Vor allem aber auch Umwelttoxine, wie z.B. Quecksilber aus Amalgam-Zahnfüllungen oder Impfungen.

Impfungen enthalten eine Menge Schwermetalle (Thiomersal - zu fünfzig Prozent eine Quecksilberverbindung, viel Aluminium, Arsen, usw.), die der Körper nicht wirklich ausscheiden kann. Aluminium ist zwar ein Leichtmetall, reiht sich aber sprachgebräulich unter die Schwermetalle ein, weil es ein so hochtoxisches Metall ist.

Die Meisten wissen über die krebserregende Gefahr von Aluminium Bescheid, man will es daher nicht in der Nahrung, nicht in Deos oder sonstiger Kosmetik. Bei oraler Aufnahme kann der Körper durch seine Schutzbarrieren, u. a. die Schleimhäute und den Magen-Darm-Trakt allerdings fast das gesamte (ca. 99%) Aluminium wieder ausscheiden.

Per Injektion in das Muskelgewebe - also durch Impfung - wird Aluminium jedoch zu 100 Prozent vom Körper aufgenommen. Hier liegen keine Schutzbarrieren vor. Schließlich zirkuliert das Gift in unserem Körper umher, verteilt sich auf unsere Organe und gelangt auch in unser Gehirn.[2,3]

In Sachen Impfungen wird die Gefahr des Aluminiums von diversen „Gesundheits“behörden fahrlässigerweise vollkommen ignoriert. Kleinkinder haben noch keine voll ausgereifte Blut-Hirn-Schranke - Schwermetalle können also noch schneller eindringen. Auch die Organe müssen erst langsam vollständig ausreifen. Die kleinen Nierchen benötigen Monate oder sogar die ersten zwei Lebensjahre bis zu ihrer kompletten Entwicklung.[4]

Nicht ohne Grund darf bei Nierenpatienten dem Dialysewasser kein Aluminium mehr beigemischt werden - so wie es früher der Fall war. Die Folge waren Demenz, Enzephalopathien, Knochen- und Muskelschmerzen, Erschöpfungszustände, Knochenerweichungen, usw.[5]

Wir dürfen nicht vergessen, dass Säuglinge quasi wie Nierenkranke sind.

Wenn Ihr Kind gesund auf die Welt kommt und plötzlich Leukämie entwickelt, so überdenken Sie den krassen Impfwahn (36 Impfungen in den ersten zwölf Lebensmonaten!), mit all dem vielen Aluminium, dem Formaldehyd, dem Thiomersal, den Antibiotika, usw. Wenn Nieren, Leber, Milz, die Nervenstrukturen, das Gehirn und vieles mehr in der Aufbauphase sind, ist der Organismus eines sich entwickelnden Kleinkindes total überfordert und nicht imstande all diese Gifte wieder auszuscheiden. Impfungen machen krank und dumm! Kein Mensch oder Tier kann von Schwermetallen, Phenol, Formaldehyd, abgestorbenen Feten, Waschmittel Tensiden, usw., profitieren.

Umwelttoxine (Impfungen, Amalgam, Glyphosat, Rauchen, Fluorid, Aspartam, Handystrahlungen, etc.) übersäuern durch die Gifte unser Körpermilieu und sind außerdem krasse Nährstoffräuber. Daraus folgt Energiemangel und dieser Energiemangel wiederum sorgt dafür, dass wir weniger belastbar sind → Stress → zu wenig Sauerstoff im Körper/Übersäuerung → diverse Krankheiten entstehen, darunter auch Krebs!

Diese ganzen giftigen Behandlungstherapien aus schulmedizinischer Sicht, ergeben für unsere Gesundheit überhaupt keinen Sinn. Da brauchen wir uns absolut nicht wundern, wenn gerade mal zwei bis drei Prozent aller Betroffenen den Krebs nach der Chemotherapie überleben - gemessen an einem Überlebenserfolg von fünf Jahren. Mann, oh mann, dass sind echt Peanuts!! Wer will sich so etwas geben?

Und sehen Sie sich doch mal die „ehemaligen" Krebspatienten an, die in dieses zwei- bis dreiprozentige Heilungsregister fallen. Fünf Jahre Überlebens"erfolg", und nach sechs bis sieben Jahren kehrt der Krebs fast immer aufs Neue zurück.

Krebs, sowie alle anderen Krankheiten (ausgenommen Unfälle) können nur auf einem bestimmten Nährboden gedeihen. In der Natur kann auch kein Edelweiß im Sumpf wachsen und kein Schilf auf Fels.

Der Nährboden muss geändert werden

Es gilt, dieses sumpfige, saure, vergiftete Milieu gesund zu machen. Dies kann nur durch eine Ursachenfeststellung, eine dementsprechende Ursachenbeseitigung, eine Entgiftung und durch biologisch stärkende Mittel, sowie eine aufbauende Lebensweise funktionieren.

NUR SO kann Ihr Immunsystem gestärkt werden! Denn Krebs ist eine Erkrankung des Immunsystems! Chemotherapeutika, in Form von kleinen Atombomben, die in

Ihren Körper eingelassen werden, können nicht funktionieren. Das Immunsystem des Körpers ist bei einer Krebs- oder chronischen Erkrankung bereits extrem geschwächt. Ihr Körper weist einen enormen Energiemangel auf. Da haben hochtoxische Zytostatika nichts zu suchen, um diesen Zustand noch weiter zu verschlechtern!

Fragen Sie mal Ihren Arzt, ob er sich mit Chemo behandeln lassen würde? Die meisten Ärzte nicht!

Und klar, dass Ärzte anfangs, nach einer gegebenen Krebsdiagnose immer gleich behaupten können, wie wenige Monate Sie noch zu leben haben. Ärzte haben Ihre Erfahrungen gemacht und wissen, wie hochaggressiv sich eine Chemotherapie in Ihrem Körper verhält und dass diese Sie schließlich früher oder später zerlegt.

Die schulmedizinischen Maßnahmen gegen Krebs sind kontraproduktiv! Das Immunsystem ist das Wichtigste in uns, damit wir wieder regenerieren können. Statt dieses zu fördern - durch genügend Maßnahmen, die zur Verfügung stehen - wird es kontinuierlich mit Senfgasen bombardiert. Dadurch geraten unsere Abwehrkräfte noch mehr ins Defizit. Es ist doch eigentlich recht simpel zu begreifen, dass solch eine Behandlungsweise nicht erfolgreich funktionieren kann.

Die Wissenschaft könnte schon längst auf einem anderen Stand sein. Dennoch wird mit dem „bewährten Konzept" weitergemacht, da sonst ihr Geschäftsmodell und ihre Arbeitsplätze in Gefahr wären. Fortbildungsveranstaltungen werden daher sehr häufig von der Industrie selbst gesponsert.

Und wenn Sie meinen, es sei hier unethisch über Geld zu reden, dann meine ich, es ist unethisch, wenn wir genau dies nicht tun. Krebs ist ein Milliardengeschäft. Damit wird nicht der Mensch, sondern die Wirtschaft gesund erhalten.

Für Chemotherapien werden jährlich hundert Milliarden US-Dollar ausgegeben. Auf der Suche nach neuen Chemikalien zur Behandlung werden noch viele weitere Milliarden Dollar ausgegeben. All dieses Geld könnte wesentlich sinnvoller investiert werden. Dort, wo es wirklich nötig wäre. Denn Krebs ist schon lange ohne viel Geld heilbar und definitiv ohne Chemotherapien, Bestrahlungen oder sonstigen Giftstoffe.

Unser Körper besitzt enorme Selbstheilungskräfte. Hat man die richtige Richtung gefunden an der es fehlt oder mangelt, braucht es oft nur einen kleinen Anstoß, damit der Körper selbst in der Lage ist, sich zu regulieren und zu heilen. Der Weg zu einer Heilung kann manchmal blitzschnell verlaufen. Da sich das Krebsleiden jedoch meist nicht von heute auf morgen manifestiert, ist auch ein dementsprechender, konsequenter, individueller Behandlungsweg erforderlich.

Passen Sie auf mit Ärzten und Therapeuten, die nur an einem Behandlungskonzept gegen den Krebs festhalten. So etwas ist grob fahrlässig.

Es kann absolut nicht sein, dass Millionen von Menschen unfair abgeschlachtet werden und unnötig an Krebs sterben müssen. Vor allem kleine Kinder haben so etwas nicht verdient. Liebe LeserInnen, wachen Sie bitte auf. Seit Jahrzehnten wird in der Krebsforschung geforscht. Wieso kriegen diese Forscher, die mit Milliardengeldern für diese Forschungszwecke unterstützt werden, kein Behandlungskonzept auf die Reihe, das besser wirkt als ihre zwei- bis dreiprozentige Heilungsrate durch die Chemotherapie?!

Anstatt, dass die Todesfälle durch Krebs abnehmen - nach zig Jahren der Forschung, mit zig Milliarden - gibt es stattdessen immer mehr Krebstote. Und das von Jahr zu Jahr. Echt aufbauend. In Kalifornien können Ärzte sogar ihre Ärztelizenz verlieren (gesetzlich geregelt), wenn sie Sie mit etwas anderem behandeln als Operation, Bestrahlung und Chemotherapie.

1966 sagte Otto von Warburg: *„Es gibt keine Krankheit, deren Ursache besser bekannt ist als die von Krebs.“*[6] ***„Keine Krankheit kann in einem basischen Milieu existieren, nicht einmal Krebs.“***[7]

Die ganzen pharmazeutischen Konzerne wollen Medikamente verkaufen; sie wollen keinen natürlichen, erfolgreichen Weg zur Krebsbekämpfung finanzieren. Man kann kein Geld damit verdienen, indem man den Menschen erzählt, sie müssten mehr schlafen, mehr Wasser trinken, Sonnenlicht tanken, sich gesünder ernähren, mehr bewegen und ihrem Instinkt folgen. Denn all das ist kostenlos.

Pharmazeutische Unternehmen hofieren Ärzte, indem sie ihnen teure Geschenke kaufen, ihnen wunderschöne Reisen bezahlen; man bietet ihnen Aktienoptionen des Unternehmens und jede Menge Vergünstigungen.

Bevor Sie so stark Ihrem Arzt vertrauen, vertrauen Sie sich selbst, achten Sie auf Ihren Instinkt und Ihr Wohlbefinden. Denn das können nur Sie selbst und nicht Ihr Arzt oder irgendjemand sonst.

Vor allem seelische Konflikte wird Ihr Arzt bestimmt nicht für Sie lösen können. Alles was Sie brauchen und wollen, befindet sich bereits in Ihnen selbst. Nur Sie können in Ihrem Seelenleben nach Lösungskonzepten streben.

Lieben Sie Ihren Körper und geben Sie ihm Gutes! Nur so kann Ihr Körper frei von Giften/Übersäuertem werden und Energie aufbauen. Lassen Sie sich hingegen Strahlen- und Chemobomben einflößen, wird Ihr Körper mehr und mehr übersäuern und Gifte im Organismus einlagern. Und was ist das Resultat daraus: Sie werden noch saurer, cellulitiger, dümmer, genervter, gestresster, unzufriedener und der Krebs kommt stärker zurück denn je. Zum allerallergrößten Teil bringen die giftigen Medikamente den Menschen um und nicht der Krebs selbst. All die Menschen, die den Krebs mit Chemo überlebt haben, haben ihn nicht wegen der Chemo überlebt, sondern trotzdem.

Bis ein Krebs überhaupt per Röntgenstrahlung festgestellt werden kann müssen mindestens sieben Jahre vergehen. Also kriegen Sie nicht die Panik, wenn Ihr Arzt meint, man müsse nach einer Tumordiagnose plötzlich eine Blitzoperation durchführen. Sie werden nicht von heute auf morgen sterben. Das ist nur Angst- und Panikmacherei vonseiten der Industrie, damit man Geld mit Ihnen scheffeln kann. Also macht man Schnipp-Schnapp, Chemo - und Haare ab.

Alle medizinischen Ärzte wurden von den Chemikern Rockefellers und deren Nachfolgern ausgebildet. Die Medien werden von den Pharmakonzernen mit hohen Summen bezahlt und das Publikum, die breite Masse, lässt sich irgendwann von diesem ganzen Blödsinn einlullen. Wir werden einer Gehirnwäsche unterzogen, weil wir tagtäglich damit konfrontiert werden. Aber das muss noch lange nicht heißen, dass es dann tatsächlich stimmt!

Meinen Sie eine Tablette kann Ihre Probleme, Ihre Konflikte, die Kausalität Ihrer Erkrankung beseitigen? Wenn mir ein großer schwerer Betonstein auf den Fuß gefallen ist, kann ich eine ganze Palette an Schmerztabletten in mich hineinfressen; aber was bringt´s? Erst wenn ich die Ursache am Schopf packe und den Stein von meinem Fuß entferne, ist das Problem dauerhaft beseitigt.

Medikamente kaschieren nur die Symptome. Die eigentliche Krankheit ist aber noch tief in Ihnen drin. Der Arzt lebt von Ihren Krankheitssymptomen. Erwarten Sie also nicht so viel von ihm.

Wenn es Ihnen selbst nicht an gutem Willen mangelt, stehen Ihnen viele Mittel zur Verfügung, um eine optimale Gesundheit zu erlangen!

Zwar ging es in diesem Buch um die möglichen Entstehungsfaktoren von Krebs und um mögliche Behandlungsoptionen dagegen, diese sind aber auch für viele andere Krankheiten gültig, vor allem für chronische Erkrankungen. Chronische Erkrankungen sind ursächlich auch Mangelerscheinungen (Mangel an Hoffnung, Mangel an Träumen und Zielen, Mangel an Selbstvertrauen, Mangel an Selbstbewusstsein, Mangel an Selbstliebe, Mangel an Nährstoffen), durch emotionalen, geistigen und physischen Stress verursacht und auch umwelttoxisch bedingt.

VERWIRKLICHEN SIE SICH,
HÖREN SIE AUF IHREN INSTINKT
&
GÖNNEN SIE IHREM KÖRPER NUR DAS BESTE!

Verweise:

1. http://www.otz.de/web/zgt/politik/detail/-/specific/Preis-Explosion-um-5000-Prozent-Arznei-Skandal-wird-Thema-im-US-Wahlkampf-911350629
2. https://www.ncbi.nlm.nih.gov/pmc/articles/PMC2819810/
3. http://articles.mercola.com/sites/articles/archive/2015/03/31/aluminum-vaccines.aspx
4. Prof. Dr. H. Meier, Dr. R. Kaiser, M.D. C. R. Moir - Schmerz beim Kind
5. S. Humphries – Das Geschäft mit den Impfungen, DVD
6. http://www.die-welt-ist-im-wandel.de/Otto-Warburg-Victoria-Boutenko.htm
7. http://www.postswitch.de/wissenswertes/in-einem-basischen-koerper-kann-es-keinen-krebs-geben.htm

ÜBER DIE AUTORIN

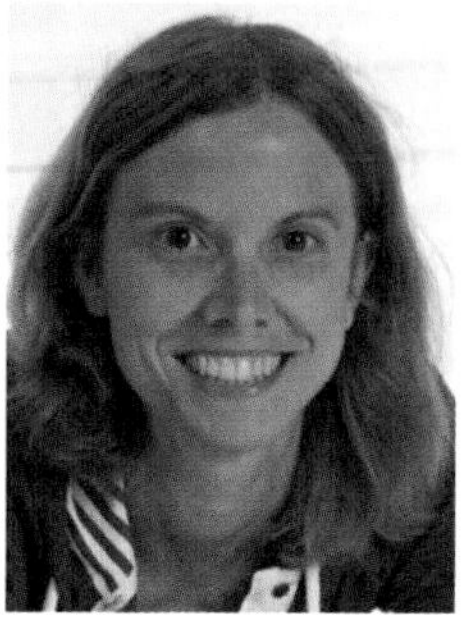

Christine Reichel

Wurde 1986 geboren und lebt mit ihrem Mann und Sohn in der Fränkischen Schweiz.

Die gelernte Physiotherapeutin arbeitete bis zu ihrer Erkrankung u.a. in einer Praxis, einer Klinik und einem Fitnessstudio. Zur Zeit macht Sie eine Ausbildung zur Heilpraktikerin.

2010 erkrankte Sie schwer am chronischen Erschöpfungssyndrom. Für die konventionelle Medizin gilt dieses zumeist als unheilbar. Auch die Ursache dieser Erkrankung ist aus Sicht der Schulmedizin bis heute weitestgehend unklar.

Doch mit einer derart niederschmetternden Diagnose - ein Leben lang nur Schmerzen und im Bett liegen - wollte sie sich nicht abfinden. Immer mit dem Ziel vor Augen „Ich werde beweisen, dass ich und diese Krankheit heilbar sind“, begann sie sich mit vielen Heilmethoden zu befassen und an sich auszuprobieren.

Alles, was Sie in diesem Buch lesen können, hat sie an sich selbst getestet.

In ihr ist ein starker Drang dieses Wissen, was Krankheit, v.a. aber, was Gesundheit und das Leben allgemein anbelangt, weiterzugeben. Ihr brennendes Bedürfnis, das Lebensgefühl möglichst vieler Menschen zu verbessern und Ihnen die Ängste vor Ihrer Krankheit zu nehmen, veranlasste sie dieses Buch zu veröffentlichen.

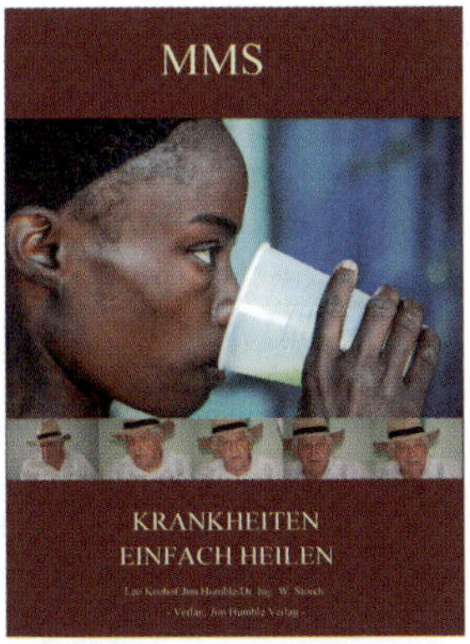

MMS

KRANKHEITEN EINFACH HEILEN

Leo Koehof

Unser MMS-Bestseller: mehr als 20.000 verkaufte Exemplare innerhalb eines Jahres.

Nach der ersten Auflage von Jim Humbles Buch „MMS Der Durchbruch“ im Jahre 2007 hat Jim Humble nicht still gesessen, sondern die Anleitungen von MMS weiterentwickelt. In diesem Buch, in dem Jim Humble als Co-Autor mitgearbeitet hat, finden Sie die neuesten Anleitungen und Anwendungsverfahren mit MMS, einfach und detailliert beschrieben und mit vielen Fotos illustriert.

Jim Humble sagt zu diesem Buch:

Leo Koehof, der Autor dieses Buches, hat viel Zeit mit mir in verschiedenen Ländern dieser Erde verbracht. Zunächst besuchte er mich für eine Woche in Malawi, Ostafrika, wo er Zeuge wurde, wie wir dort in einer Klinik viele Menschen mit MMS von Krankheiten wie HIV/AIDS und ihren vielen Begleiterkrankungen heilten. Obwohl er in Mozambique schon viele Menschen mit MMS behandelt hatte, besuchte er mich in der Dominikanischen Republik, um an meinem ersten Seminar über MMS teilzunehmen.

Obwohl MMS einfach in der Anwendung ist, ist dennoch ein solides Wissen notwendig, Leo hat in diesem Buch die verschiedenen Anwendungsbereiche und Anleitungen von MMS in einer einfachen aber präzisen Sprache verfasst, die auch für Laien verständlich ist ….
Jim Humble

ISBN: 978-90-8879-0-027 * Hardcover * 178 Seiten

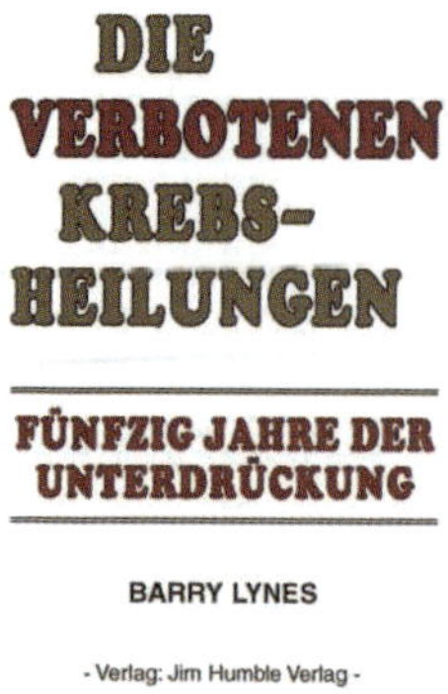

DIE VERBOTENEN KREBSHEILUNGEN

FÜNZIG JAHRE DER UNTERDRÜCKUNG

Barry Lynes

„Barry Lynes ist einer der wichtigsten Medizinjournalisten in unserem Land. Mit Unterstützung von John Crane, einem langjährigen Freund und Assistenten von Roy Rife, hat Barry ein Meisterwerk geschaffen ... Die Ursache für Krebs und die Möglichkeit der Heilung waren bereits in den dreißiger Jahren bekannt. Dieses Geschenk an die Menschheit wurde all diese Jahre von den Mächtigen innerhalb der Medizin und der Pharma-industrie unterdrückt. Wir sollten Barry dabei helfen, Rifes großartige Arbeit wieder in Erinnerung zu rufen.“
Dr. med. Roy Kupsinel.

„Ein faszinierender Bericht über ein engagiertes wissenschaftliches Genie, das eine Ursache und eine Heilung für den Krebs gefunden hat – und die Geschichte der mächtigen Männer, die versuchten, den Menschen und seine Arbeit zu vernichten.“
Dr. med. Alan Cantwell.

„Ich halte dieses Buch für überragend – viel besser als alles, was wir Wissenschaftler schreiben könnten... Ich habe erst vor Kurzem vom Mikroskop von Rife erfahren... Ich bin wirklich froh, dass es nicht ganz verloren ging. Wir sollten alles tun, was in unserer Macht steht, um diese Sache zu unterstützen. Ich bin dem Autor dieses Buches wahnsinnig dankbar.“
Dr. phil. Florence B. Seibert.

ISBN: 978-90-8879-0-829 * Hardcover * 182 Seiten

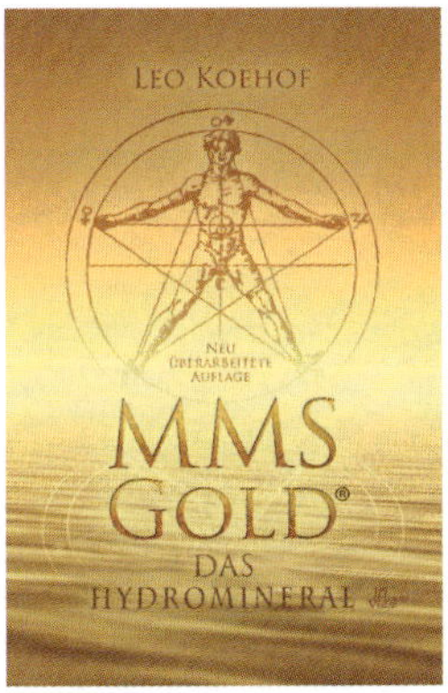

MMS-GOLD®

Das Hydromineral

Leo Koehof

Anwendungsmöglichkeiten von MMS-Gold®

Mineralstoffe spielen eine essenzielle Rolle in zahlreichen lebenswichtigen Prozessen im Organismus. MMS-Gold® präsentiert eine vielseitige Kombination von über 60 Mineralstoffen und Spurenelementen in flüssiger, ionischer Form.

Diese spezielle Form ermöglicht es dem Körper, die Mineralstoffe direkt über die Haut aufzunehmen.

Unterstützung des Stoffwechsels und Prävention

Die in MMS-Gold® enthaltenen Mineralstoffe sind entscheidend für die Förderung eines reibungslosen Stoffwechsels. Sie dienen als Grundlage für optimale Körperfunktionen und können dazu beitragen, möglichen ernährungsbedingten Defiziten vorzubeugen, die in Verbindung mit bestimmten gesundheitlichen Leiden stehen könnten.

Die Vorzüge von MMS-Gold®
- Unterstützung der Zellaktivität
- Ausscheidung unerwünschter Stoffe
- Wasseroptimierung
- Vollständige Spurenelement-Palette
- Positive Effekte auf den Körper
- Steigerung der Sauerstoffzufuhr und Nährstoffaufnahme
- Anregung der Zellaktivität
- Bei oxidativem Stress
- Tiefgreifender Wasserwechsel
- Verbesserung enzymatischer Funktionen
- Positiver Einfluss auf Hormone

Medizinischer Haftungsausschluss für MMS Gold® Hydromineralien.

ISBN: 978-90-8879-0-348 * Hardcover * 170 Seiten

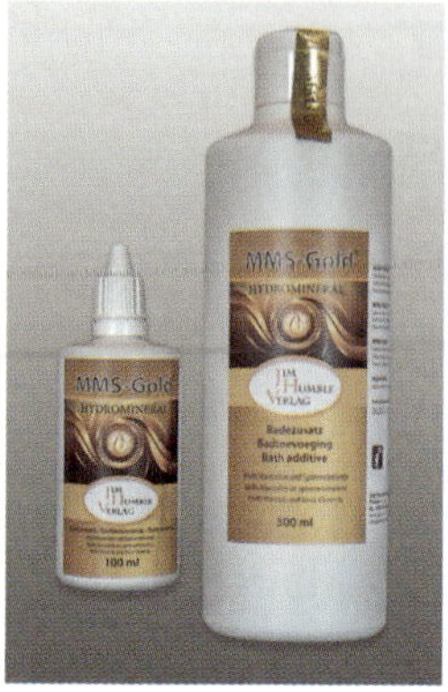

MMS-GOLD® -
HYDROMINERAL

BADEZUSATZ

In der Badewanne: geben Sie 2 bis 3 Esslöffel in ein Bad. Lassen Sie sich bis tief in die Poren reinwaschen. Sie werden staunen, wie rein sich Ihre Haut nach einem MMS-Gold-Bad mit Supermineralien anfühlt. Ein MMS-Gold-Bad ist sehr empfehlenswert bei Hautleiden, Erkältung, Heuschnupfen, Augenleiden, Problemen mit den Luftwegen. Reinigen Sie zuvor Ihre Badewanne, damit die Minerallösung sich nicht mit Unreinheiten verbindet.

Erhältlig als:
1400077 100 ml
1400078 500 ml

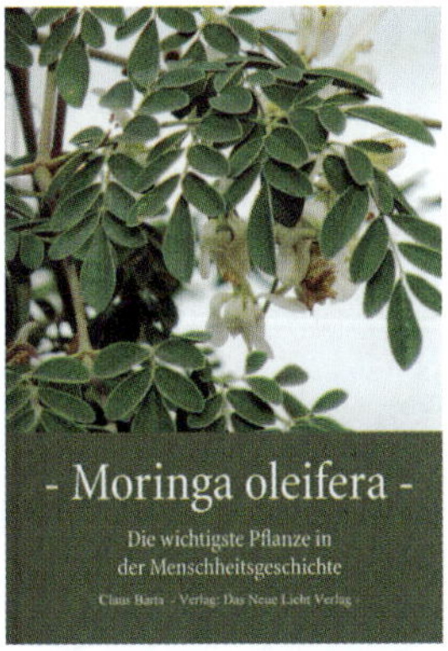

MORINGA OLEIFERA

Die wichtigste Pflanze in der Menschheitsgeschichte

Claus Barta

Der Autor Claus Barta hat nach jahrelangen und akribischen Recherchen über Moringa Oleifera ein großartiges Sammelwerk über diesen Außergewöhnlichen „Wunderbaum“ zu Stande gebracht.

Dieses Buch hat als Sach-, Fach-, und Lehrbuch bei Ärzten, Heilpraktikern und Nahrungswissenschaftlern große Begeisterung und Faszination ausgelöst.

Durch die einfache und sorgfältige Art der Erläuterungen und die vielen schönen Fotoaufnahmen des Moringabaumes ist dieses Buch auch geeignet für Laien und all diejenigen, die sich aus Interesse gerne mit dem Thema Nahrung und Gesundheit befassen möchten.

Gab es im Jahre 2008 im Internet noch keine deutschsprachigen Infor-mationen über Moringa Oleifera, so können Sie heute schon vieles über diese Pflanze finden. Immer wieder hören wir die gleiche Frage: „Warum habe ich nicht eher von Moringa gehört?“ Vielleicht ist für Sie der Name „Moringa“ auch noch ein Fremdwort. Unser Rat: Lesen Sie das Buch „Moringa Oleifera - Die wichtigste Pflanze in der Menschheitsgeschichte“, und lassen auch Sie sich von der wundervollen Heilkraft der Natur inspirieren.

Dank einiger engagierter Personen, wobei auch der Name von Prof. Dr. Klaus Becker nicht fehlen darf, konnte Moringa Oleifera in weniger als zwei Jahren bei einer großen Zahl von gesundheitsbewussten Menschen in Deutschland bekannt werden.

ISBN: 978-90-8879-0-133 * Softcover * 368 Seiten

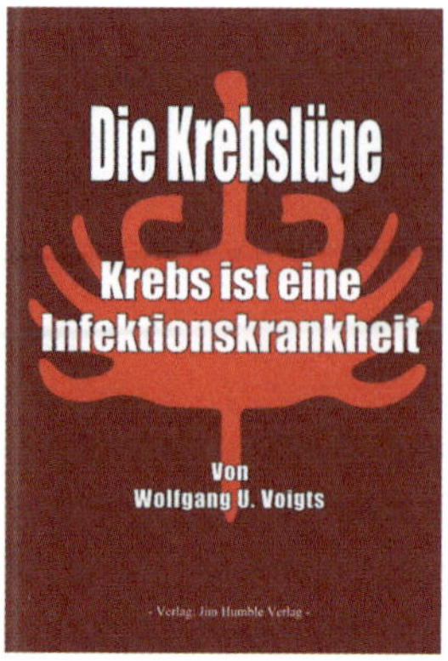

DIE KREBSLÜGE

Krebs ist eine
Infektionskrankheit

Wolfgang U. Voigts

In diesem Buch von Wolfgang U. Voigts lernen Sie die Erkrankung Krebs als ein Perpetuum Mobile kennen, das durch die „Chemie-Pharma" nach dem Zweiten Weltkrieg entwickelt und bis zum heutigen Tag bewusst aufrechterhalten wurde.

Durch Fehlinformationen und Lügen wurde ein manipuliertes falsches Krankheitsbild erzeugt. Mit Beherrschung der Medien und Ausbildung eines gewaltigen Netzwerkes wurde dieses falsche Krankheitsbild weiter verbreitet.

Schon seit nahezu hundert Jahren sind die Zivilisationskrankheiten der Menschen ein lukratives Geschäft für die Pharma-Industrie. Diejenigen, die in diesem Geschäft die Fäden ziehen, sehen ihr Einkommen nicht gerne geschmälert. Krebs ist dabei eine der lukrativsten Quellen, die man auch weiterhin ausbeuten will.

Als Wissenschaftler und „Krebskranker" auf der Suche nach Heilung wurde er schnell mit den Widersprüchen der Medizin bzgl. dieser und anderer Zivilisationskrankheit konfrontiert und fing an, unkonventionelle (Aus-)Wege zu suchen. Er wusste, den Krebs zu stoppen und den Körper ohne jegliche pharmazeutische Therapie, nur mit natürlichen Mitteln, zu heilen.

Die Krebslüge ist ein empfehlenswertes Buch für alle, die mit der Krebskrankheit konfrontiert sind, aber auch für all diejenigen, die sich vor solch einer Diagnose schützen wollen.

ISBN: 978-90-8879-0-234 * Softcover * 308 Seiten

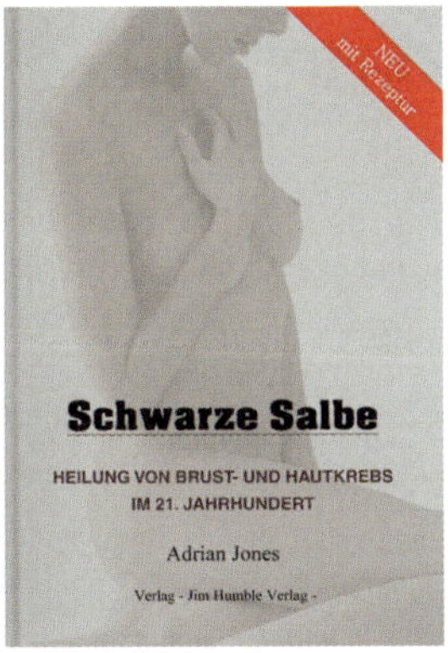

SCHWARZE SALBE

HEILUNG VON BRUST- UND HAUTKREBS IM 21. JAHRHUNDERT

Adrian Jones

Die Schwarze Salbe ist eine neu entdeckte, aber altbewährte „Salbe", die leider in Vergessenheit geraten ist. Bei dem Wort „Salbe" denkt man sofort an eine medizinische Creme zur Behandlung von Hautkrankheiten. Bei der „Schwarzen Salbe" handelt es sich jedoch um eine Diagnosemöglichkeit, ob Sie Krebs haben oder nicht.

Tragen Sie die „Schwarze Salbe" einfach für 24 Stunden auf die vermutete Krebsstelle auf. Danach können Sie die Salbe mit warmem Wasser abwaschen.

Die meisten Menschen spüren die ersten Tage nichts. Der Nachweis, ob es sich um vermuteten Brust- oder Hautkrebs handelte, vollzieht sich oft in der Tiefe des Gewebes. Innerhalb von ca. 14 Tagen fällt das Krebsgeschwür aus der Haut heraus. Nun wissen Sie, dass es sich um einen bösartigen Tumor handelte.

Differenzierung:
Hat sich ein Krebsgeschwür gebildet, dann werden die Krebszellen von der gesunden Haut getrennt, und das kranke Gewebe löst sich und fällt aus der Haut heraus.

Lesen Sie alles dazu in diesem ungewöhnlichen Buch!

ISBN: 978-90-8879-0-218 * Softcover * 194 Seiten

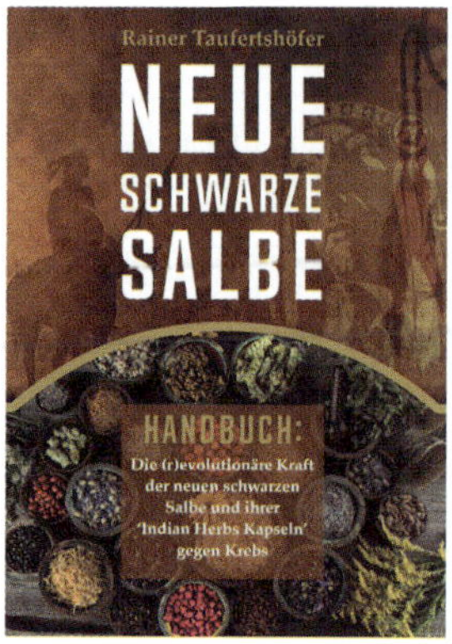

NEUE SCHWARZE SALBE

HANDBUCH:

Die (r)evolutionäre Kraft
der neuen schwarzen
Salbe und ihrer
'Indian Herbs Kapseln'
gegen Krebs

Rainer Taufertshöfer

Warum dieses Buch unverzichtbar ist:

- Tradition trifft Innovation: Eine einzigartige Symbiose aus jahrzehntelanger Expertise und bahnbrechender Forschung.
- Wissenschaftlich fundiert: Gestützt auf 68 renommierte Studien diverser Fachbereiche.
- Speziell ausgerichtet: Ideal für Menschen, die sich nicht ausschließlich auf konventionelle medizinische Ansätze verlassen möchten.

Was Sie im Buch erwartet:

- Vielfältige Einsatzmöglichkeiten: Natürliche Therapieansätze für äußere und innere Anwendungen.
- Wirkstoff-Portfolio: Tiefgehende Analysen zu Graviola, Chaparral, Kanadische Blutwurz und weiteren potenten Naturstoffen, ergänzt durch Erkenntnisse zu ihrer synergistischen Wirkung.
- Kapitelstruktur: Von kritischen Vergleichen zwischen Schulmedizin und Naturheilkunde bis hin zu leicht verständlichen Studienzusammenfassungen.

Ausgewählte, aussagekräftige Fotografien veranschaulichen die präsentierten Herstellungsverfahren und Anwendungsprotokolle.

- Bonusmaterial: Eine wissenschaftliche Abhandlung über Irisdiagnose, ergänzt durch eindrucksvolle Fotografien.

ISBN: 978-90-8879-6-333 * Hardcover * 200 Seiten

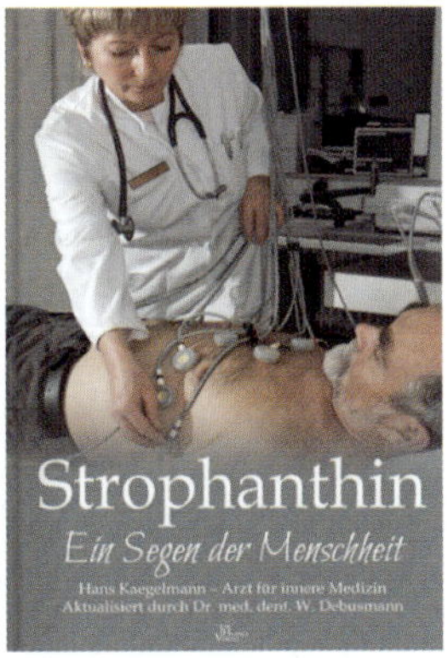

STROPHANTHIN

Ein Segen der Menschheit

Hans Kaegelmann - Arzt

Seiner Meinung nach sind mit der präventiven peroralen Medikation von Strophanthin fast alle so genannten Herzreinfarkte und Angina-Pectoris-Beschwerden vermeidbar.

Doch leider wurde, wie viele andere natürliche Heilmittel, auch dieses hochwirksame natürliche Medikament durch wirtschaftliche Interessen der Pharma-industrie stillschweigend vom Markt verdrängt. Das Ergebnis ist, dass seitdem weltweit viele Menschen in einer Größenordnung unvorstellbaren Ausmaßes qualvoll und unnötig an Herzkrankheiten leiden und am Herzinfarkt sterben. Auch heute noch können viele Ärzte und Tausende Patienten die segensreiche Wirkung von Strophanthin bestätigen.

Die durch die Weltgesundheitsorganisation (WHO) statistisch belegte Pandemie der Herzinfarkte und übrigen Herzkrankheiten wird somit künstlich am Leben gehalten und könnte, laut Aussage des Arztes und Wissenschaftlers Hans Kaegelmann, bei der richtigen Anwendung von Strophanthin in kurzer Zeit beendet sein.

In diesem Buch informiert Hans Kaegelmann auf eine für jeden Betroffenen leicht verständliche Art und Weise, was er tun kann um sein unnötiges Leiden zu beenden.

ISBN: 978-90-8879-0-157 * Hardcover * 122 Seiten